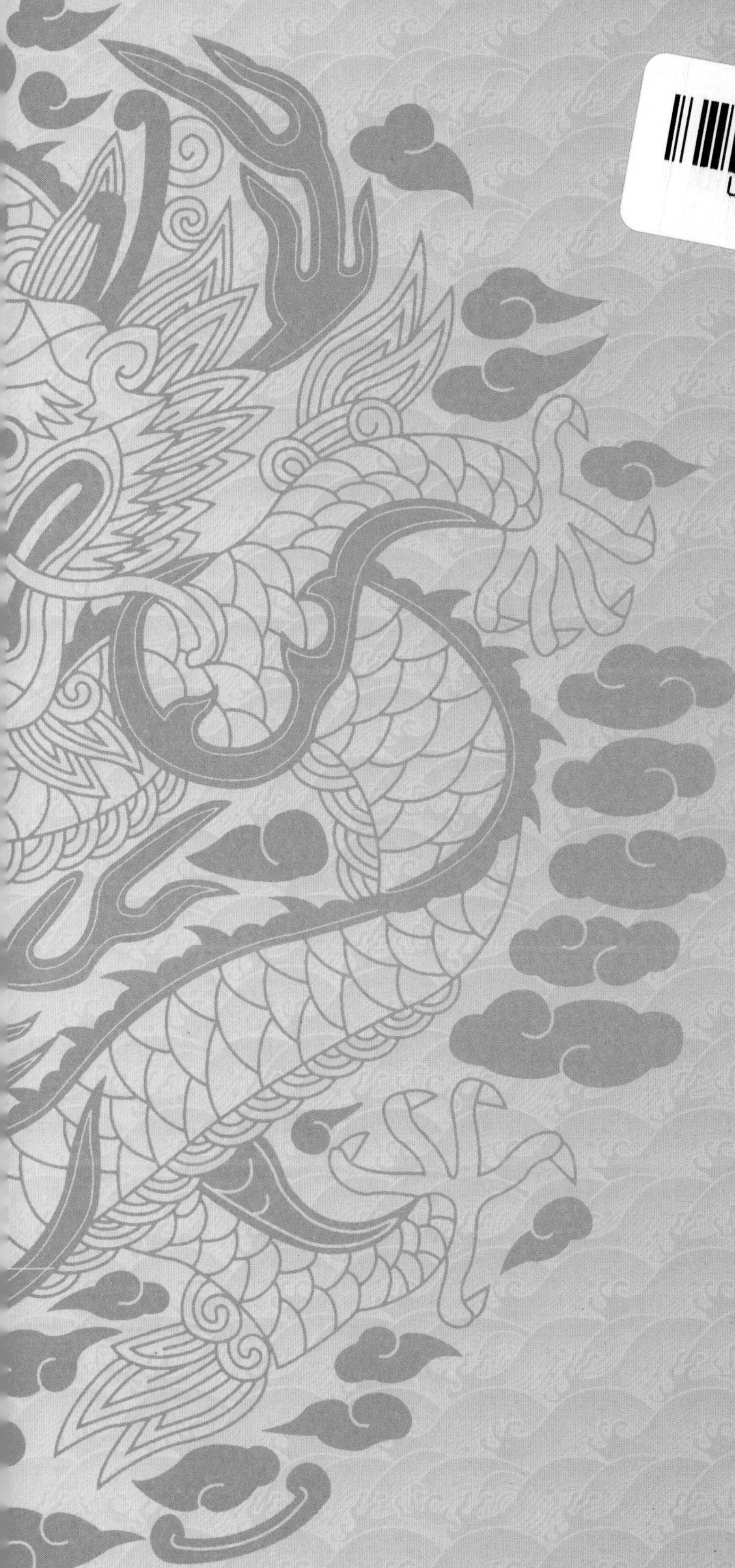

彩色图解

汤头歌诀

张 东◎主编

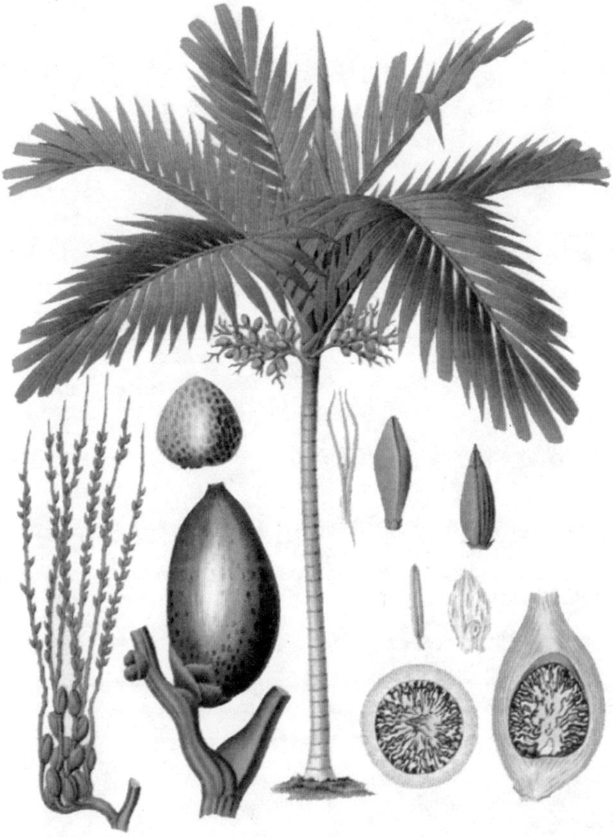

吉林科学技术出版社

图书在版编目（CIP）数据

彩色图解汤头歌诀 / 张东主编 . -- 长春 : 吉林科学技术出版社，2022.6

ISBN 978-7-5578-8992-0

Ⅰ . ①彩… Ⅱ . ①张… Ⅲ . ①方歌—图解 Ⅳ . ① R289.4-64

中国版本图书馆 CIP 数据核字（2021）第 237186 号

彩色图解汤头歌诀

CAISE TUJIE TANGTOU GEJUE

主　　编　张　东
出 版 人　宛　霞
责任编辑　孟　盟
封面设计　末末美书
幅面尺寸　173 mm × 244 mm
开　　本　16
印　　张　16
字　　数　258 千字
页　　数　256
印　　数　50 001–60 000 册
版　　次　2022 年 6 月第 1 版
印　　次　2022 年 11 月第 2 次印刷

出　　版　吉林科学技术出版社
发　　行　吉林科学技术出版社
地　　址　长春市福祉大路 5788 号出版大厦 A 座
邮　　编　130118
发行部传真 / 电话　0431–81629529　81629530　81629231
　　　　　　　　　81629532　81629533　81629534
储运部电话　0431–86059116
编辑部电话　0431–81629380
印　　刷　三河市万龙印装有限公司

书　　号　ISBN 978-7-5578-8992-0
定　　价　69.00 元

前 言

汤头，方剂学名词，即汤方，指以内服煎汤剂为主的药方。清代医家汪昂编撰的方剂专著《汤头歌诀》共选名方205首，以七言歌诀的形式加以归纳和概括，并且每方附有简要注释，便于初学者习诵，是一部流传较广的方剂学著作。后来，严苍山（1898—1968）在原著基础上增补常用方剂近百首，作为补充，使原著内容更加完整丰富。《汤头歌诀》对每首方剂均说明出处，并分歌诀、注释、方析、组成、用法、功用、主治7个部分论述，该书内容主要分为补益、发表、攻里、涌吐、和解、表里、消补、理气、理血、祛风、祛寒、祛暑、利湿、润燥、泻火、除痰、杀虫、痈疡、经产等类。

祖国药学博大精深，我们本着学习、借鉴、传播的想法，编写了这本精华版《彩色图解汤头歌诀》。本书主要有以下特色：

1.在忠于原著的基础上，对古文进行了精编精译，以使该译本更加简洁明了，通俗易懂。

2.书中选用了近200幅药方实例图解和140多幅精美逼真的彩色手绘草药图，并对植物的根、茎、叶、花、果实等部位做了细致的描述和详细的分解说明，能够让读者全面了解植物的药用价值。

3.书中将原著中中药的用量，以现代的法定计量单位（克）等方式呈现，用表格的形式图解用法，一目了然，方便参考。

4.鉴于历来中药材的正品、混淆品、伪品无统一明确的划分界限，本书对药材真品特征做细致描述，方便读者随查随用。

值得提醒的是，本书是中医药知识普及读本，读者切勿自己按书抓药、配方，患病一定去医院，遵医嘱，以免造成不良后果。另外，书中的方剂，是古医书中所载原方，一则其中的某些中药现代研究证实有毒性，如2015年版《中华人民共和国药典》收载的618种中药材及饮片中，标注有毒者83种。其中，大毒10种，有毒42种，小毒31种。大毒者如川乌、马钱子、巴豆、草乌等，有毒者如甘遂、仙茅、白果、雄黄等，小毒者如艾叶、苦杏仁、大皂角、吴茱萸等。二则其用量为古代用量，故会有半斤、半升、几两等剂量出现，我们这里只是展示原方剂。

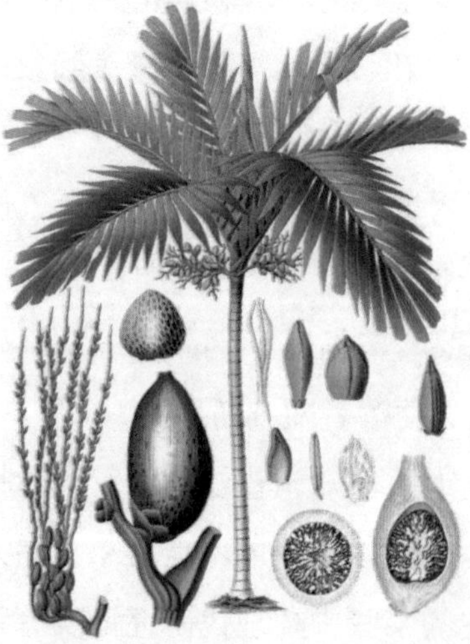

目 录

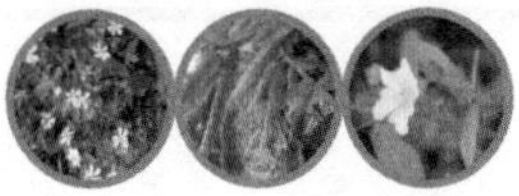

第一章 补益之剂

第二章 发表之剂

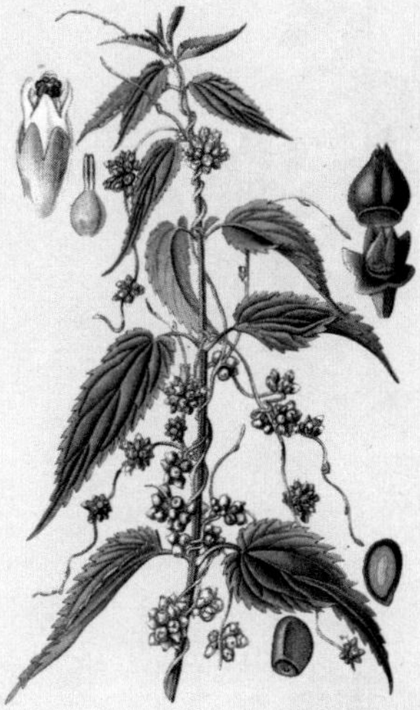

菟丝子

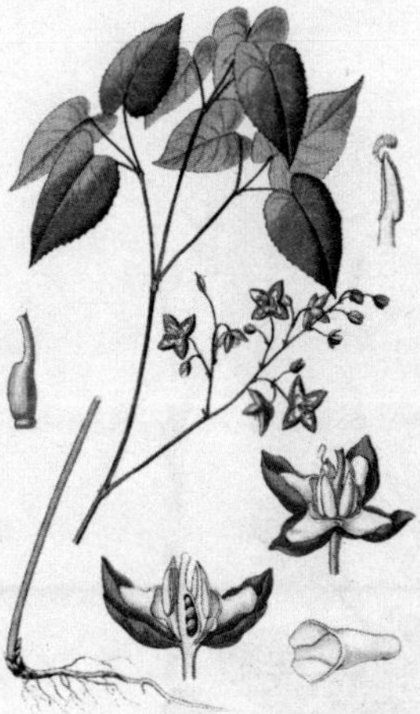

淫羊藿

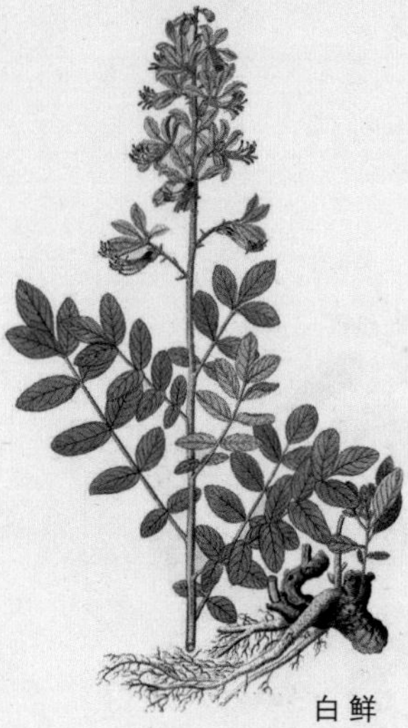
白鲜

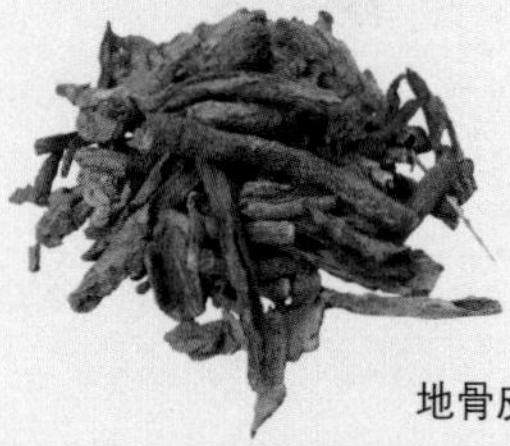
地骨皮

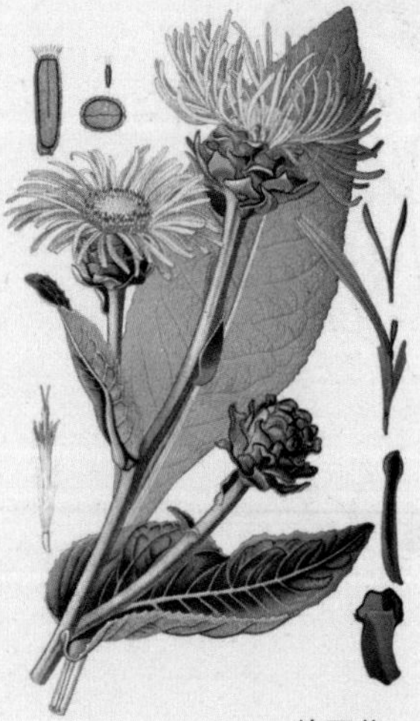
旋覆花

第三章 攻里之剂

第四章 涌吐之剂

第五章 和解之剂

第六章 表里之剂

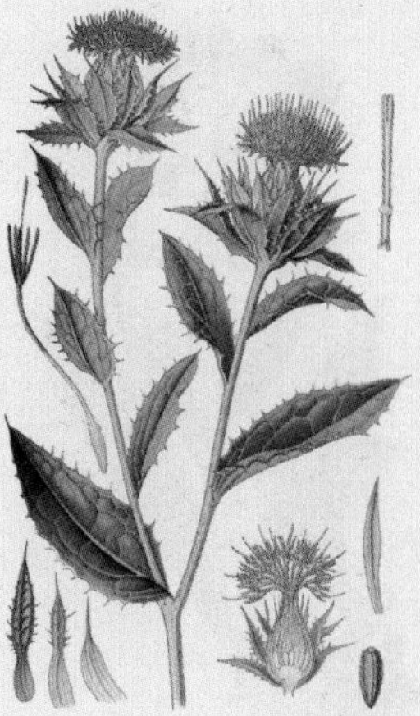
红蓝花

第七章 消补之剂

第八章 理气之剂

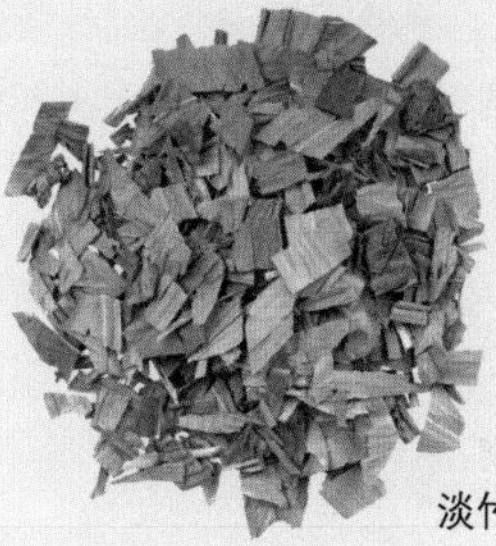
淡竹叶

第九章 理血之剂

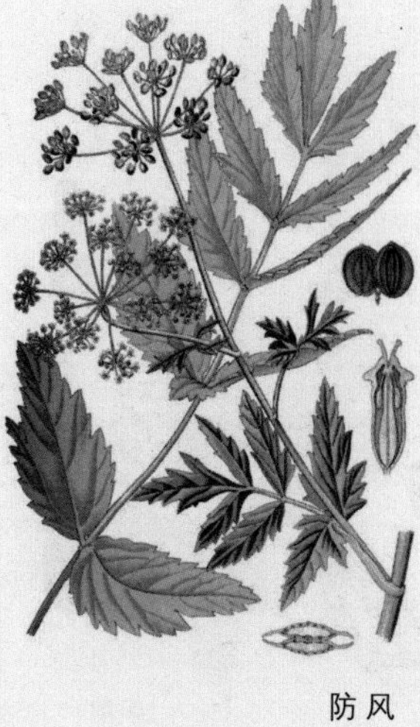
防风

第十章 祛风之剂

第十一章 祛寒之剂

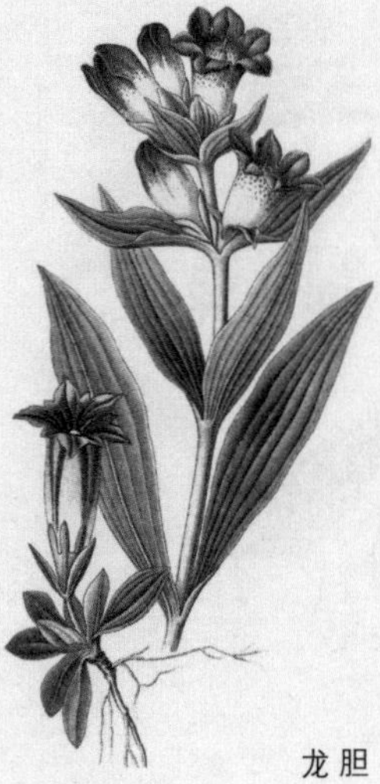

龙胆

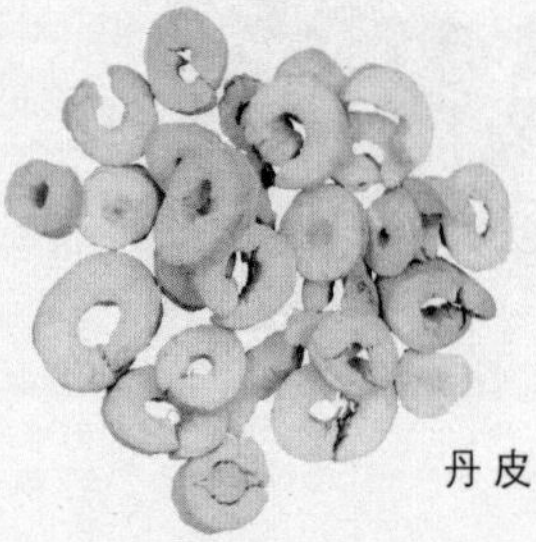

丹皮

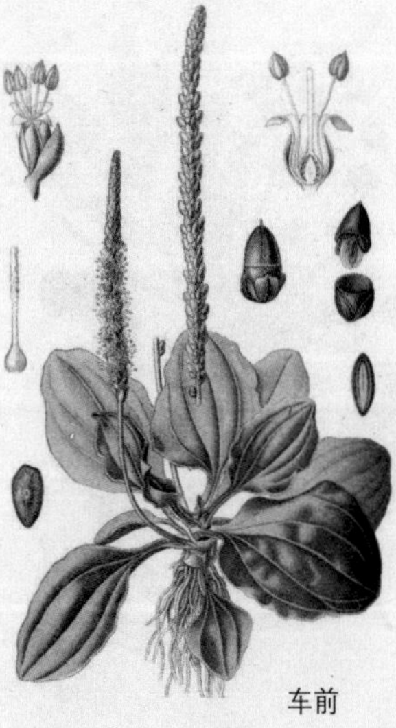

车前

第十二章 祛暑之剂

第十三章 利湿之剂

第十四章 润燥之剂

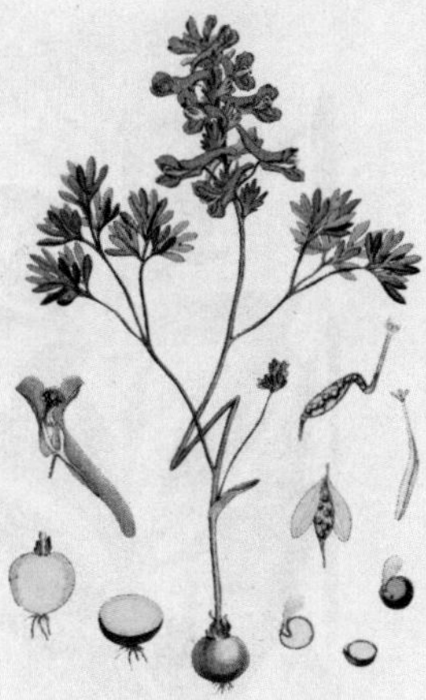
延胡索

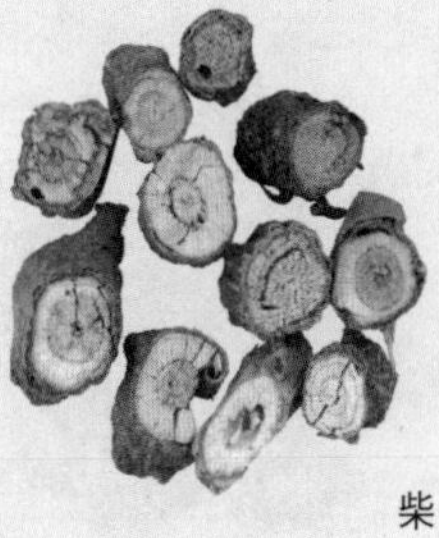
柴胡

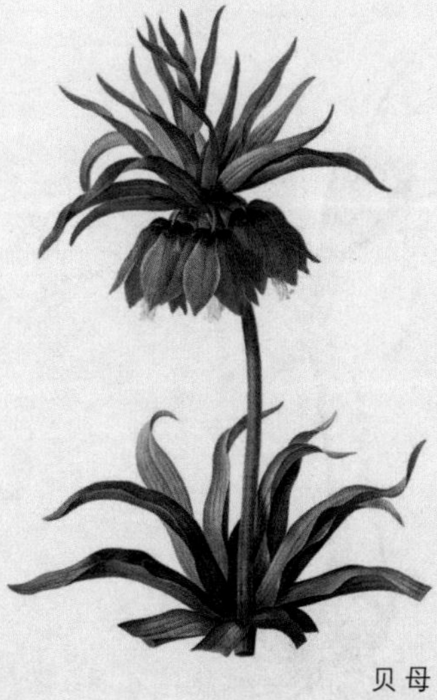
贝母

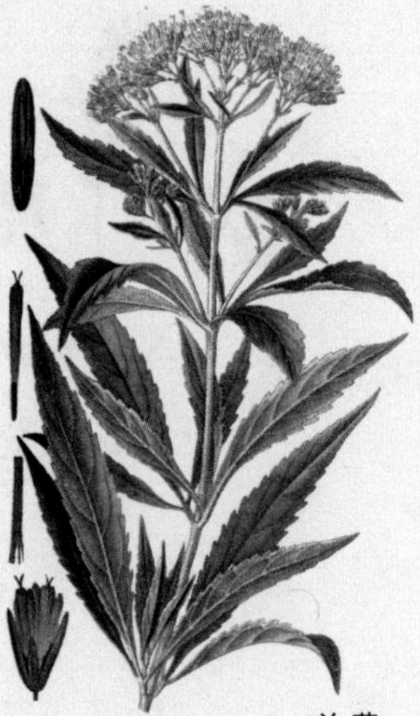
兰草

第十五章　泻火之剂

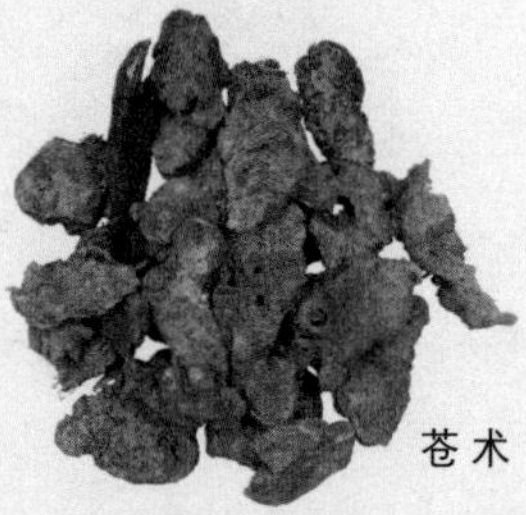
苍术

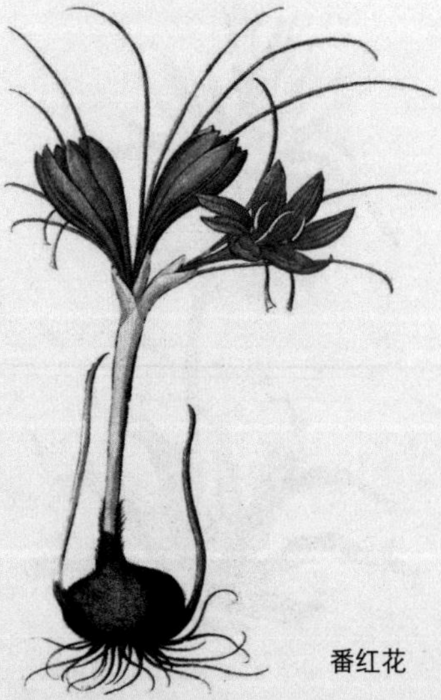
番红花

第十六章　除痰之剂

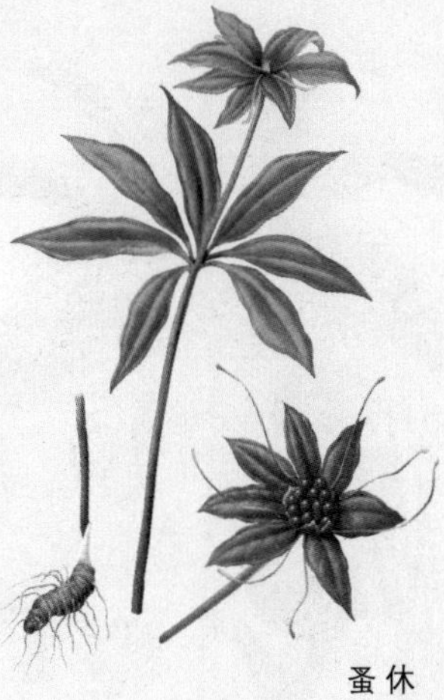
蚤休

第十七章　杀虫之剂

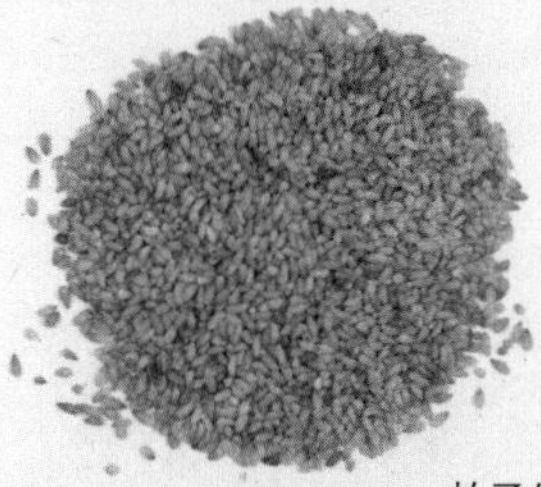
柏子仁

第十八章　痈疡之剂

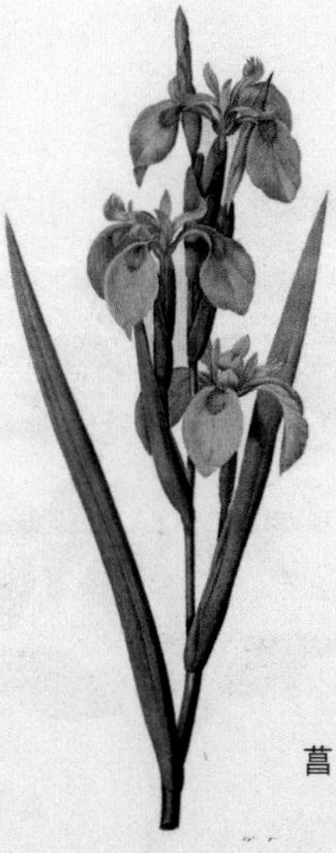
菖蒲

第十九章　经产之剂

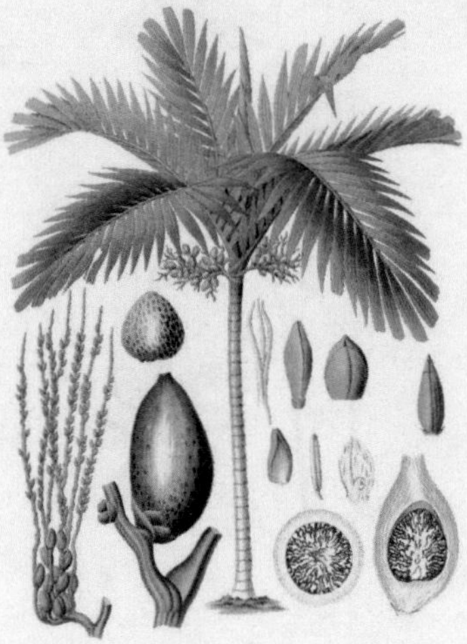

槟榔

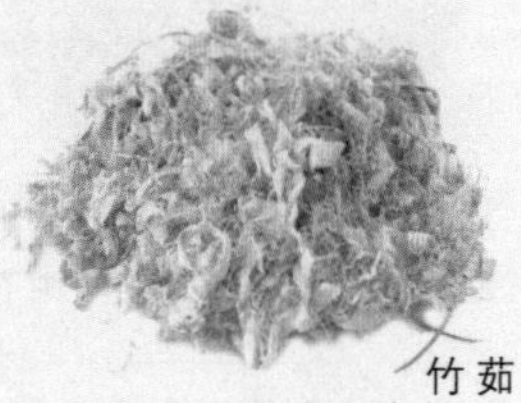

竹茹

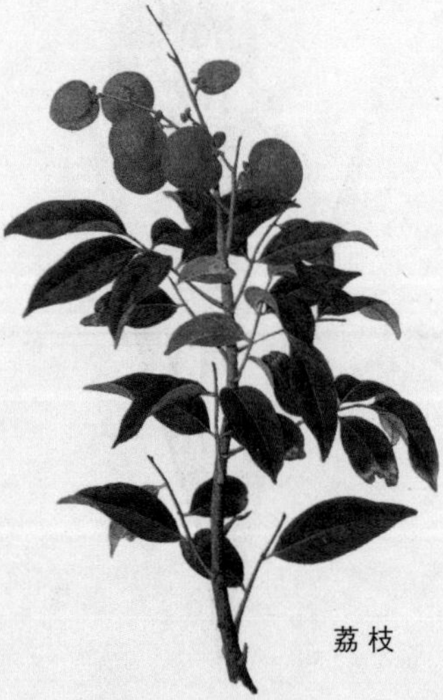

荔枝

第一章

补益之剂

以补益药物为主，补养人体气血阴阳的不足，治疗各种虚证的方剂。因证有气虚、血虚、阴虚、阳虚等虚证，故在治疗上应辨证施治。注意补气、补血、补阴、补阳的区别，以『虚则补之』（《素问・三部九候论》），『损者益之』『劳者温之』（《素问・至真要大论》）等为立法依据。属于『八法』中的『补法』。

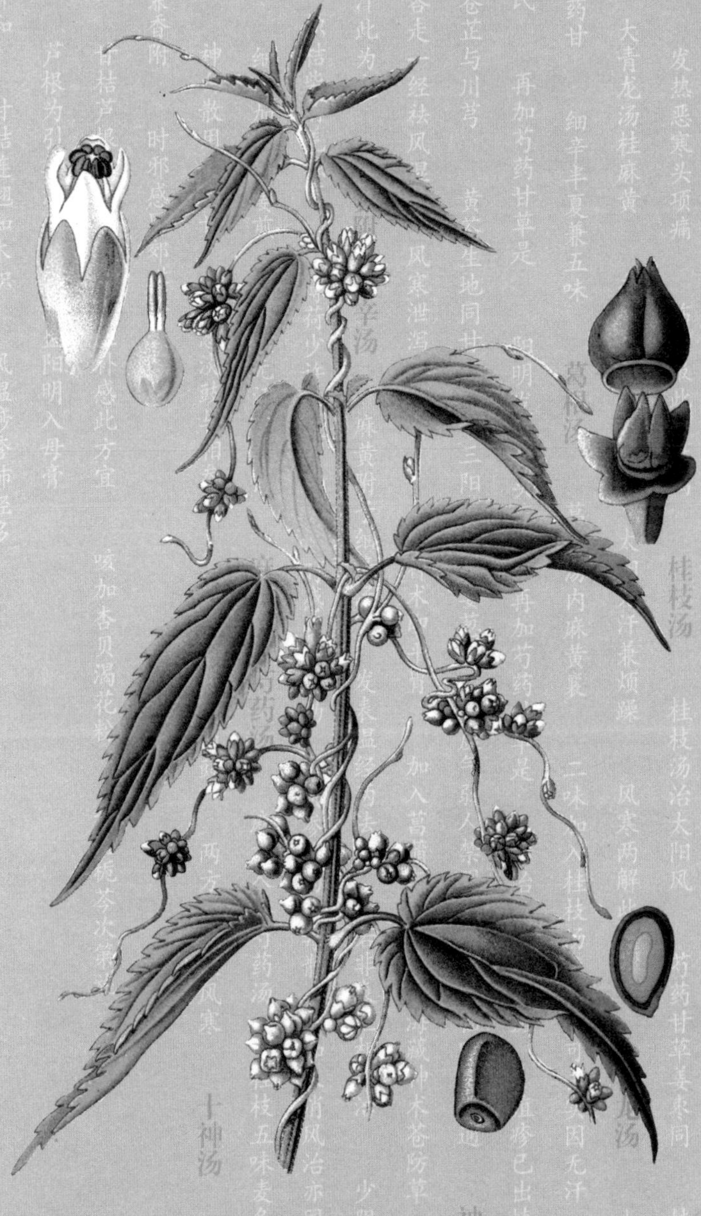

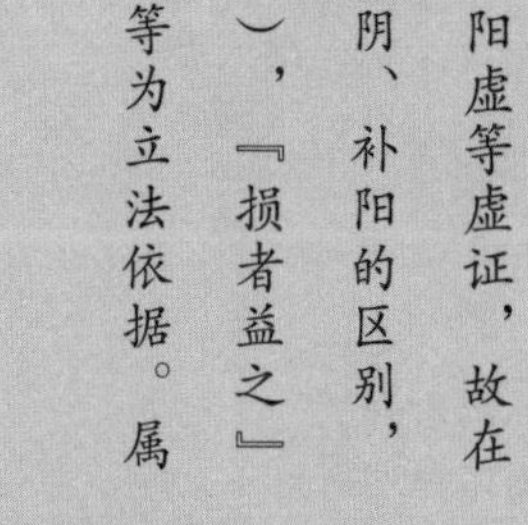

四君子汤

出自《太平惠民和剂局方》

四君子汤中和义　参术茯苓甘草比

益以夏陈名六君　祛痰补气阳虚饵

除却半夏名异功　或加香砂胃寒使

四君子： 古代有地位并且具有冲和之德的人被称为君子。此方中参、术、苓、草都是常用的补气药，所以称它们为四君子。

益以： 加上。

中和： 指该方中的药物其性平和，不燥不峻。

比： 并列。

饵： 服用的意思。

使： 即使用。

方解 四君子汤出自《太平惠民和剂局方》，此方由人参、白术、茯苓、炙甘草组成，可益气健脾，治疗脾胃气虚。脾胃为后天之本，气血生化之源，主消化吸收和输送食物精微。脾胃功能虚弱，则食少便稀；气血生化之源不足，脏腑器官失去濡养，则面色虚白；脾主四肢，脾气虚亏肢体失去颐养，故乏力；中气不足则语声微陈，舌淡脉虚弱也是脾胃气虚、气血生化不足的表象。

四君子汤方解

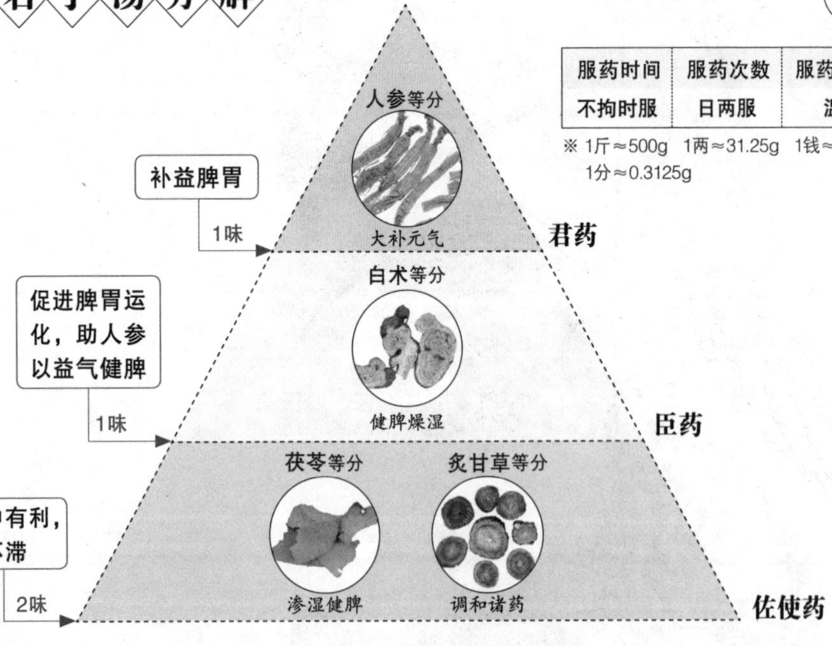

人参等分
大补元气
补益脾胃
1味
君药
白术等分
健脾燥湿
促进脾胃运化，助人参以益气健脾
1味
臣药
茯苓等分
渗湿健脾
炙甘草等分
调和诸药
使补中有利，补而不滞
2味
佐使药

服药时间	服药次数	服药温度
不拘时服	日两服	温

※ 1斤≈500g　1两≈31.25g　1钱≈3.125g　1分≈0.3125g

◇ 组成

人参（去芦）、白术、茯苓（去皮）、甘草（炙）各等分。

◇ 用法

上述药研为细末。每服二钱，水一盏，煎至七分，通口服，不拘时；加盐少许，白汤点亦得（现代用法：水煎服）。

◆ 功效

益气健脾。

◆ 主治

脾胃气虚。症见面色虚白，气声低微，四肢无力，食少便稀，舌质淡，脉虚缓。

◆ 临证加减

①脾虚气滞，胸脘痞闷，入陈皮。

②脾虚聚湿成痰，咳痰苔腻，或胃气失和，呕吐恶心，入半夏、陈皮。

③湿阻气滞，脘腹胀满，入陈皮、半夏、木香、砂仁。

④气虚及阳，脏腑失于温煦，惧寒腹痛，入干姜、附子。

◆ 现代运用

主要用于慢性胃炎、乙型肝炎、消化性溃疡、妊娠胎易动、小儿感染后脾虚综合征等属脾胃气虚者。

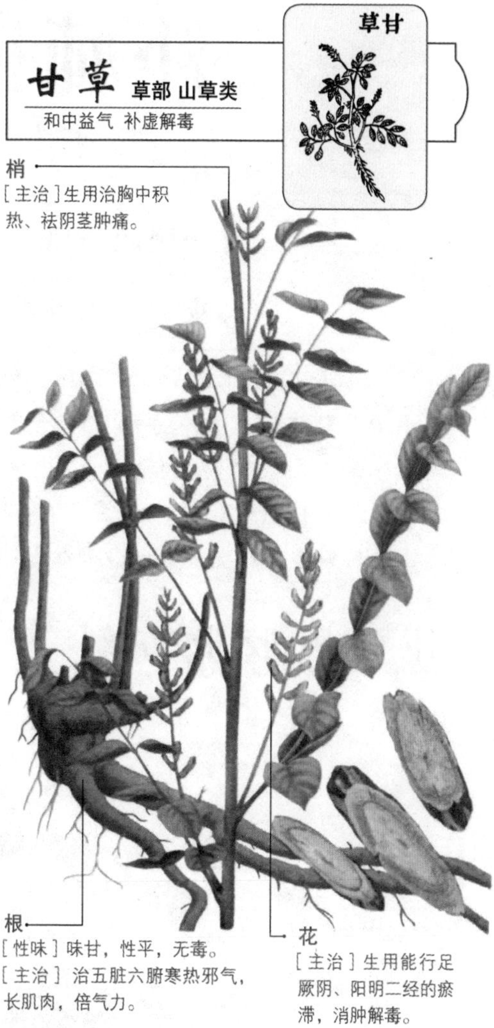

甘草 草部 山草类
和中益气 补虚解毒
草甘
梢
[主治]生用治胸中积热、祛阴茎肿痛。
根
[性味]味甘，性平，无毒。
[主治]治五脏六腑寒热邪气，长肌肉，倍气力。
花
[主治]生用能行足厥阴、阳明二经的瘀滞，消肿解毒。

附方

方名	组成	用法	功用	主治
六君子汤（《医学正传》）	四君子汤加陈皮、半夏各一钱	水煎服	健脾止呕，燥湿化痰	脾胃气虚兼痰湿。症见不思饮食，恶心泛呕，胸脘痞闷，大便不实，或咳嗽痰多稀白等
异功散（《小儿药证直诀》）	四君子汤加陈皮等分	上药研为细末，每服二钱，水一盏，生姜五片，大枣两个，同煎至七分，食前温服（现代用法：水煎服）	健脾益气，理气和胃	脾胃虚弱。症见食欲不振，或胸脘痞闷，或呕吐泄泻

补肺阿胶散

出自《小儿药证直诀》

补肺阿胶马兜铃　鼠粘甘草杏糯停

肺虚火盛人当服　顺气生津嗽哽宁

鼠粘：即牛蒡子。

哽：同“梗”，有东西堵塞喉咙不能下咽。

方解　补肺阿胶散出自钱乙的《小儿药证直诀》，具有养阴补肺，清热止咳之效，用于治疗肺虚有热。本方原用于治疗小儿肺虚有热。肺为娇脏，若外感风热，久而不退，则致肺阴耗损，加之热毒未清，而成阴虚有热之征象。肺失清肃，气机上逆而致咳嗽气喘，喉蒙不清；肺阴虚加之虚火热毒，则口干咽燥；虚火热毒灼伤肺络，则痰中带血；舌红少苔，脉细数为阴虚有热之象。

补肺阿胶散方解

服药时间	服药次数	服药温度
饭后	日两服	温

※ 1斤≈500g　1两≈31.25g　1钱≈3.125g　1分≈0.3125g

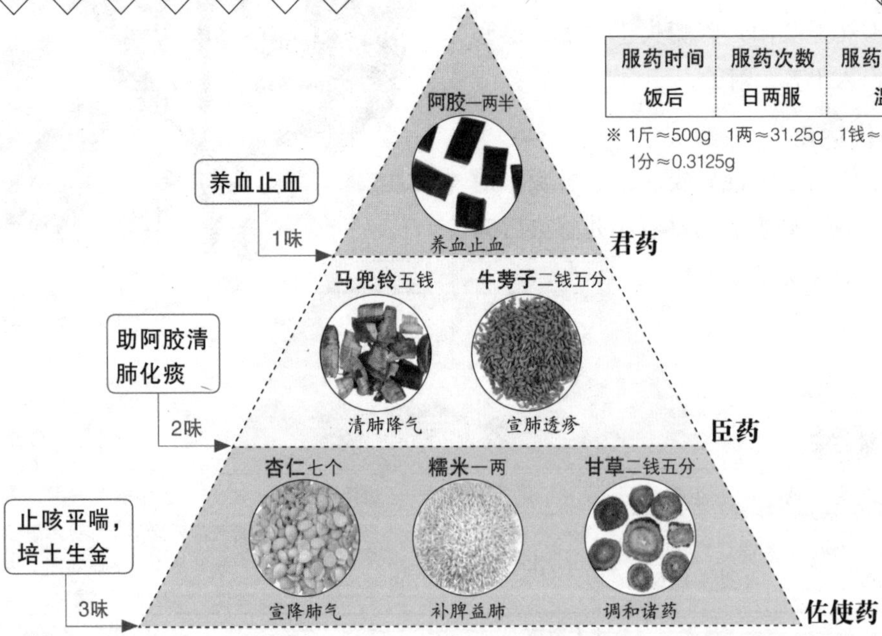

阿胶一两半
养血止血
养血止血
1味
君药
马兜铃五钱
牛蒡子二钱五分
清肺降气
宣肺透疹
助阿胶清肺化痰
2味
臣药
杏仁七个
糯米一两
甘草二钱五分
宣降肺气
补脾益肺
调和诸药
止咳平喘，培土生金
3味
佐使药

◆ 组成

鼠粘子（牛蒡子）、甘草各二钱五分，马兜铃五钱，杏仁七个，糯米一两，阿胶一两半。

◆ 用法

水煎，食后温服。

◆ 功效

养阴补肺，清热止咳。

◆ **主治**

小儿肺虚有热。症见咳嗽气喘，咽喉干燥，喉中有痰响，或痰中带血丝，舌红少苔，脉细数。

◆ **现代运用**

临床可用于治疗小儿肺阴不足，成人也可服用，常用于治疗慢性支气管炎、支气管扩张属阴虚有热者，以咳嗽气喘，舌红少苔，咽喉干燥，脉细数为辨证要点。

秦艽扶羸汤

出自《仁斋直指方论》

秦艽扶羸鳖甲柴　地骨当归紫菀偕
半夏人参兼炙草　肺劳蒸嗽服之谐

羸：羸，音雷。瘦弱。
偕：偕，音邪。一同。
谐：音邪。和谐。
肺劳：虚劳的一种，肺脏虚损所致。症见消瘦乏力，潮热自汗，声音嘶哑，咳嗽吐血，胸闷气短，舌红少苔，脉细数无力。

方解 秦艽扶羸汤出自《仁斋直指方论》，用时与姜、枣同煎，有补气养血、清热退蒸之功效，常用来治疗肺痨。肺痨是一种慢性虚损性疾病，多由忧虑耗气、阴阳两虚，热邪灼肺，或肺虚气阴两亏所致。就其临床症状来说，主要表现在肺脾等脏功能失调，肺气虚不能固表，自汗；肺阴虚而内热生而灼伤肺金致咳，骨蒸潮热，声音嘶哑，体瘦无力等。

秦艽扶羸汤方解

君药 解肌热，退骨蒸

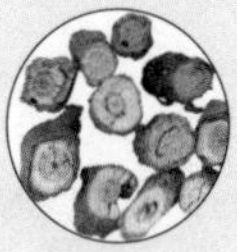
柴胡二钱
清热燥湿

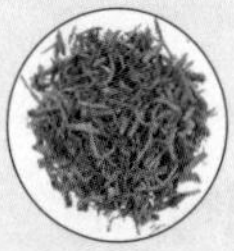
秦艽一钱半
祛风湿，清虚热

臣药 补阴血，除虚热

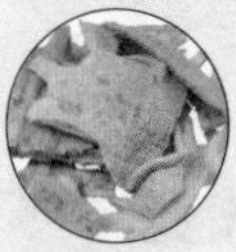
炙鳖甲一钱半
滋阴除蒸

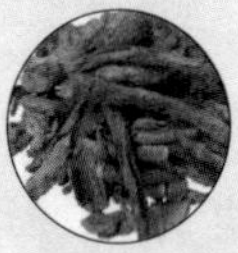
地骨皮一钱半
清热凉血

佐使药 益气血，和营卫

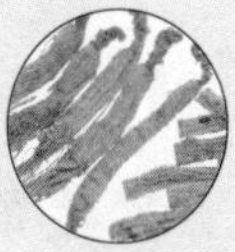
人参一钱半
大补元气

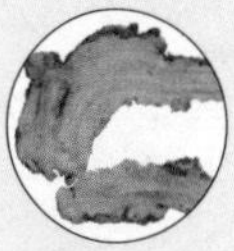
当归一钱半
益气养血

佐使药 益气血，和营卫

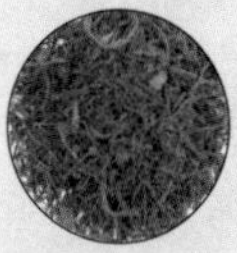
紫菀一钱
温润入肺

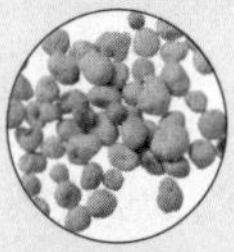
半夏一钱
祛痰止嗽

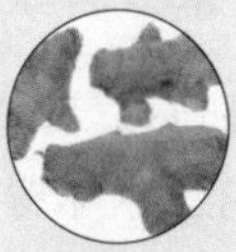
姜三片
温脾阳，和营卫

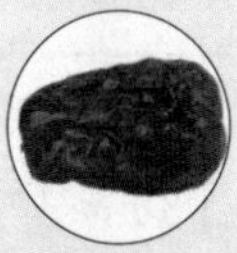
枣一枚
健脾养胃，益气养血

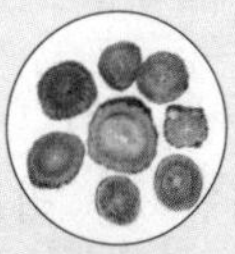
炙甘草一钱
调和诸药

服药时间：饭后　服药次数：日一服　服药温度：温

※ 1斤≈500g　1两≈31.25g　1钱≈3.125g　1分≈0.3125g

◆ 组成

秦艽、人参、当归、鳖甲（炙）、地骨皮各一钱半，紫菀、半夏、炙甘草各一钱，柴胡二钱。

◆ 用法

加生姜三片，大枣一枚，水煎服。

◆ 功效

清虚热，止咳嗽。

◆ 主治

肺痨。症见消瘦无力，潮热易汗，声音嘶哑，咳嗽吐血，胸闷气短，舌红少苔，脉细数无力。

◆ 使用注意

本方与秦艽鳖甲散均以清虚热为先，故现在归为清热剂。

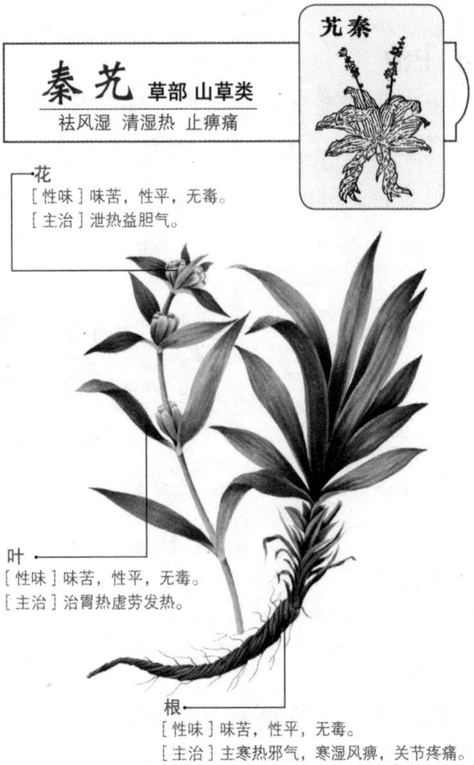
艽秦
秦艽 草部 山草类
祛风湿 清湿热 止痹痛
花
［性味］味苦，性平，无毒。
［主治］泄热益胆气。
叶
［性味］味苦，性平，无毒。
［主治］治胃热虚劳发热。
根
［性味］味苦，性平，无毒。
［主治］主寒热邪气，寒湿风痹，关节疼痛。

黄芪鳖甲散

出自《卫生宝鉴》

黄芪鳖甲地骨皮　艽菀参苓柴半知

地黄芍药天冬桂　甘桔桑皮劳热宜

劳热：指虚劳发热。主要由气血亏损，或阳衰阴虚所致，以骨蒸潮热，五心烦热等为常见症。

方解 黄芪鳖甲散出自《卫生宝鉴》，用时与姜同煎，可益气阴、清虚热。对气阴两虚之虚劳病有效。阴阳消长平衡，互根互用，阴不潜阳，虚热内生，故五心烦热，日晡潮热，盗汗，口燥咽干；阴虚火旺，虚火刑金，则咳嗽，痰少痰黏；中气虚弱，则疲倦乏力，食欲不振。

黄芪鳖甲散方解

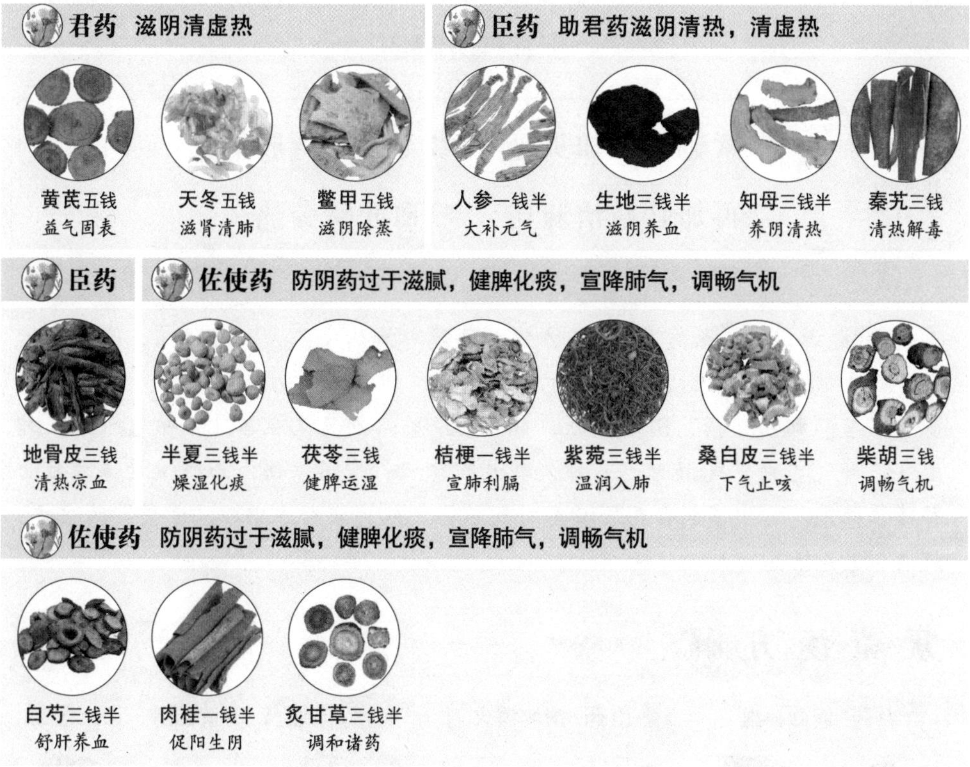
君药　滋阴清虚热
黄芪五钱
益气固表
天冬五钱
滋肾清肺
鳖甲五钱
滋阴除蒸
臣药　助君药滋阴清热，清虚热
人参一钱半
大补元气
生地三钱半
滋阴养血
知母三钱半
养阴清热
秦艽三钱
清热解毒
臣药
地骨皮三钱
清热凉血
佐使药　防阴药过于滋腻，健脾化痰，宣降肺气，调畅气机
半夏三钱半
燥湿化痰
茯苓三钱
健脾运湿
桔梗一钱半
宣肺利膈
紫菀三钱半
温润入肺
桑白皮三钱半
下气止咳
柴胡三钱
调畅气机
佐使药　防阴药过于滋腻，健脾化痰，宣降肺气，调畅气机
白芍三钱半
舒肝养血
肉桂一钱半
促阳生阴
炙甘草三钱半
调和诸药

服药时间：饭后　服药次数：日两服　服药温度：温

※ 1斤≈500g　1两≈31.25g　1钱≈3.125g　1分≈0.3125g

◆ 组成

黄芪、鳖甲、天冬各五钱，地骨皮、秦艽、茯苓、柴胡各三钱，紫菀、半夏、知母、生地、白芍、桑白皮、炙甘草各三钱半，人参、桔梗、肉桂各一钱半。

◆ 用法

每次一两，加生姜煎服。

◆ 功效

益气阴，清虚热。

◆ 主治

气阴两虚，虚劳内热。症见五心烦热，日晡潮热，自汗或盗汗，四肢乏力，不欲饮食，咳嗽口干，脉细数无力。

◆ 现代运用

临床用于治疗慢性咳嗽，胸部疾患伴有弛张热、消耗热、稽留热等，还可用于感冒久而不愈，慢性支气管炎而元气耗伤者。

◆ 使用注意

肺结核发热咳嗽、肺炎久而不愈者、慢性支气管炎、慢性疟疾等症均应用本例。

紫菀汤

出自《医方集解》

紫菀汤中知贝母　参苓五味阿胶偶

再加甘桔治肺伤　咳血吐痰劳热久

知贝母：用于清热泻火，润燥化痰。

甘桔：指甘草、桔梗，可利咽化痰，且桔梗为舟楫之官，能载药上行脾肺。

方解 紫菀汤出自《医方集解》，方中加紫菀可清热化痰，润肺止咳，常用来治疗劳热久咳，痰中带血，也可用于治疗肺痿、肺痈。症见久咳不已，咳痰吐血，少气懒言。肺伤气损，阴虚火旺，日久伤及肺络则见久咳不止，咳痰吐血；肺主气，肺气虚则少气懒言；若日久则火旺愈炽，肺阴愈伤，而成咳涎沫脓血的肺痿、肺痈。方中诸药合用，共奏补气益体之效。又因方中以“紫菀”为主方，故名“紫菀汤”。

紫菀汤方解

君药 润肺补虚

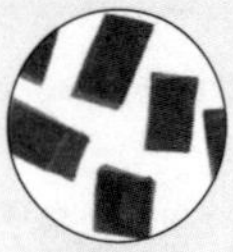

阿胶二钱
滋养肺阴

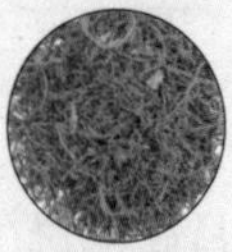

紫菀二钱
温润入肺

臣药 清肺泻火

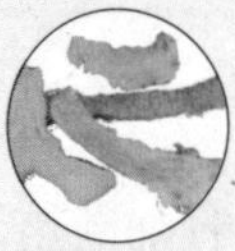

知母二钱
养阴清热

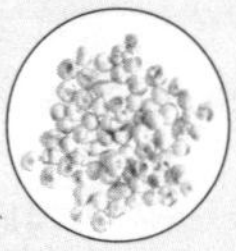

贝母二钱
化痰散结

佐使药 补脾益肺，助止久嗽

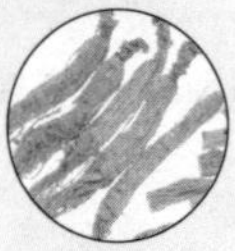

人参五分
大补元气

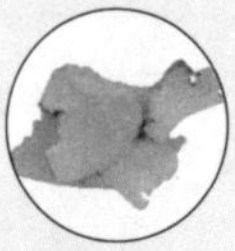

茯苓五分
渗湿利水

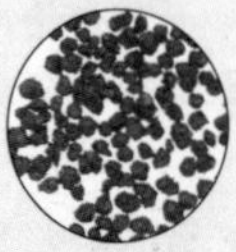

五味子十二粒
养肾敛肺

佐使药 补脾益肺，助止久嗽

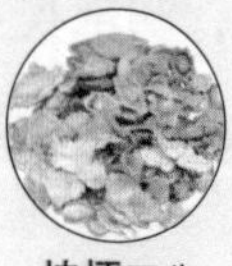

桔梗五分
上行入肺

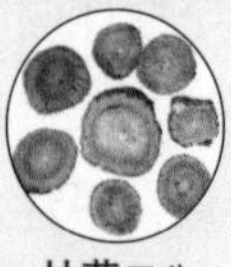

甘草五分
调和诸药

服药时间：饭后　服药次数：日一服　服药温度：温

※ 1斤≈500g　1两≈31.25g　1钱≈3.125g　1分≈0.3125g

◆ 组成

紫菀、阿胶、知母、贝母各二钱，桔梗、人参、茯苓、甘草各五分，五味子十二粒。

◆ 用法

水煎温服。

◆ 功效

润肺化痰，清热止咳。

◆ **主治**

肺元大伤，阴虚火盛。症见久咳不止，咳血吐痰，胸胁逆满，少气懒言，肺痿变成肺痈。

◆ **使用注意**

“肺痿”是指肺叶萎缩，以咳吐浊唾涎沫为主的慢性虚弱疾患。多由燥热伤津，久咳伤肺，枯萎不荣所致。若久热久咳不止，肺热益盛，肺阴愈伤，也会变生“肺痈”（即肺脓疡），症见口干，咳吐腥臭浊痰，胸痛等。其病因与本方相投，故也可用本方治疗。

升阳益胃汤

出自《脾胃论》

升阳益胃参术芪　黄连半夏草陈皮
苓泻防风羌独活　柴胡白芍姜枣随

芪：黄芪，用以补气固卫。
黄连：用以退阴火。
苓泻：指茯苓、泽泻，用以泻热降浊。
羌独活、柴胡：有除湿升阳之效。
芍：用以和血敛阴。

方解　升阳益胃汤出自李东垣的《脾胃论》，用时可与姜、枣同煎，有健脾益气、升阳祛湿之效。脾主运化，喜燥而恶湿，其气以升为标。脾胃虚弱，运化失司，则饮食无味，食不消化；脾失健运，水谷不化而成湿邪，湿阻中焦，阻滞气机，故脘腹胀满；脾主四肢，湿邪凝滞，浸淫肌肉则身体肢节酸痛；中气虚则倦怠嗜睡；湿邪蕴而生热，津液不能上输而口干舌燥；湿热下注膀胱，则小解频数；脾属土，肺属金，脾气虚则肺气也虚，不能固表则发恶寒。

升阳益胃汤方解

君药　培土生金

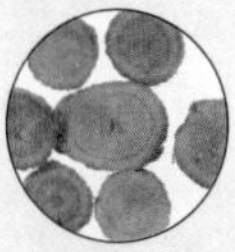

黄芪二两
益气固表

臣药　助君药益气健脾，燥湿和胃

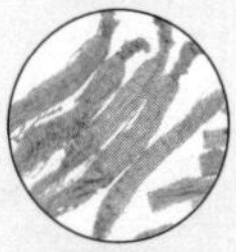

人参一两
大补元气

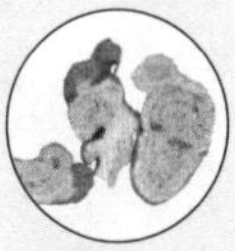

白术三钱
健脾燥湿

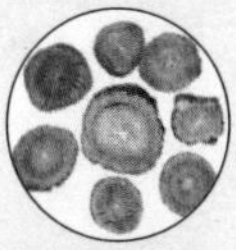

炙甘草一两
调和诸药

佐使药　使湿有去路

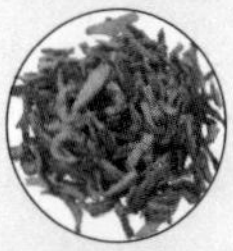

陈皮四钱
理气和胃

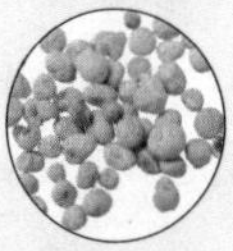

半夏一两
燥湿化痰

佐使药 使湿有去路

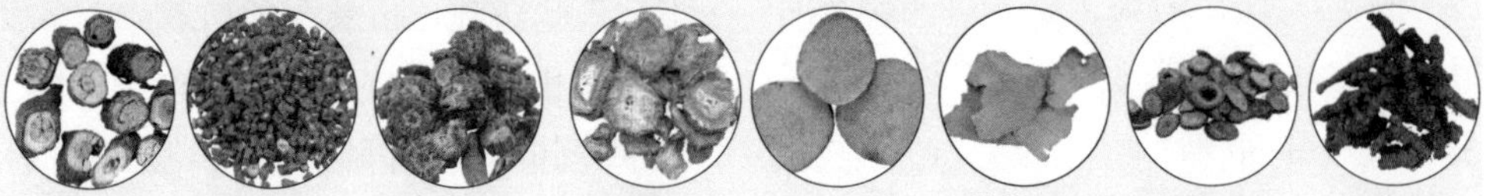

柴胡三钱 清热燥湿 | 防风五钱 解表祛风 | 羌活五钱 散风祛湿 | 独活五钱 祛风除湿 | 泽泻三钱 利水渗湿 | 茯苓三钱 健脾渗湿 | 白芍五钱 活血化瘀 | 黄连二钱 清热泻火

服药时间：早饭后 服药次数：日一服 服药温度：温　※ 1斤≈500g 1两≈31.25g 1钱≈3.125g 1分≈0.3125g

◆ 组成

人参、半夏、甘草（炙）各一两，羌活、独活、防风、白芍各五钱，白术、茯苓、泽泻、柴胡各三钱，黄连二钱、黄芪二两、陈皮四钱。

◆ 用法

上药研为粗末，每次服三钱，入姜、枣，水煎服。

◆ 功效

健脾益气，升阳祛湿。

◆ 主治

脾胃气虚，兼遇湿邪。症见怠惰嗜卧，饮食无味，体酸重，肢节痛，口苦舌干，大便不利，小便频数，或见恶寒，舌淡苔白腻，脉沉无力。

◆ 现代运用

临床多用于慢性胃肠炎、胃及十二指肠球部溃疡、胃扭转、慢性胆囊炎等病，以面白、倦怠、食少、腹胀、肢体沉重、口苦口干为辨证要点。现代药理研究表明，本方可兴奋垂体—肾上腺系统，可促进蛋白质合成，同时能抗菌、镇静、消炎、降压，进而提高机体免疫力。

泽泻 草部 水草类

利小便 清湿热

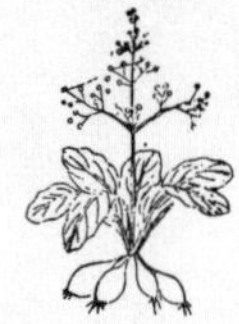

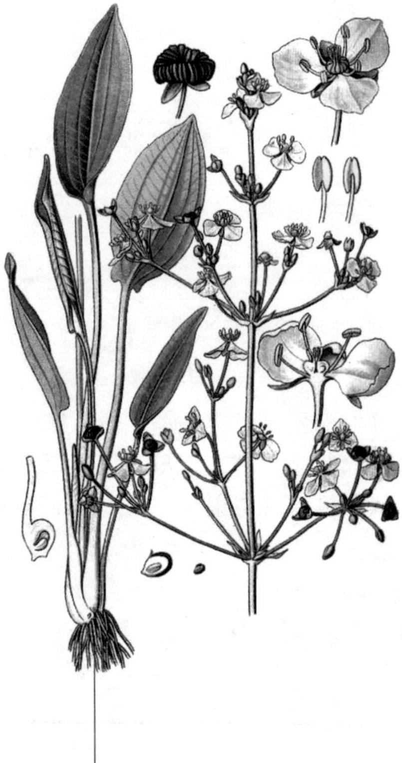

根

［性味］味甘，性寒，无毒。

［主治］主风寒湿痹，乳汁不通，能养五脏，益气力。

小建中汤

出自《伤寒论》

小建中汤芍药多　桂姜甘草大枣和
更加饴糖补中脏　虚劳腹冷服之瘥
增入黄芪名亦尔　表虚身痛效无过
又有建中十四味　阴斑劳损起沉疴
十全大补加附子　麦夏苁蓉仔细哦

中脏：今指脾胃，因脾胃位于中焦，故名中脏。
瘥：病情痊愈。
尔：如此，这样。
阴斑：斑的类型之一，也称阴证发斑。
沉疴：重病。
哦（é）：吟咏。

方解 小建中汤出自《伤寒论》，具有温中补虚，和里缓急之功效，用于治疗虚劳里急证。本方所治虚证，皆因中焦虚寒，气血生化不足所致。脾胃为后天之本，气血为生化之源，阳气不足无以温热，气血不足则阴阳失调。本方有平补阴阳，调和营卫，重树中气之作用，故名“小建中汤”。

小建中汤方解

服药时间	服药次数	服药温度
饭后	每日三服	温

※ 1斤≈500g　1两≈31.25g　1钱≈3.125g　1分≈0.3125g

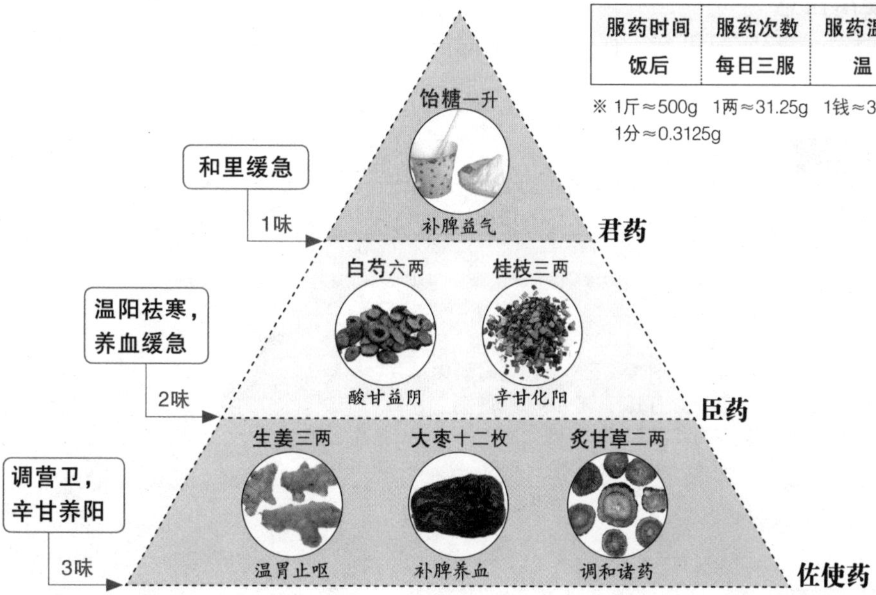
饴糖一升
补脾益气
和里缓急
1味
君药
白芍六两
酸甘益阴
桂枝三两
辛甘化阳
温阳祛寒，养血缓急
2味
臣药
生姜三两
温胃止呕
大枣十二枚
补脾养血
炙甘草二两
调和诸药
调营卫，辛甘养阳
3味
佐使药

◆ 组成

白芍六两，桂枝、生姜各三两，炙甘草二两，大枣十二枚，饴糖一升。

◆ 用法

水煎服。

◆ 功效

温中补虚，和里缓急。

◆ 主治

虚劳里急。症见腹中时阵痛，喜温喜按，舌淡苔白，脉细弦；或虚劳而心中动悸，虚烦不安，面色无华，或手足发热，咽干口燥。

◆ 现代运用

临床常用于治疗胃及十二指肠溃疡、再生障碍性贫血、神经衰弱等疾病，以腹痛喜温喜按，面色无华，舌淡红，脉沉或虚为辨证要点。现代研究同时表明，本方可提高机体免疫功能。

◆ 使用注意

本方多归属温里剂，而就本方重用饴糖而论，其作用在于补脾益气，调和阴阳。桂枝、生姜二味温中之力不如干姜，故将其归为补益剂。

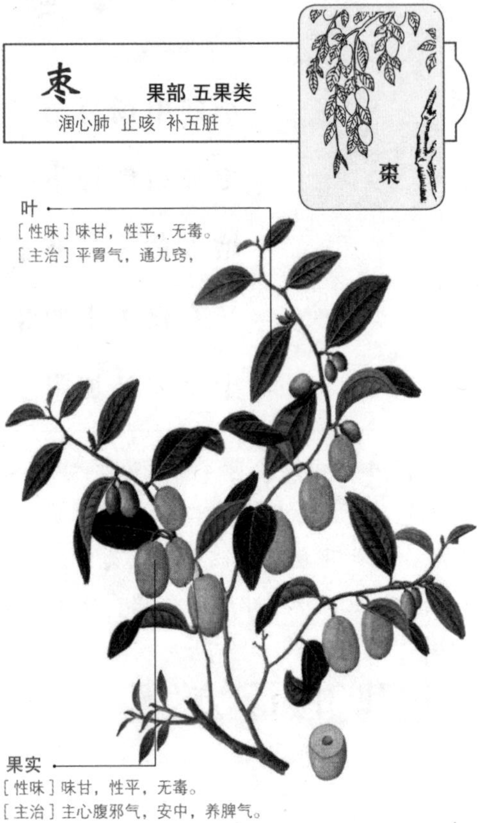
枣
果部 五果类
润心肺 止咳 补五脏
棗
叶
[性味] 味甘，性平，无毒。
[主治] 平胃气，通九窍，
果实
[性味] 味甘，性平，无毒。
[主治] 主心腹邪气，安中，养脾气。

附方

方名	组成	用法	功用	主治
黄芪建中汤（《金匮要略》）	小建中汤加黄芪一两半	水煎服	温中补气，和里缓急	中焦虚寒，气虚弱，虚劳里急，诸不足
十四味建中汤（《太平惠民和剂局方》）	人参、白术、茯苓、炙甘草、熟地黄、白芍、当归、川芎、炙黄芪、肉桂、附子、半夏、麦冬、肉苁蓉各等分	上述药材研为细末，每次三钱，加生姜三片、大枣一枚，水煎温服	补益气血，调和阴阳	阴证发斑。症见手足胸背等部位发稀疏淡红色斑点，高出皮肤，似蚊虫叮咬状

百合固金汤

出自《医方集解》

百合固金二地黄　玄参贝母桔甘藏

麦冬芍药当归配　喘咳痰血肺家伤

固金：肺属金，此方以百合为主，有固护肺阴之效，故称“固金”。

藏：收存。

方解 百合固金汤出自《医方集解》引赵蕺庵方，此方可润肺滋肾，化痰止咳，用于治疗肺肾阴虚，虚火上炎。症见咳嗽气喘，痰有血丝，咽喉燥痛，骨蒸潮热，夜间盗汗，舌红少苔，脉细数。肺肾阴液相互滋养，肺津充足可充盈肾水，肾阴充沛则上养肺金，故有“金水相生”之说。若肺肾虚亏，水不制火，虚火上炎则咽喉干痛；虚火灼金，肺失清肃，则咳伴气喘；虚火烧灼肺络，络损血溢，则痰中含血。阴虚生内热，虚热蒸腾，则骨蒸潮热盗汗；舌红少苔，脉细数均为阴虚内热之征象。

百合固金汤方解

君药 滋补肾阴，清热止咳

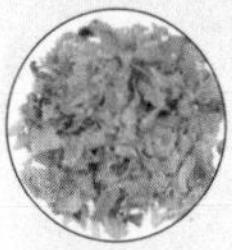

百合一钱
滋阴润肺

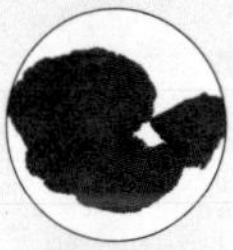

生地黄二钱
滋阴养血

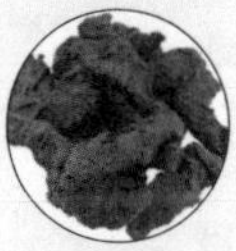

熟地黄三钱
凉血补血

臣药 药滋养肺

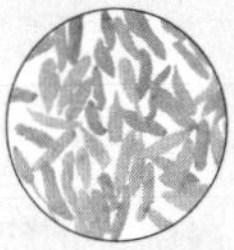

麦冬一钱半
润肺清心

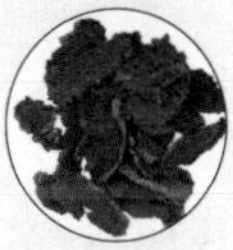

元参八分
泻火解毒

佐使药 养血柔肝

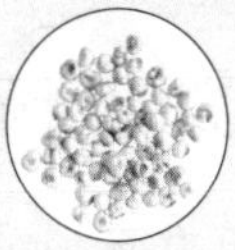

贝母一钱
化痰散结

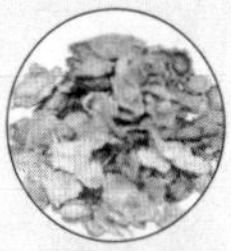

桔梗八分
止咳化痰

佐使药 养血柔肝

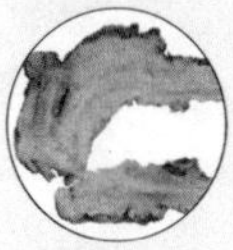

当归一钱
润肠软坚

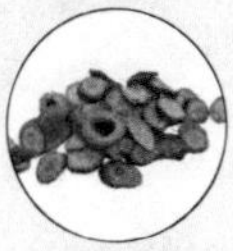

芍药一钱
活血化瘀

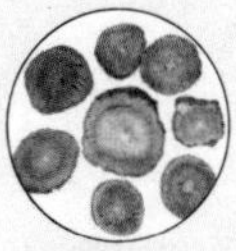

生甘草一钱
清热泻火

服药时间：不拘时服　服药次数：日两服　服药温度：温

※ 1斤≈500g　1两≈31.25g　1钱≈3.125g　1分≈0.3125g

◇ 组成

百合、芍药、当归、贝母、生甘草各一钱，元参、桔梗各八分，麦冬一钱半、生地黄二钱、熟地黄三钱。

◇ 用法

水煎服。

◇ 功效

养阴清热，润肺化痰。

◆ 主治

肺肾阴亏，虚火上炎。症见咳嗽气喘，口干、痰中带血，咽喉疼痛，头晕，午后潮热，舌红少苔，脉细数。

◆ 使用注意

临床常用于治疗肺结核、支气管哮喘、支气管扩张、自发性气胸等属肺肾阴虚证，以咳嗽、咽喉痛、舌红少苔、脉细数为辨证要点。

益气聪明汤

出自《东垣试效方》

益气聪明汤蔓荆　升葛参芪黄柏并

再加芍药炙甘草　耳聋目障服之清

目障：障，障碍。目障，指视物不清。

方解 益气聪明汤出自《东垣试效方》，具有益气升阳，聪耳明目之功效。饮食劳倦损伤脾胃，使得中气不足，清阳不升，水谷精气不能运达至头面耳目，加之风热上扰，则现头昏，视力减退，耳聋，耳鸣等症。本方中气不足，清阳不升为其证，兼有心火亢盛之证。诸药合用，补中气，升清阳，益肝肾，耳聪目明，故名为“益气聪明汤”。

益气聪明汤方解

君药 意在治本　**佐使药** 鼓舞清阳，上行头目

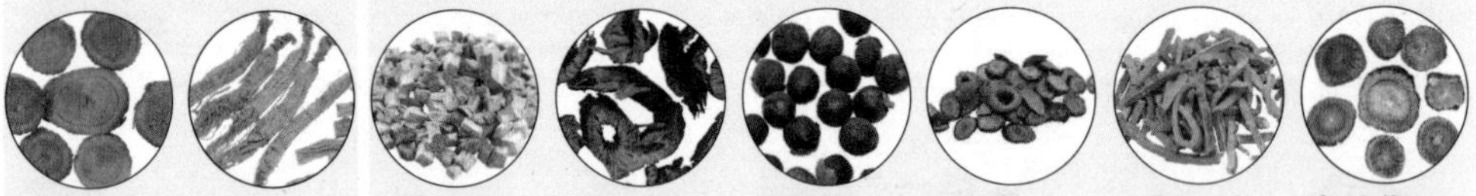

黄芪五钱	人参五钱	葛根三钱	升麻一钱半	蔓荆子三钱	白芍二钱	黄柏二钱	炙甘草一钱
温补脾阳	大补元气	祛烦止渴	清热升阳	清利头目	养血平肝	清热泻火	调和诸药

服药时间：临卧及五更　服药次数：日一服　服药温度：温

※ 1斤≈500g　1两≈31.25g　1钱≈3.125g　1分≈0.3125g

◆ 组成

黄芪、人参各五钱，葛根、蔓荆子各三钱，白芍、黄柏各二钱，升麻一钱半，炙甘草一钱。

◆ 用法

水煎服，每服四钱。

◆ 功效

补中益气，助升清阳。

◆ 主治

中气虚，清阳不升。症见目内生障，视物不清，耳鸣、耳聋等。

第二章

发表之剂

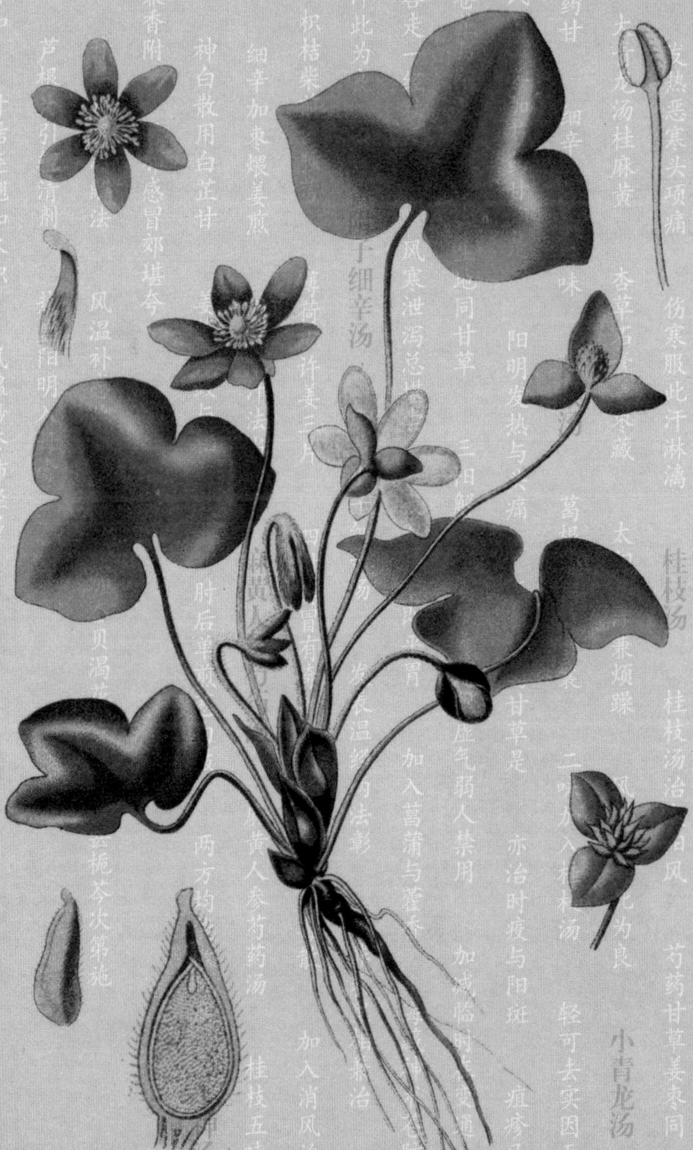

发表，即汗法。表就是肌表。发表之剂，就是利用汗法治疗外感表证初起的方剂。人体外感六淫之邪并侵犯体表，进而恶寒与发热并现，头身疼痛，舌苔薄，脉浮。由于病邪性质有寒热的不同，患者体质有虚实之差别。因此解表剂相应地分为辛温解表、辛凉解表、扶正解表三类。属『八法』中的『汗法』。

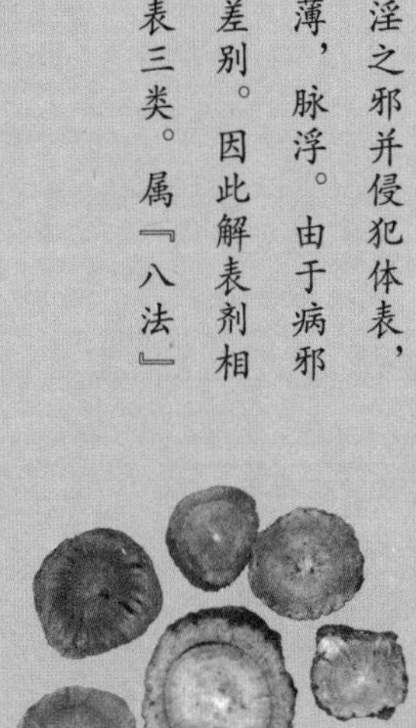

麻黄汤

出自《伤寒论》

伤寒：病名。指狭义的伤寒，为外受寒邪，感而即发的病变。

麻黄汤中用桂枝　杏仁甘草四般施

发热恶寒头项痛　伤寒服此汗淋漓

施：施用。

淋漓：湿淋淋往下滴，形容汗出过多。

方解 麻黄汤出自《伤寒论》，方剂有发汗解表，宣肺平喘之功效，常用于治疗外感风寒表实证。本方是治疗外感风寒表实证的代表方剂，寒为阴邪，易损阳气，寒性凝滞，主收引。因此，一旦肌表受风寒侵袭，则腠理闭塞，卫气内滞体内而不得外发，肌表失去温煦，故身寒；卫属阳，卫气被郁，阳盛则热，所以恶寒与发热兼现；腠理闭塞，营阴郁滞，汗液不得外泄则无汗。肺外合皮毛，毛窍不通，肺气不得宣降而上逆故发喘证。当风寒袭表，阳气被遏，营阴郁滞，经脉不通，不通则痛，故周身作痛；舌苔薄白，脉浮紧为风寒袭表之象。

麻黄汤方解

服药时间	服药次数	服药温度
饭后	日两服	温

※ 1斤≈500g　1两≈31.25g　1钱≈3.125g　1分≈0.3125g

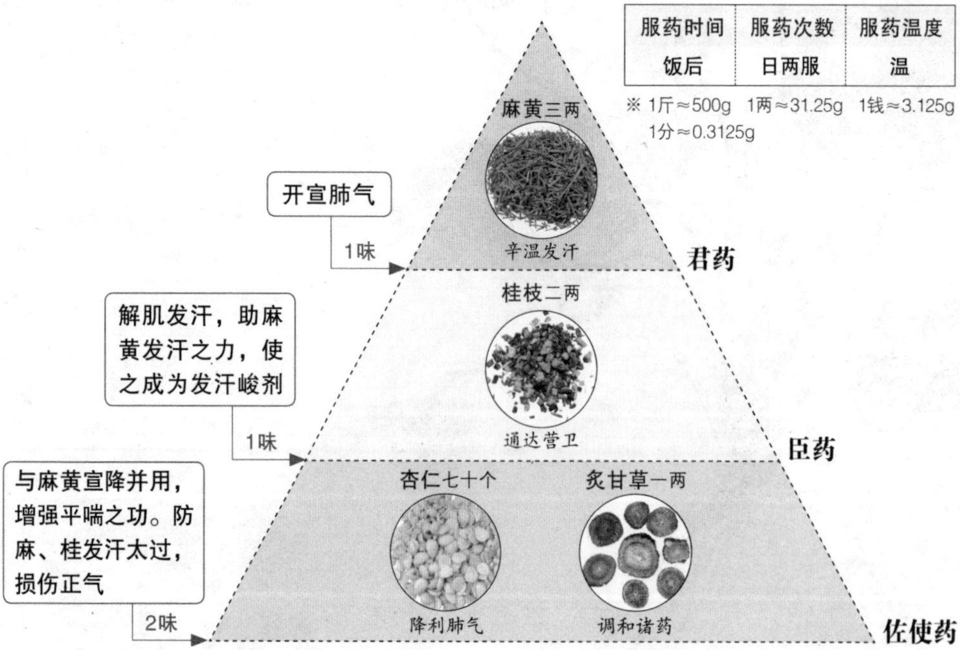
麻黄三两
辛温发汗
君药
开宣肺气
1味
桂枝二两
通达营卫
臣药
解肌发汗，助麻黄发汗之力，使之成为发汗峻剂
1味
杏仁七十个
降利肺气
炙甘草一两
调和诸药
佐使药
与麻黄宣降并用，增强平喘之功。防麻、桂发汗太过，损伤正气
2味

◇ 组成

麻黄三两、桂枝二两、杏仁七十个、炙甘草一两。

◇ 用法

上述四味药，以水九升，先煮麻黄，去二升，除上沫，内入诸药，煮取二升半，去渣，温服八合。覆取微似汗，不须啜粥，余如桂枝法将息（现代用法：水煎服）。

◇ 功效

解表发汗，宣肺平喘。

◇ 主治

外感风寒表实证。症见恶寒发热，诸身疼痛，无汗且喘，舌苔淡白，脉浮紧。

◇ 临证加减

①外感风寒较轻，无须强力发汗，见头身疼痛不甚、鼻塞咳嗽、胸满气短者，去方中桂枝（《太平惠民和剂局方》三拗汤），入苏叶、荆芥。

②肺郁生痰，咳痰气急者，加苏子、橘红、赤茯苓、桑白皮（《太平惠民和剂局方》华盖散）。

③风寒郁热，心烦口渴者，加石膏、黄芩；风寒有湿，无汗而头身重痛、舌苔白腻者，加苍术或白术（《金匮要略》麻黄加术汤）。

④风湿郁热，易桂枝，加苡仁（《金匮要略》麻杏苡甘汤）。

◇ 现代运用

临床常用于治疗感冒、体热、咳嗽气喘、水肿等属风寒表实证者，以恶寒发热，无汗且喘，脉浮紧为辨证要点。现代研究表明，麻黄汤不仅可发汗解热，还可镇咳、祛痰、平喘，增强机体的免疫力。主要用于感冒、小儿高热、支气管哮喘、类风湿性关节炎、荨麻疹、银屑病等。

◇ 使用注意

风热表证，或表寒化热入里之里热证禁用；外感表虚自汗、新产妇人、失血患者忌用；高血压和心脏病患者应慎用。

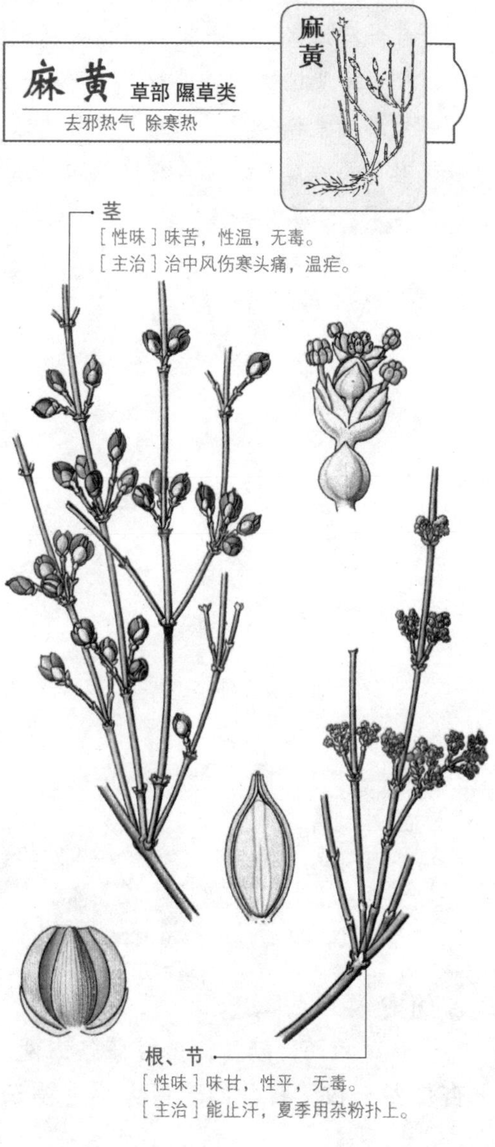
麻黄 草部 隰草类
去邪热气 除寒热
麻黄
茎
[性味] 味苦，性温，无毒。
[主治] 治中风伤寒头痛，温疟。
根、节
[性味] 味甘，性平，无毒。
[主治] 能止汗，夏季用杂粉扑上。

大青龙汤

出自《伤寒论》

大青龙汤桂麻黄	杏草石膏姜枣藏
太阳无汗兼烦躁	风寒两解此为良

藏：在内。

方解 大青龙汤出自张仲景的《伤寒论》，具有发汗解表，兼清里热之功，用于治疗外感风寒，兼有里热者，外感风寒表实重证为本方主证。风寒不解，卫阳闭郁，始见化热，为其兼证。风寒之邪外袭，故见恶寒发热，头身疼痛，无汗；由于患者素体阳盛，感受外在的风寒之邪，寒邪较甚，表邪郁闭较重，致使阳气内郁而为热，热扰心神故烦躁，热伤津液则口渴。青龙，是东方木神，有腾云驾雾、呼风唤雨之力。因本方发汗之力较强，故名“大青龙汤”。

大青龙汤方解

服药时间	服药次数	服药温度
饭后	日一服	温

※ 1斤≈500g 1两≈31.25g 1钱≈3.125g 1分≈0.3125g

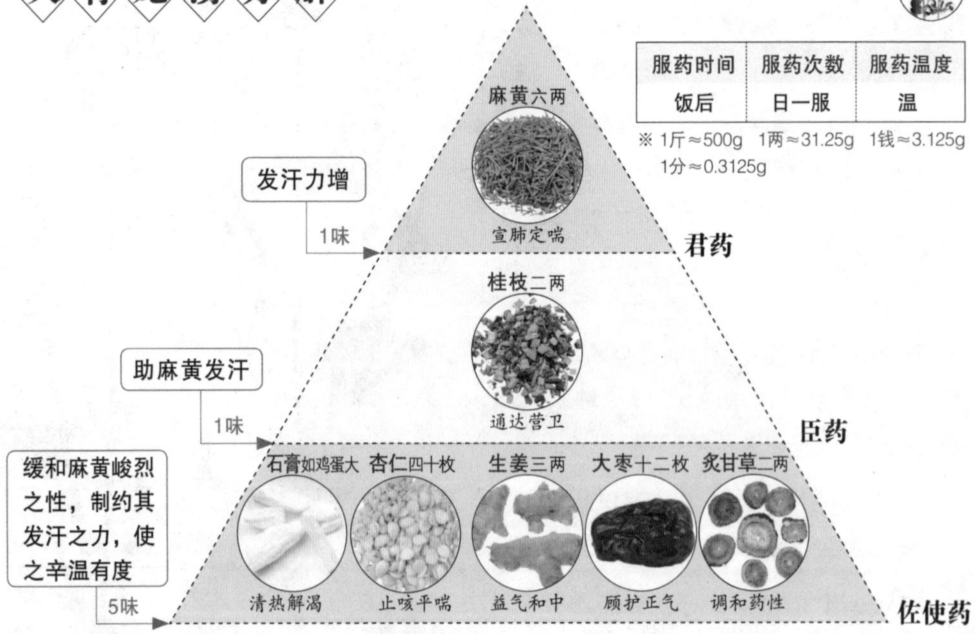
麻黄六两
宣肺定喘
发汗力增
1味
君药
桂枝二两
通达营卫
助麻黄发汗
1味
臣药
石膏如鸡蛋大
杏仁四十枚
生姜三两
大枣十二枚
炙甘草二两
清热解渴
止咳平喘
益气和中
顾护正气
调和药性
缓和麻黄峻烈之性，制约其发汗之力，使之辛温有度
5味
佐使药

◆ 组成

麻黄六两，桂枝、炙甘草各二两，杏仁四十枚，石膏如鸡蛋大，生姜三两，大枣十二枚。

◆ 用法

水煎服。取微似汗，汗出多者，以

温粉扑之。

◇ 功效

发汗解表，清热除烦。

◇ 主治

外感风寒。症见汗不易出且烦躁，身痛，脉浮紧。

◇ 现代运用

临床常用于治疗感冒、支气管炎等属外寒里热者，以恶寒发热，烦躁，无汗，脉浮紧为辨证要点。现代研究证明，麻黄汤发汗、解热，增加麻黄用量后，可加强发汗作用，石膏解热、镇静，除烦，解口渴，生姜帮助发汗，故本方兼具发汗、解热、镇静、利尿等作用。

◇ 使用注意

本方发汗力强，风寒表虚自汗者，不可服用。

十神汤

出自《太平惠民和剂局方》

十神汤里葛升麻　陈草芎苏白芷加

麻黄赤芍兼香附　时邪感冒效堪夸

时邪：指四时气候异常变化时发生传染性和流行性的疾病。

方解 十神汤出自《太平惠民和剂局方》，具有发表散寒，理气之功。风寒之邪外袭，则见头痛发热，恶寒无汗，咳嗽无痰，鼻塞声重；表邪郁而化热，则心烦，口微渴；邪阻气机，则胸脘痞闷，食欲不振。方中诸药合用，寒温并用，辛凉为主，兼清里热，调畅气机。因方由十味药组成，药效如神，故名“十神汤”。

十神汤方解

君药 解肌发表，升津除烦

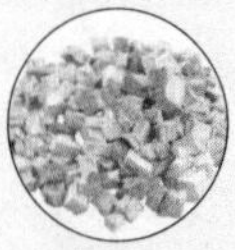

葛根十四两
解肌退热

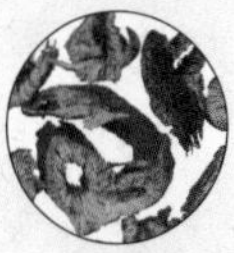

升麻四两
发表解毒

臣药 散表邪，止头痛

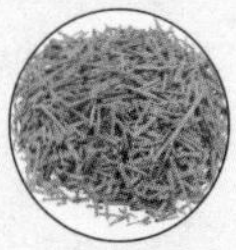

麻黄四两
功专止汗

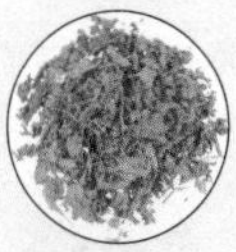

紫苏叶四两
解表宽中

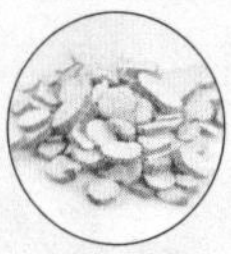

白芷四两
散明阳之风

佐使药 疏肝理脾，通阳解表

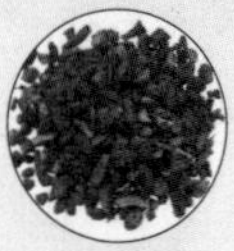
香附四两
行气解郁

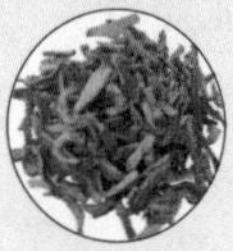
陈皮四两
理气健胃

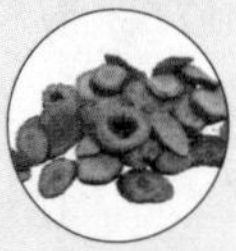
赤芍药四两
清热和营

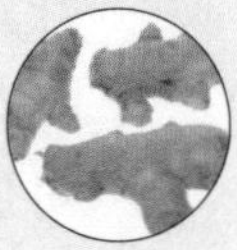
生姜五片
散寒温中

葱白三茎
解表通阳

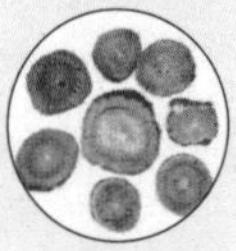
炙甘草四两
调和药性

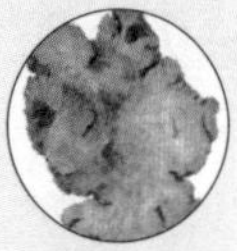
川芎四两
止风痛

服药时间：饭后 服药次数：日一服 服药温度：温

※ 1斤≈500g 1两≈31.25g 1钱≈3.125g 1分≈0.3125g

◆ 组成

葛根十四两，升麻、陈皮、炙甘草、川芎、紫苏叶、白芷、麻黄、赤芍药、香附各四两。

◆ 用法

加生姜五片，带须葱白三茎，水煎温服。

◆ 功效

解肌发表，理气和中。

◆ 主治

感冒风寒，郁而化热。症见恶寒渐轻，身热增加，口微渴，无汗头痛，烦闷，胸脘痞闷，不思饮食，舌苔薄白或薄黄，脉浮。

小青龙汤

出自《伤寒论》

水气：指水饮，痰饮。

哕：哕（yuě），呕吐时嘴里发出的声音。

小青龙汤治水气　喘咳呕哕渴利慰

姜桂麻黄芍药甘　细辛半夏兼五味

慰：平息。

利：腹泻。

方解 小青龙汤出自张仲景的《伤寒论》，具有解表散寒，温肺化饮之功，用于治疗外感风寒，水饮内停者。风寒之邪外袭，故见恶寒发热，头身疼痛，无汗（麻黄汤中已述）；素有水饮之人，一旦感受外邪，可致表寒引动内饮，水寒相搏，内外相引，饮邪被寒邪引动，上射于肺，肺失宣降，则喘咳痰多而稀；饮停于胃，胃气上逆，则干呕；水饮溢于肌肤，则身体疼重，头面四肢浮肿。本方中诸药同用，解风寒，去水饮，可表里分消，但发汗之力较大青龙汤弱，故名“小青龙汤”。

小青龙汤方解

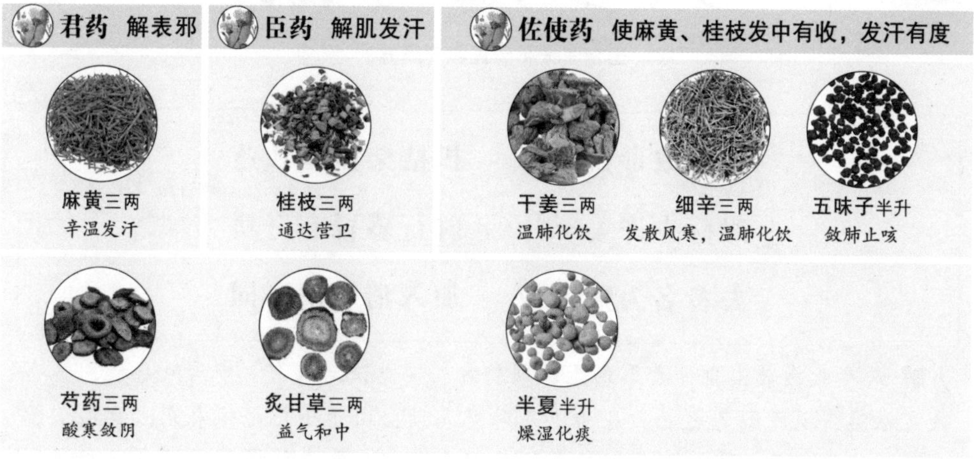
君药　解表邪
臣药　解肌发汗
佐使药　使麻黄、桂枝发中有收，发汗有度
麻黄三两
辛温发汗
桂枝三两
通达营卫
干姜三两
温肺化饮
细辛三两
发散风寒，温肺化饮
五味子半升
敛肺止咳
芍药三两
酸寒敛阴
炙甘草三两
益气和中
半夏半升
燥湿化痰

服药时间：饭后　服药次数：日两服　服药温度：温

※ 1斤≈500g　1两≈31.25g　1钱≈3.125g　1分≈0.3125g

◆ 组成

麻黄、芍药、细辛、干姜、炙甘草、桂枝各三两，半夏半升，五味子半升。

◆ 用法

以上八味药，以水一斗，先煮麻黄，减二升，去上沫，入余药。煮取三升，去渣，温服一升。

◆ 功效

解表散寒，温肺化饮。外感风寒表实为本方主证。痰多而稀，痰饮喘咳，舌苔白滑，为内兼痰饮之证。诸药合用，宣中有降，散中有收，外解风寒，内去痰饮，诸症自除。

◆ 主治

外寒内饮。症见恶寒发热，无汗，胸痞喘咳，痰多而稀，或喘咳，不得平卧，或身体疼重，舌苔白滑，头面四肢浮肿，脉浮者。

◆ 临证加减

①外邪表闭重、恶寒无汗，重用麻黄、桂枝。②外寒已解、喘咳未愈，去麻黄、桂枝。③寒饮偏重、胸闷痰多，重用细辛、半夏。④痰饮郁结、肺气上逆、咳逆喉鸣，入射干、紫菀、款冬花。⑤里饮郁热、喘而烦躁，入石膏。⑥郁热伤津、口渴，去半夏，入瓜蒌根。⑦小便不利、小腹满，去麻黄，加茯苓。

◆ 现代运用

临床常用于治疗慢性支气管炎、支气管哮喘、老年性肺气肿、肺心病等属外寒内饮者，以恶寒发热，无汗，喘咳，痰多而稀，苔薄白，脉浮为辨证要点。现代研究证明，本方具有平喘、抗过敏、调节血管等作用，主要用于支气管哮喘、慢性支气管炎急性发作、老年性肺气肿、肺炎，适当加减也可用于肺水肿、肺心病、过敏性鼻炎等病。

◆ 使用注意

阴虚痰喘者禁用。

人参败毒散

出自《太平惠民和剂局方》

人参败毒茯苓草　枳桔柴前羌独芎
薄荷少许姜三片　时行感冒有奇功
去参名为败毒散　加入消风治亦同

时行：指四时气候异常变化时发生传染性和流行性的疾病。

方解 人参败毒散出自《太平惠民和剂局方》，《类证活人书》中为败毒散，具有散寒祛湿，益气解表之功。原为小儿外感而设，由于小儿元气未充，故用少量人参，培其元气，以败邪毒，后来推而用于成人，即素体虚弱又外感风寒湿邪之证。风寒湿邪客于肌表，则恶寒壮热，无汗，头项强痛；寒湿之邪郁滞于肌肉经络，阻滞气机，则肢体酸痛，胸脘痞闷；肺外合皮毛，风寒湿之邪在表，肺气不宣，津液不布，则咳嗽痰多，鼻塞声重；舌苔白腻，脉浮按之无力为虚人外感风寒湿之象。本方对于“湿毒流注，脚肿，腮肿”也颇有效，故清代名医喻嘉言称本方为“暑湿热三气门中，推此方为第一”。因其可培补正气，败其毒邪，人参又起到了重要的作用，故名“人参败毒散”。

人参败毒散方解

君药 辛温发散

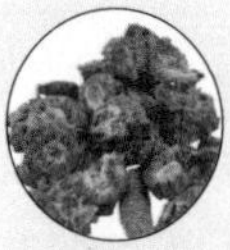

羌活一两
止风痛

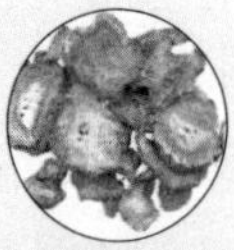

独活一两
祛风胜湿

臣药 发散解肌

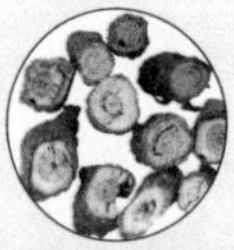

柴胡一两
解肌退热

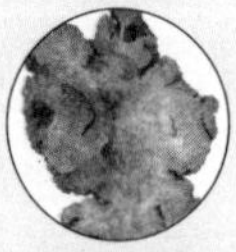

川芎一两
行气散风

佐使药 散中有补

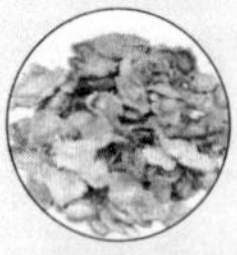

桔梗一两
宣肺利膈

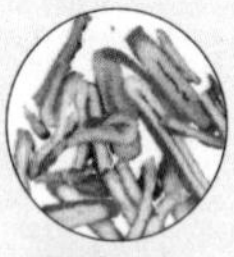

枳壳一两
理气宽中

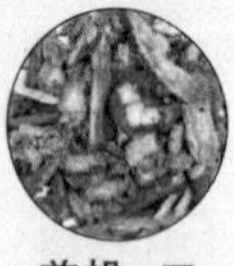

前胡一两
降气祛痰

佐使药 散中有补

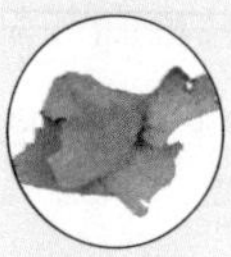

茯苓一两
渗湿化痰

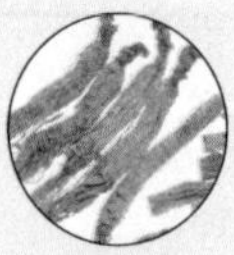

人参一两
扶正祛邪

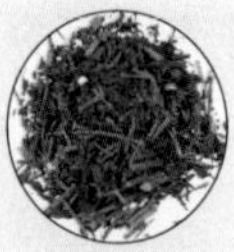

薄荷一两
解表清热

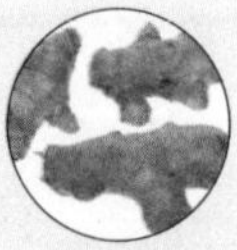

生姜三片
散寒发汗

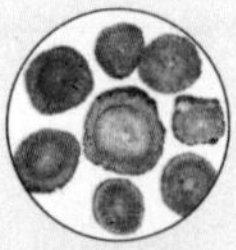

甘草五钱
调和诸药

服药时间：饭后　服药次数：日两服　服药温度：温

※ 1斤≈500g　1两≈31.25g　1钱≈3.125g　1分≈0.3125g

◆ **组成**

人参、羌活、独活、柴胡、前胡、川芎、枳壳、桔梗、茯苓各一两，甘草五钱。

◆ **用法**

上药研为末，每服二钱，入生姜、薄荷煎。（现代用法：按原方比例酌定用量，作汤剂，水煎服。）

◆ **功效**

散寒祛湿，益气解表。

◆ **主治**

气虚外感风寒湿。症见憎寒高热，头项痛，肢体酸痛，无汗，鼻塞声重，咳嗽有痰，胸膈痞满，舌淡苔白，脉浮而按之无力。

◆ **临证加减**

气不虚者，去人参；内停湿浊，寒热往来，舌苔厚腻，加草果、槟榔，用以燥湿化浊，行气散结；内有蕴热，口苦苔黄，加黄芩以清里热。疮疡初发，去人参；风热蕴毒，加银花、连翘以散结消肿，清热解毒；风寒郁滞，寒热无汗，去薄荷、生姜，加荆芥、防风；风毒瘾疹，加蝉蜕、苦参以疏风止痒，清热祛湿。

◆ **现代运用**

临床多用于感冒、支气管炎、过敏性皮炎、湿疹、荨麻疹、皮肤瘙痒等属正气虚，外感风寒湿邪者，以恶寒高热，头身疼痛，无汗，脉浮重按无力为辨证要点。

◆ **使用注意**

外感风热、邪已入生热及阴虚外感者，均忌用。

九味羌活汤

出自《此事难知》

> **九味羌活用防风　细辛苍芷与川芎**
> **黄芩生地同甘草　三阳解表益姜葱**
> **阴虚气弱人禁用　加减临时再变通**

三阳：太阳经、阳明经、少阳经。

方解 九味羌活汤为张元素方，出自王好古《此事难知》，具有发汗祛湿，兼清里热之功，用于治疗外感风寒湿邪，兼有里热者。风寒束表，阳气郁遏，故恶寒发热头痛；寒湿阻滞经络，气血运行不畅，故肢体酸楚疼痛；内有蕴热，故口苦而微渴；舌苔薄白微腻，脉浮为寒湿之邪在表。张元素鉴于宋代以前治疗表证，多用发汗，而少用祛湿，且有“有汗不得服麻黄，无汗不得服桂枝”之说，故创立了此方，以代麻黄、桂枝、青龙各半等汤。因本方由九味药组成，以羌活为主药，故名“九味羌活汤”。

九味羌活汤方解

君药　发汗解表

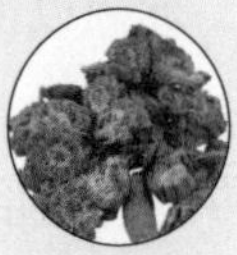

羌活一钱半
散寒祛湿

臣药　发汗祛湿

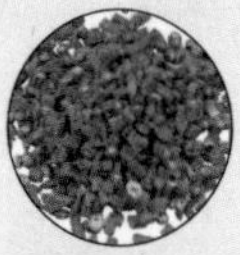

防风一钱半
祛风解表

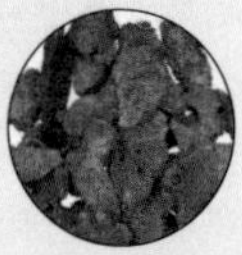

苍术一钱半
燥湿健脾

佐使药　助君药解表

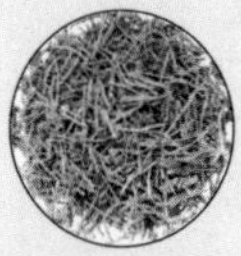

细辛五分
搜少阴之风

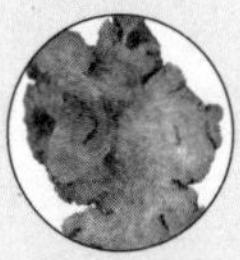

川芎一钱
祛风散寒

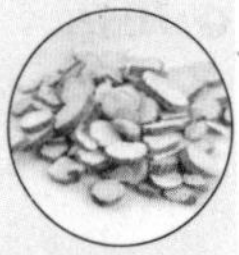

白芷一钱
治阳明经头痛

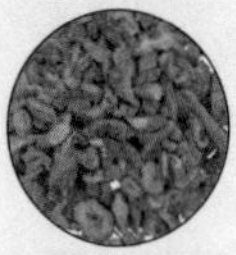

黄芩一钱
清上焦在里之蕴热

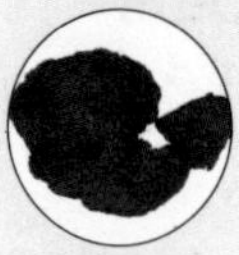

生地黄一钱
清热生津

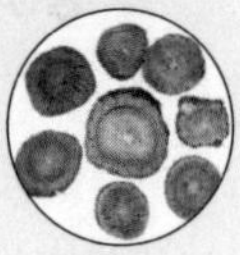

甘草一钱
调和诸药

服药时间：饭后　服药次数：日一服　服药温度：温

※ 1斤≈500g　1两≈31.25g　1钱≈3.125g　1分≈0.3125g

◇ 组成

羌活、防风、苍术各一钱半，细辛五分，川芎、白芷、生地黄、黄芩、甘草各一钱。

◇ 用法

水煎服。若急汗热服，以羹粥投入；若缓汗温服，而不用汤投之也。

◇ 功效

发汗祛湿，兼清里热。

◇ 主治

外感风寒湿邪。症见恶寒发热，肌表无汗，肢体酸痛，头痛项强，口苦而渴，舌苔薄白微腻，脉浮。

◇ 临证加减

无口苦口渴，去黄芩、生地；苔白厚腻，去黄芩、生地，重用苍术，加枳壳、厚朴，以增行气化湿之力。

◇ 现代运用

主要用于感冒，还常用于风湿性关节炎、急性荨麻疹、坐骨神经痛、周围性面瘫、带状疱疹后遗神经痛等。

◇ 使用注意

风热表证、里热亢盛及阴虚内热者不宜服用本方。

升麻葛根汤

出自《太平惠民和剂局方》

升麻葛根汤钱氏　再加芍药甘草是

阳明发热与头痛　无汗恶寒均堪倚

亦治时疫与阳斑　痘疹已出慎勿使

堪：胜任，可以，能够。

时疫：某一时令流行的某种传染病。

痘疹：皮肤病变，是出现在皮肤上的斑疹、丘疹、水痘的总称。

阳斑：即阳证发斑，症见头面、胸、背四肢出现红色斑点，高出皮肤，轻者各自分清，重者连成一片。

方解　升麻葛根汤出自《太平惠民和剂局方》，具有解肌透疹之功，用于治疗麻疹初起。麻疹是由于肺胃蕴热，复感时行之气所致。麻毒从口鼻而入，可损及于肺，六淫之邪也从口鼻、皮毛而入，累及于肺，麻毒、外邪犯肺，可见身热恶风，头痛身痛，喷嚏咳嗽；热邪上攻头面，则目赤流泪；热邪损伤津液则口渴；邪郁肌表，则未发或发而不透。“麻为阳毒，以透为顺”，治疗时当开腠理，助疹外透，使邪有出路。因以升麻、葛根为主药，方为汤剂，故名“升麻葛根汤”。

升麻葛根汤方解

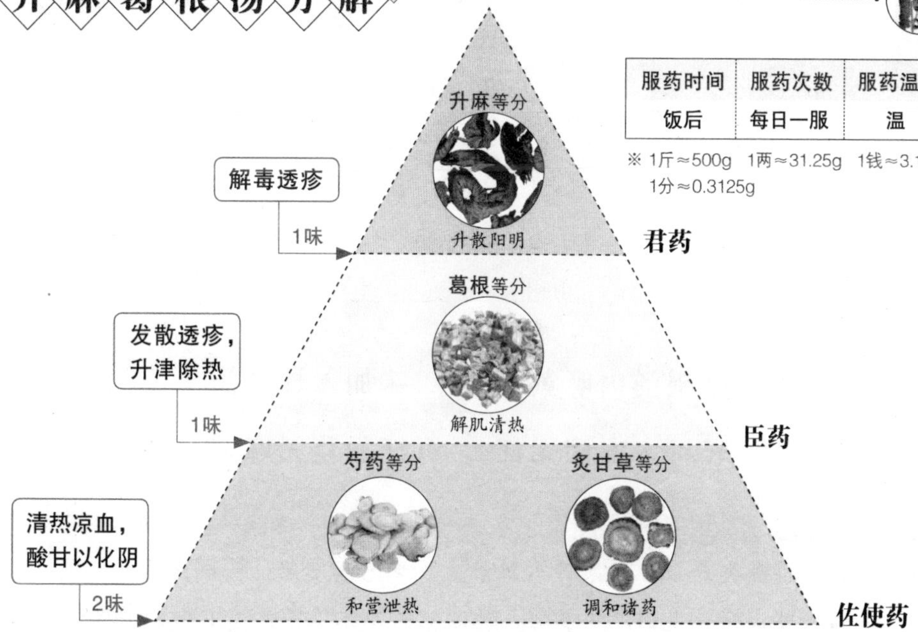

升麻等分
升散阳明
解毒透疹
1味
君药
葛根等分
解肌清热
发散透疹，升津除热
1味
臣药
芍药等分
和营泄热
炙甘草等分
调和诸药
清热凉血，酸甘以化阴
2味
佐使药

服药时间	服药次数	服药温度
饭后	每日一服	温

※ 1斤≈500g　1两≈31.25g　1钱≈3.125g　1分≈0.3125g

◇ 组成

升麻、葛根、芍药、炙甘草各等分。

◇ 用法

每服四钱，水一盏半煎至一盏，量

大小与之，温服无时。

◇ 功效

解肌透疹。

◇ 主治

麻疹初起未发，或发而不透，身热头痛，无汗口渴，以及发疹、阳斑和时疫初起等。

◇ 临证加减

麻疹初起，须用辛凉轻宣透发之品，不宜用苦寒或温热之品。疹发不畅，加荆芥穗、苏叶、防风；风热郁表，加薄荷、蝉蜕、银花、牛蒡子；咳嗽加前胡、杏仁；心烦尿赤，加木通、竹叶；热入血分，疹色深红，白芍易赤芍，加丹皮、紫草、茅根；热毒上攻，咽喉肿痛，加桔梗、元参、马勃；热毒内甚，身热烦渴，加石膏、知母。

◇ 现代运用

主要用于麻疹、风疹等儿科出疹性疾病，也常用于感冒、病毒性肺炎、肠炎、痢疾、疱疹、鼻炎、水痘、中心性视网膜炎及银屑病等。

◇ 使用注意

麻疹初起，疹发不畅，为本方主证。疹出顺畅者禁用此方。此方可用于治疗阳斑，阳斑即头面胸背四肢出现无数红色小丘疹，轻则疹子稀疏清朗，重则连成一片。由时行疫毒蕴结于肺胃所致，若初起兼有表证时可用升麻葛根汤解表透邪，若麻疹已透，不宜服用本方，因其升表作用过强，用后恐损伤正气。疹不透发，疹毒内陷而见气急喘息者忌用本方。

葛根汤

出自《伤寒论》

襄：辅助。

葛根汤内麻黄**襄**　　二味加入桂枝汤

轻可去实因无汗　　有汗加葛无麻黄

轻可去实：用轻清疏解的药物，以治疗风湿初起的表实证。

方解 葛根汤出自张仲景的《伤寒论》，具有发汗解表，濡润筋脉之功。用于治疗外感风寒，筋脉失养证。风寒外袭肌表，故见恶寒发热，头痛，无汗；风寒外闭，邪伤筋脉，津液亏损，故见项背强痛。北齐徐之才在《十剂》中说："轻可去实"，轻，指葛根、麻黄二药，二药味辛，属轻扬发散药，可祛除主要表现为无汗的表实证。因以葛根为主药，方为汤剂，故名"葛根汤"。

葛根汤方解

服药时间	服药次数	服药温度
饭后	日一服	温

※ 1斤≈500g　1两≈31.25g　1钱≈3.125g
1分≈0.3125g

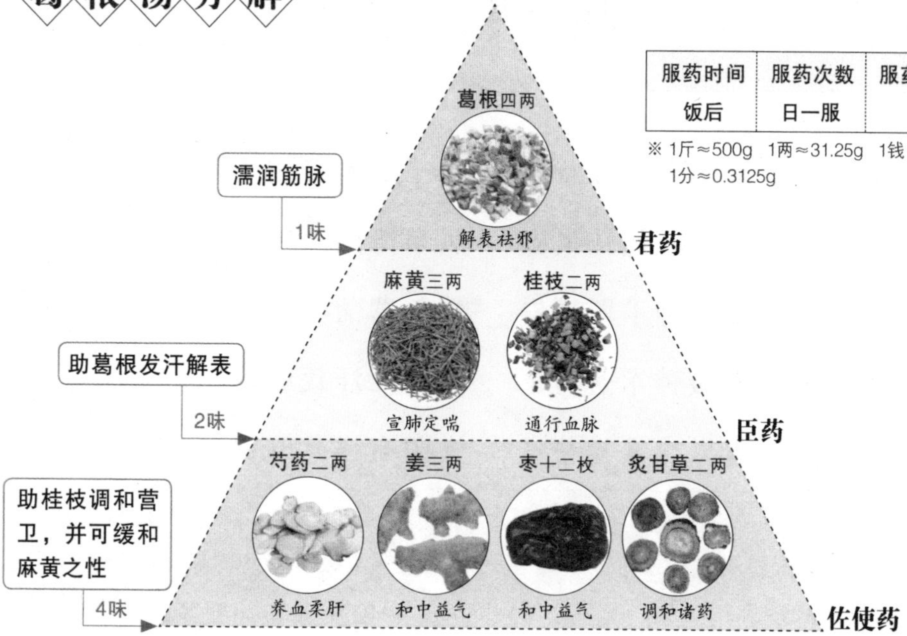

葛根四两
解表祛邪
濡润筋脉
1味
君药
麻黄三两
桂枝二两
宣肺定喘
通行血脉
助葛根发汗解表
2味
臣药
芍药二两
姜三两
枣十二枚
炙甘草二两
养血柔肝
和中益气
和中益气
调和诸药
助桂枝调和营卫，并可缓和麻黄之性
4味
佐使药

◇ 组成

葛根四两，麻黄、姜各三两，桂枝、炙甘草、芍药各二两，枣十二枚。

◇ 用法

水煎温服。

◇ 功效

发汗解表，濡润筋脉。

◇ 主治

外感风寒，筋脉失养。症见恶寒发热，头痛项强，苔薄白，无汗，脉浮紧。

◇ 现代运用

临床常用本方治疗感冒、胃肠炎、肩部急性扭伤、痢疾、慢性劳损等初起见有关节疼痛，项背强痛者。现代研究表明，本方具有抗病毒及抗菌、解热发汗、扩张冠脉血管、抗过敏的作用。

芍药 草部 芳草类

治疗疾骨蒸 潮热

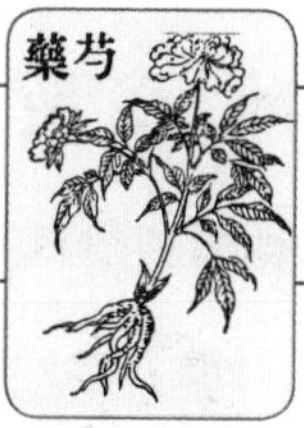

蘖芍

花

［性味］味苦，性平，无毒。

［主治］可通利血脉，缓中，散恶血，逐贼血。

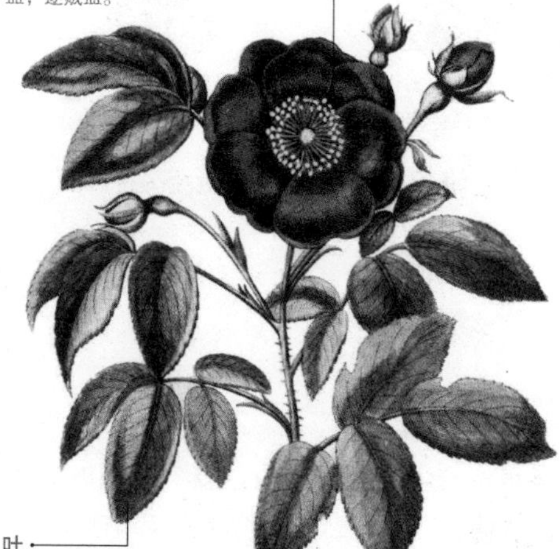

叶

［性味］味苦，性平，无毒。

［主治］主邪气腹痛，除血痹，破坚积。

神术散

出自《太平惠民和剂局方》

神术散用甘草苍　细辛藁本芎芷羌
各走一经祛风湿　风寒泄泻总堪尝
太无神术即平胃　加入菖蒲与藿香
海藏神术苍防草　太阳无汗代麻黄
若以白术易苍术　太阳有汗此方良

太无：即罗太无，名知悌，字子敬，世称太无先生。

海藏：即王海藏，名好古，字进之，号海藏先生。

方解 神术散出自《太平惠民和剂局方》，用时加生姜、葱白同煎，具有发表祛湿之功，用于治疗外感风寒湿邪。本方主治风寒湿邪束表，而内无蕴热之证。风寒湿邪袭表，故见头痛项强，发热恶寒，肢体疼痛；与九味羌活汤相比，内无蕴热，故无口苦而渴之象。

神术散方解

君药 外可解表

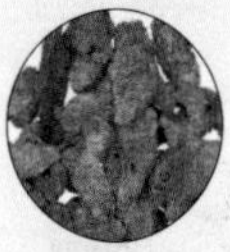

苍术二两
燥湿健脾

臣药 散寒祛湿

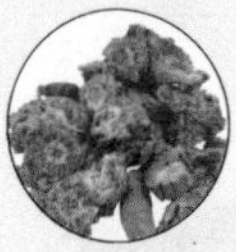

羌活一两
可止风痛

佐使药 合而用之可除诸经头身疼痛

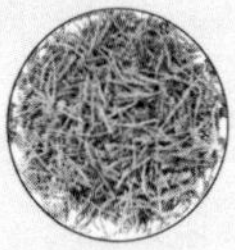

细辛一两
入少阴经

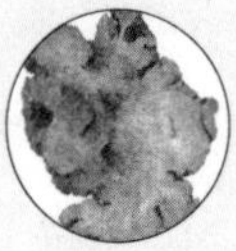

川芎一两
入少阳经

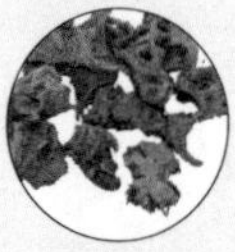

藁本一两
入膀胱经

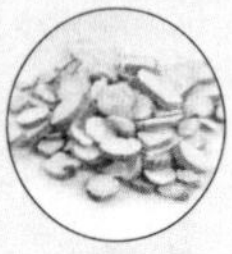

白芷一两
入阳明经

佐使药 合而用之可除诸经头身疼痛

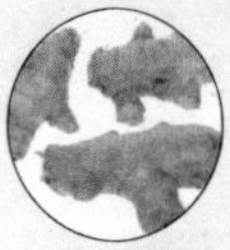

生姜一两
暖胃散寒

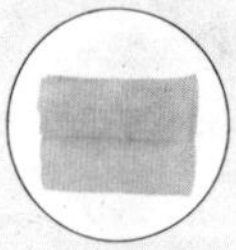

葱白一两
解表宣肺

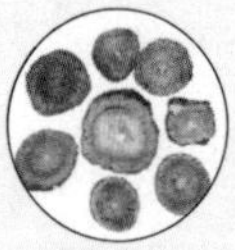

炙甘草一两
调和诸药

服药时间：饭后　服药次数：日两服　服药温度：温

※ 1斤≈500g　1两≈31.25g　1钱≈3.125g　1分≈0.3125g

◇ 组成

苍术二两，川芎、白芷、羌活、藁本、细辛、炙甘草各一两。

◇ 用法

加生姜、葱白，水煎服。

◇ 功效

散寒祛湿。

◆ 主治

外感风寒湿。症见恶寒发热，头痛无汗，鼻塞，体痛，咳嗽头昏，大便泄泻等。

◆ 现代运用

临床常用于流行性感冒、风湿性关节炎、类风湿关节炎等属风湿邪在表者，以头痛项痛，恶寒发热，肢体疼痛为辨证要点。

◆ 使用注意

本方用药与九味羌活汤相近。而单用本方可散寒祛湿解表，用苍术为君，可兼治脾虚泄泻；九味羌活汤除解表祛湿外，又内兼清里热，故用黄芩、生地黄等清气凉血之品。

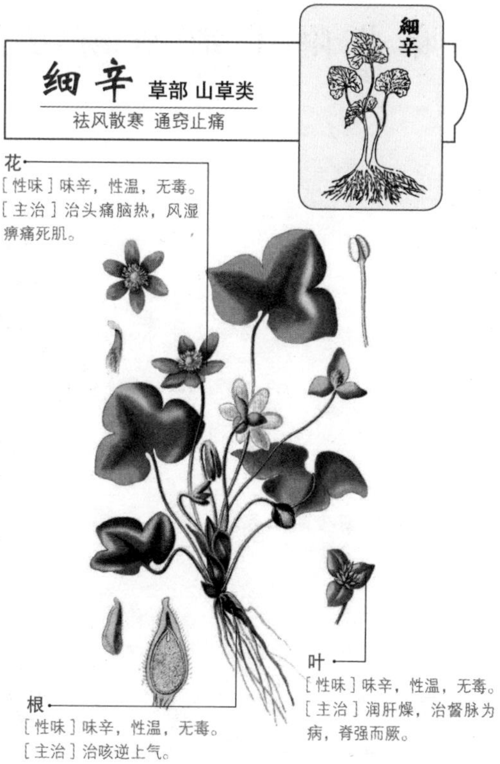
細辛
细辛 草部 山草类
祛风散寒 通窍止痛
花
[性味] 味辛，性温，无毒。
[主治] 治头痛脑热，风湿痹痛死肌。
叶
[性味] 味辛，性温，无毒。
[主治] 润肝燥，治督脉为病，脊强而厥。
根
[性味] 味辛，性温，无毒。
[主治] 治咳逆上气。

麻黄附子细辛汤

出自《伤寒论》

麻黄附子细辛汤　发表温经两法彰

若非表里相兼治　少阴反热曷能康

彰：明显，显著。

曷：曷（hé），音何。何时，怎么。

方解 麻黄附子细辛汤出自张仲景的《伤寒论》，具有助阳解表之功，用于治疗素体阳虚，外感风寒。仲景原方主治“少阴病始得之，反发热，脉沉者”。少阴病本为阳气虚寒证，应不发热，今反发热，说明是外有表邪之象；并见恶寒剧，虽厚衣重被，其寒不解，说明内外俱寒；但表证脉又应浮，今反见沉脉，兼见神疲欲寐，知病属里虚。三药合用，攻补兼施，在外之风寒得以疏散，在内之阳气得以维护，共奏助阳解表之功。又因方由麻黄、附子、细辛组成，故名“麻黄附子细辛汤”。

麻黄附子细辛汤方解

服药时间	服药次数	服药温度
饭后	日三服	温

※ 1斤≈500g 1两≈31.25g 1钱≈3.125g
1分≈0.3125g

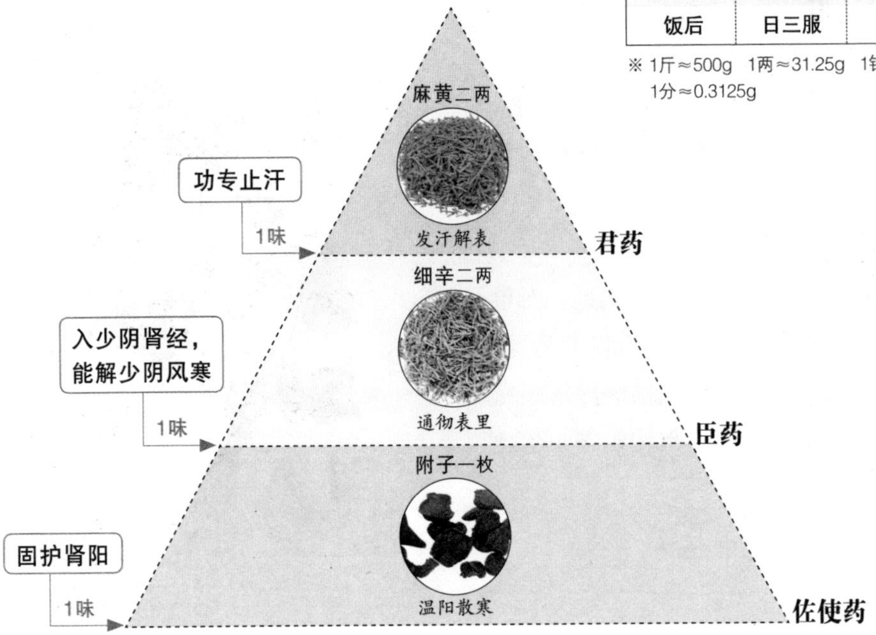
麻黄二两
发汗解表
功专止汗
1味
君药
细辛二两
通彻表里
入少阴肾经，
能解少阴风寒
1味
臣药
附子一枚
温阳散寒
固护肾阳
1味
佐使药

◆ 组成

附子一枚，细辛、麻黄各二两。

◆ 用法

上述三味药以水一斗，先煮麻黄，减二升，去上沫，入余药，煮取三升，去渣，温服一升，日三服。

◆ 功效

助阳解表。

◆ 主治

少阴病始得之，反发热，脉沉者。

◆ 现代运用

临床常用于感冒、支气管炎、急性肾炎等初期属阳虚表寒者，以恶寒，发热，神疲欲寐，脉沉为辨证要点。现代研究同时证明，本方具有解热、发汗、增强体质、增加抵抗力、促进代谢、镇痛、促进血液循环等作用。

再造散

出自《伤寒六书》

> **再造散用参芪甘　桂附羌防芎芍参**
>
> **细辛加枣煨姜煎　阳虚无汗法当谙**

谙：谙（ān），音安。熟悉。

方解 再造散出自《伤寒六书》，具有助阳益气，散寒解表之功。风寒外束，邪在肌表，则恶寒发热，头痛无汗；阳虚气弱，则倦怠嗜卧，面色苍白，语言低微，脉沉无力，或浮大无力；阳虚则生内寒，又感受外在风寒之邪，阳气更虚，故寒轻热重，肢冷。再造，即重新创造，给予新生命之意。本方用于阳气虚弱，外感风寒表证，可发汗而不伤正，补益而不留邪，使生命重获生机，如同再造之恩，故名“再造散”。

再造散方解

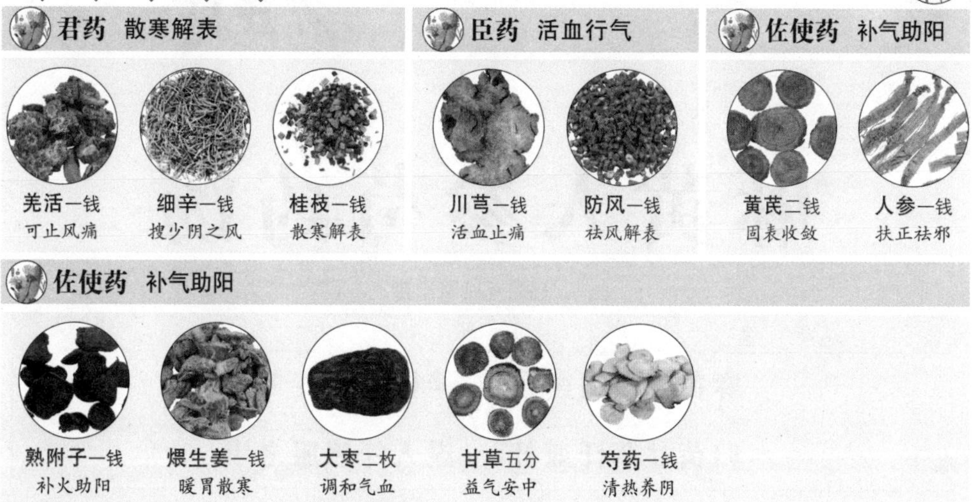
君药 散寒解表
羌活一钱
可止风痛
细辛一钱
搜少阴之风
桂枝一钱
散寒解表
臣药 活血行气
川芎一钱
活血止痛
防风一钱
祛风解表
佐使药 补气助阳
黄芪二钱
固表收敛
人参一钱
扶正祛邪
佐使药 补气助阳
熟附子一钱
补火助阳
煨生姜一钱
暖胃散寒
大枣二枚
调和气血
甘草五分
益气安中
芍药一钱
清热养阴

服药时间：饭后 服药次数：日两服 服药温度：温

※ 1斤≈500g 1两≈31.25g 1钱≈3.125g 1分≈0.3125g

◆ 组成

黄芪二钱，人参、桂枝、芍药、熟附子、细辛、羌活、防风、川芎、煨生姜各一钱，甘草五分。

◆ 用法

水二盅，枣二枚，煎至一盅。《杀车槌法》加炒芍药少量，煎三沸，温服。

◆ 功效

解表散寒，助阳益气。

◆ 主治

阳虚虚弱，外感风寒。症见恶寒发热，热轻寒重，无汗肢冷，倦怠嗜睡，面色苍白，语声低微，舌淡苔白，脉沉无力，或浮大无力。

◇ 临证加减

表闭无汗，加苏叶、荆芥；中焦虚寒、腹痛便溏，干姜易煨姜，入白术；内有寒饮，咳嗽痰稀，加半夏、茯苓；肢节疼痛加独活、威灵仙等。

◇ 现代运用

主要用于风湿性关节炎、老年人感冒、缓慢性心律失常等属阳气虚弱，外感风寒者。以热轻寒重，身热恶寒，肢冷无汗，神疲，舌淡苔白，脉沉无力为辨证要点。

◇ 使用注意

血虚感寒或湿温初起者忌用本方。

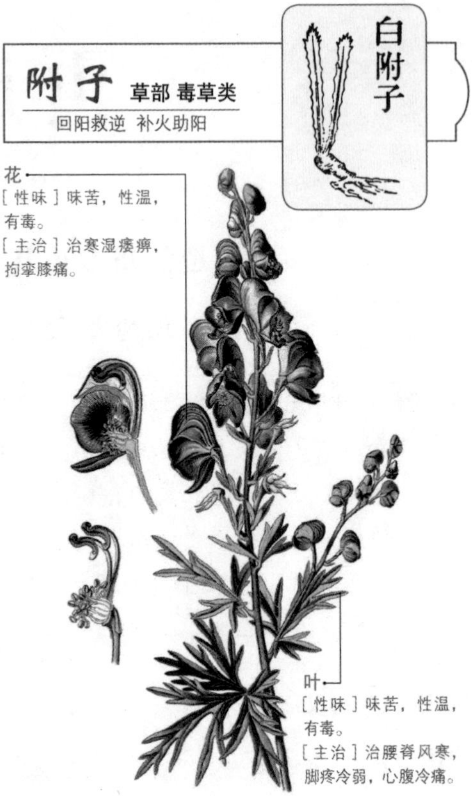
附子 草部 毒草类
回阳救逆 补火助阳
白附子
花
[性味] 味苦，性温，有毒。
[主治] 治寒湿痿痹，拘挛膝痛。
叶
[性味] 味苦，性温，有毒。
[主治] 治腰脊风寒，脚疼冷弱，心腹冷痛。

麻黄人参芍药汤

出自《脾胃论》

麻黄人参芍药汤　桂枝五味麦冬襄

归芪甘草汗兼补　虚人外感服之康

方解 麻黄人参芍药汤出自李东垣《脾胃论》，具有益气养阴，发表散寒之功，主治气阴两虚而感受风寒表邪证。平素体虚之人，气阴两亏，复感受外邪。风寒束表，则恶寒发热，无汗；体虚气阴两虚，汗源不足，则汗出不多，倦怠乏力；表邪郁而化热，阴虚又生内热，热扰心神则心烦；热伤津液则口渴；热邪不得外透，动血耗血，则吐血；若吐血较重，亦可在方中加入凉血止血之药。诸药合用，益气养血，滋阴清热，共同达到扶正解表之功。因以麻黄、人参、芍药为主药，故名“麻黄人参芍药汤”。

麻黄人参芍药汤方解

君药 发汗散寒

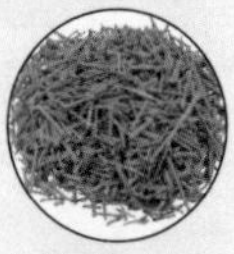

麻黄一钱
宣肺定喘

臣药 助麻黄通达营卫

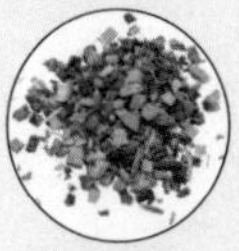

桂枝五分
发汗祛邪

佐使药 气阴双补

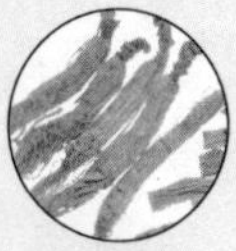

人参三分
大补元气

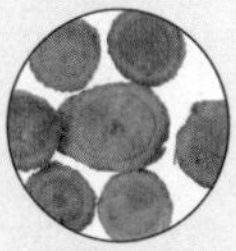

黄芪一钱
补中益气

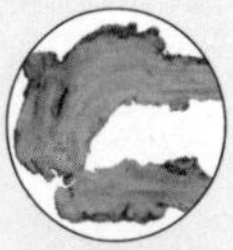

当归一钱
补气活血

佐使药 气阴双补

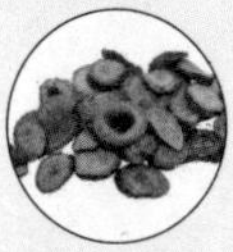

白芍一钱
养血敛阴

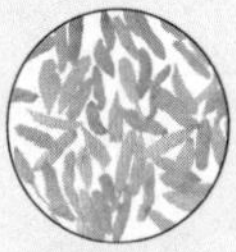

麦冬三分
滋阴除烦

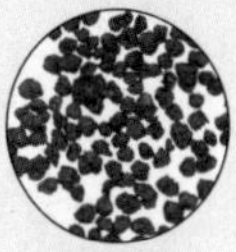

五味子五粒
敛肺生津

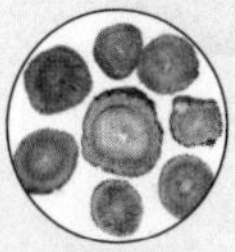

炙甘草一钱
调和诸药

服药时间：饭后 服药次数：日一服 服药温度：温

※ 1斤≈500g 1两≈31.25g 1钱≈3.125g 1分≈0.3125g

◇ 组成

人参、麦冬各三分，桂枝五分，黄芪、当归、麻黄、炙甘草、白芍各一钱，五味子五粒。

◇ 用法

水煎温服。

◇ 功效

散寒解表，益气养血。

◇ 主治

脾胃虚弱，外感风寒。症见恶寒发热且无汗，心烦，面色苍白，倦怠乏力，吐血。

神白散

出自《卫生家宝方》

神白散用白芷甘 姜葱淡豉与相参
一切风寒皆可服 妇人鸡犬忌窥探
肘后单煎葱白豉 用代麻黄功不惭

相参：共同加入。
窥探：从缝隙或隐蔽处查看。古人认为在配制药剂时，不宜让妇人、鸡犬看见，缺乏科学依据。
肘后：指《肘后备急方》。近代葛洪所著。
惭：羞愧，逊色。

方解 神白散出自朱端章的《卫生家宝方》，具有发散风寒之功，用于治疗外感风寒之轻证。风寒外袭，则恶寒发热，无汗；经气不利，则头痛；脉浮为邪气在表。本方主证为外感风寒轻证，头痛为次要症状，均由外邪束表，经输不利所致。

神白散方解

服药时间	服药次数	服药温度
饭后	日两服	温

※ 1斤≈500g　1两≈31.25g　1钱≈3.125g　1分≈0.3125g

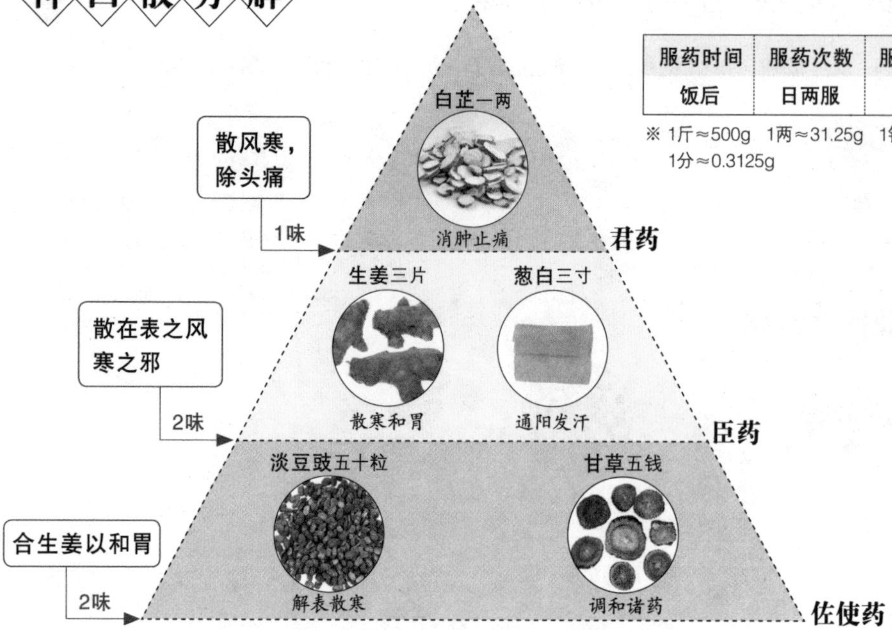
白芷一两
消肿止痛
君药
散风寒，除头痛
1味
生姜三片
散寒和胃
葱白三寸
通阳发汗
臣药
散在表之风寒之邪
2味
淡豆豉五十粒
解表散寒
甘草五钱
调和诸药
佐使药
合生姜以和胃
2味

◇ 组成

白芷一两，甘草五钱，淡豆豉五十粒，生姜三片，葱白三寸。

◇ 用法

水煎温服。

◇ 功效

解表散寒。

◇ 主治

外感风寒初起。症见头痛无汗，恶寒发热，舌苔薄白，脉浮。

第三章

攻里之剂

攻里即下法，运用泻下或润下的药物，通导大便，泻下积滞，荡涤寒热，攻逐水饮。攻里之剂有峻有缓，有寒有温，一般是在没有表证症状时应用。根据攻里之剂的不同作用，又可分为寒下、温下、润下、逐水、攻补兼施五类。使用攻里剂，要辨证准确，一般是在表邪已解，里实已成的情况下使用。

攻里剂易伤胃气，故得效即止。

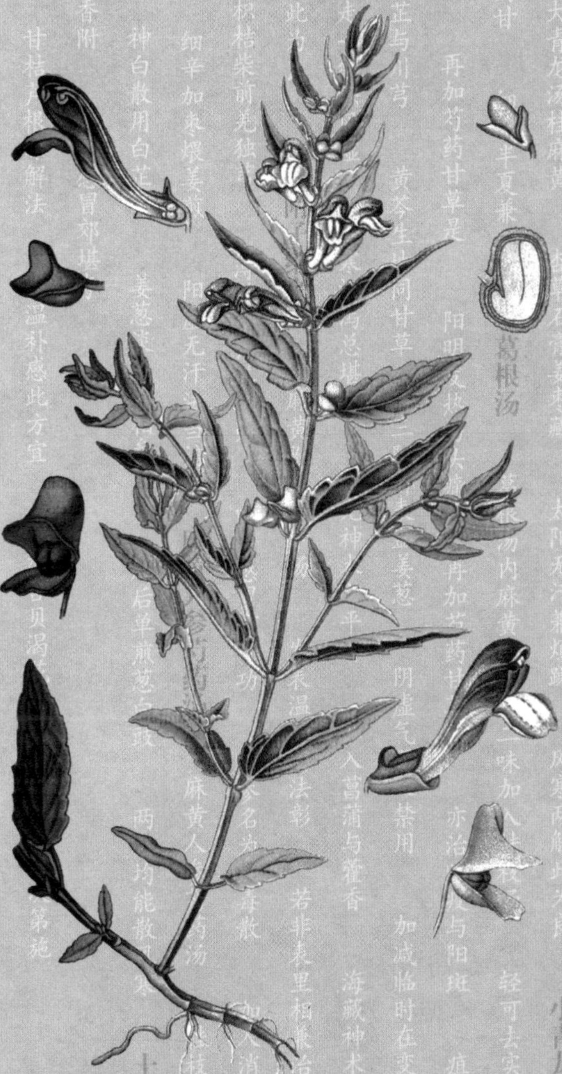

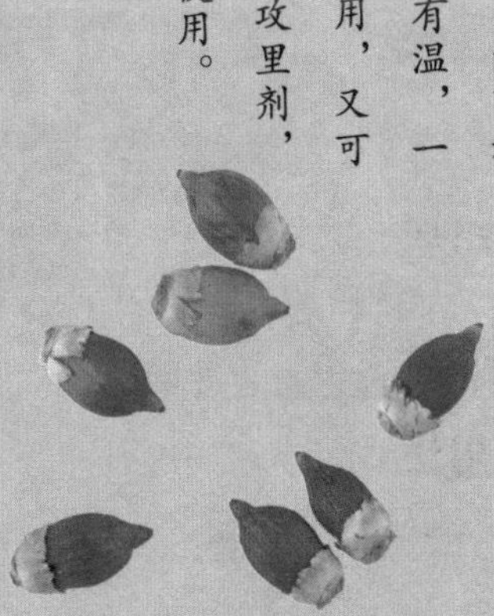

大承气汤

出自《伤寒论》

大承气汤用芒硝　枳实厚朴大黄饶—— **饶**：另外增添。

救阴泻热功偏擅　急下阳明有数条

方解 大承气汤出自张仲景《伤寒论》，方剂由大黄、芒硝、枳实、厚朴组成。具有泻热攻结，荡涤肠胃积滞之功，用于治疗阳明腑实证。症见大便不通，频转矢气，脘腹胀满，脉沉实，腹痛拒按，按之坚硬有块，日晡潮热，神昏谵语，舌苔黄燥起刺；或焦黑燥裂，或热结旁流，下利清水，色纯青，气臭秽，脐腹疼痛，按之坚硬有块。或里热实证之热厥、痉病、发狂。

大承气汤方解

服药时间	服药次数	服药温度
饭后	日两服	温

※ 1斤≈500g　1两≈31.25g　1钱≈3.125g　1分≈0.3125g

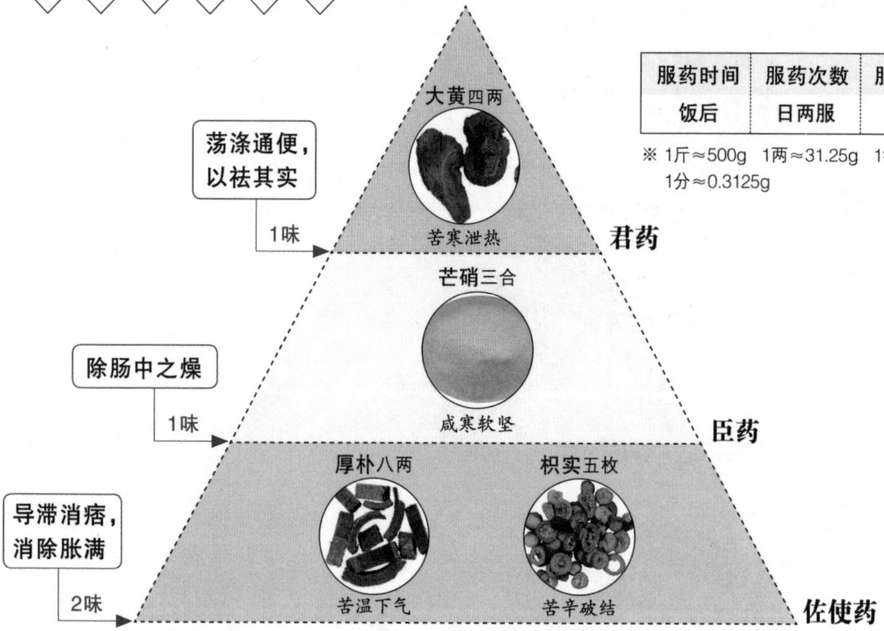
大黄四两
苦寒泄热
荡涤通便，以祛其实
1味
君药
芒硝三合
咸寒软坚
除肠中之燥
1味
臣药
厚朴八两
苦温下气
枳实五枚
苦辛破结
导滞消痞，消除胀满
2味
佐使药

◇ 组成

大黄四两，厚朴八两，枳实五枚，芒硝三合。

◇ 用法

水煎，先煮枳实、厚朴，后下大黄，芒硝溶服，分两次温服。若便通则停服第二次。

◇ 功效

峻下热结。

◇ 主治

阳明腑实证。症见身热汗出，心下痞塞不通（痞），胸腹胀满（满），大便干燥（燥），腹痛拒按，或热结旁流，下利清水，其气臭秽（实），舌苔黄燥起刺，脉沉实等。

◇ 临证加减

原方厚朴用量数倍于大黄，后世医家也有用大黄重于厚朴者。如痞满较重，重用厚朴；如痞满较轻，则减轻厚朴用量。

◇ 现代运用

主要用于急性单纯性肠梗阻、急性胆囊炎、急性阑尾炎、粘连性肠梗阻、急性胰腺炎以及某些热性病过程中出现高热、神昏谵语、惊厥、发狂而有大便干实、苔黄脉实者。

◇ 使用注意

气阴亏虚，或表证未解，燥结不甚者；体弱、孕妇、年老，均忌用。病愈立止，不宜久服。

蜜煎导法

出自《伤寒论》

导法： 通导大便的方法，与导便同义。是把液体药物灌入肠中，或把润滑性的锭剂塞入肛门内，以通下大便。

蜜煎导法通大便　或将猪胆灌肛中

不欲苦寒伤胃腑　阳明无热勿轻攻

方解 蜜煎导法出自张仲景《伤寒论》，由蜂蜜组成，具有润肠通便之功，用于治疗肠燥津枯便秘。阳明发汗后，津液大伤，仅有大便秘结，而无潮热谵语之象，不能用承气之类，以免更伤胃气。方中一味蜂蜜润肠通便，将蜂蜜从肛门塞入。主要是借蜂蜜的润滑之性，使粪便易于排出，对于内无热邪之虚性便秘，用此法，免伤胃气。

◇ 组成

食蜜七合。

◇ 用法

将蜂蜜放在铜器内，用微火煎，时时搅和，不可发焦，等煎至可用手捻作锭时取下，稍候，趁热做成手指粗，两头尖，长二寸左右的锭状物。用时塞入肛门。

◇ 功效

润肠通便。

◇ 主治

津液不足，大便燥结。

温脾汤

出自《备急千金要方》

温脾参附与干姜　甘草当归硝大黄

寒热并行治寒积　脐腹绞结痛非常

寒积：阴寒凝滞引起的大便秘结。

绞结：剧烈的阵发性疼痛。

方解 温脾汤出自孙思邈《备急千金要方》，方剂由人参、附子、甘草、芒硝、大黄、当归、干姜组成。具有攻下寒积、温补脾阳之功，用于治疗冷积内停证。症见便秘，腹痛，绕脐不止，手足不温之脾阳不足，冷积内停。患者平素脾阳不足，或过食生冷，损伤中阳，可致寒积中阻。

温脾汤方解

君药　荡涤通便

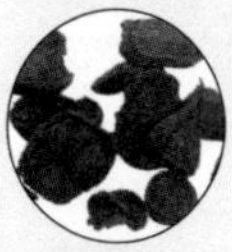

附子二两
温阳散寒

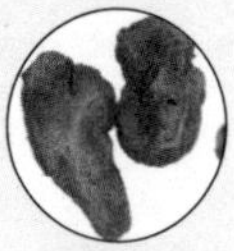

大黄五两
攻积泻下

臣药　祛除寒邪

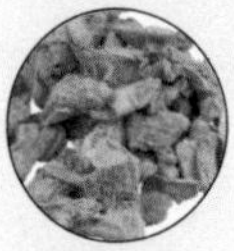

干姜三两
温中祛寒

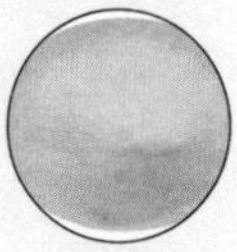

芒硝二两
润肠软坚

佐使药　益气养血，固护正气

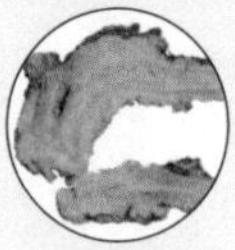

当归三两
养血润肠

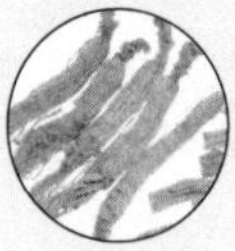

人参二两
益气扶正

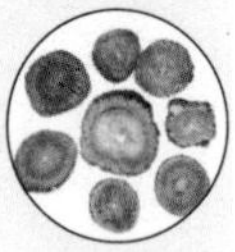

甘草二两
调和诸药

服药时间：饭后　服药次数：日三服　服药温度：温

※ 1斤≈500g　1两≈31.25g　1钱≈3.125g　1分≈0.3125g

◇ 组成

大黄五两，当归、干姜各三两，附子、人参、芒硝、甘草各二两。

◇ 用法

水煎分三次服。

◇ 功效

攻下冷积，温补脾阳。

◇ 主治

寒积腹痛。症见便秘腹痛，脐下绞痛，绕脐不止，手足欠温，苔白不渴，脉沉弦而迟。

◇ 临证加减

寒凝气滞，腹中胀痛，加厚朴、木香行气止痛；小腹冷痛，加肉桂以温中止痛；积滞不化，苔白厚腻，加厚朴、莱菔子以行气导滞；久利赤白，损伤阴血，舌淡脉细，加白芍以养血和营。

◇ 现代运用

主要用于慢性肾功能不全、急性肠梗阻、胆道蛔虫等属寒积内停者。

◇ 使用注意

热结便秘者，忌用本方。

枳实导滞丸

出自《内外伤辨惑论》

枳实导滞首大黄　芩连曲术茯苓襄
泽泻蒸饼糊丸服　湿热积滞力能攘
若还后重兼气滞　木香导滞加槟榔

攘：排除。

方解 枳实导滞丸出自李东垣《内外伤辨惑论》，方剂由大黄、枳实、黄芩、黄连、神曲、白术、茯苓、泽泻组成。具有消食导滞，清热祛湿之功，用于治疗湿热积滞内阻证。本方证乃积滞内停所致，饮食不节，损伤脾胃，积滞内停，生湿化热，湿热积滞互结于肠胃。积滞中阻，气机不畅，则脘腹痞闷胀痛，大便秘结；食积不消，湿热蕴结，下注大肠，则下利，小便黄赤，舌苔黄腻，脉沉实均为湿热在内之表现。

枳实导滞丸方解

君药　荡涤通便

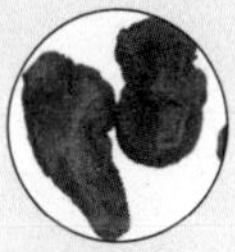

大黄一两
攻积泻热

臣药　清热燥湿

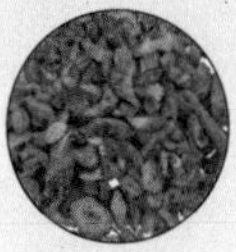

黄芩三钱
厚肠止痢

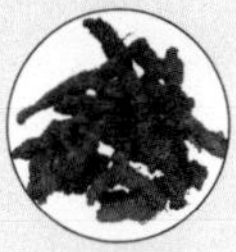

黄连三钱
厚肠止痢

佐使药　消除胀满

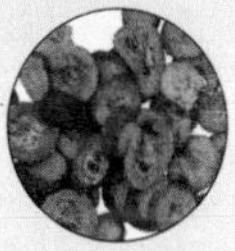

枳实五钱
行气导滞

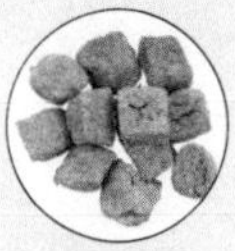

神曲五钱
消食化滞

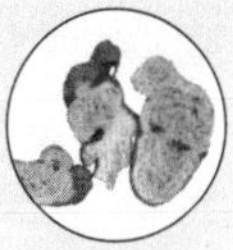

白术三钱
和中燥湿

佐使药　消除胀满

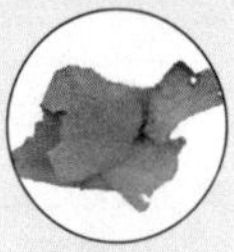

茯苓三钱
健脾利湿

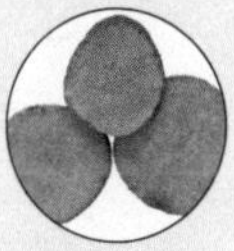

泽泻二钱
渗湿利水

服药时间：饭后　服药次数：日一服　服药温度：温

※ 1斤≈500g　1两≈31.25g　1钱≈3.125g　1分≈0.3125g

◆ 组成

大黄一两，枳实、神曲各五钱，茯苓、黄芩、黄连、白术各三钱，泽泻二钱。

◆ 用法

研为细末，用蒸饼泡成糊，和药末做成梧桐子大的药丸，每服五十至九十丸，温水送下。

◇ 功效

消食导滞，清热祛湿。

◇ 主治

湿热食积。症见腹胀，下痢泄泻，小便短赤，或大便秘结，舌苔黄腻，脉沉有力。

◇ 现代运用

临床常用于治疗食物中毒、急性胃肠炎、细菌性痢疾、胃肠功能紊乱等，以脘腹胀痛，便秘或下痢泄泻，苔黄腻，脉沉有力为辨证要点。现代研究证明，本方有促进消化吸收、促进胃肠蠕动及止泻、利尿、消炎、抗菌等效果。

黄连 草部 山草类

清热燥湿 泻火解毒

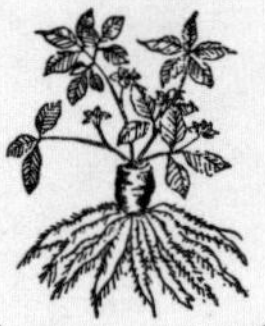
連黃

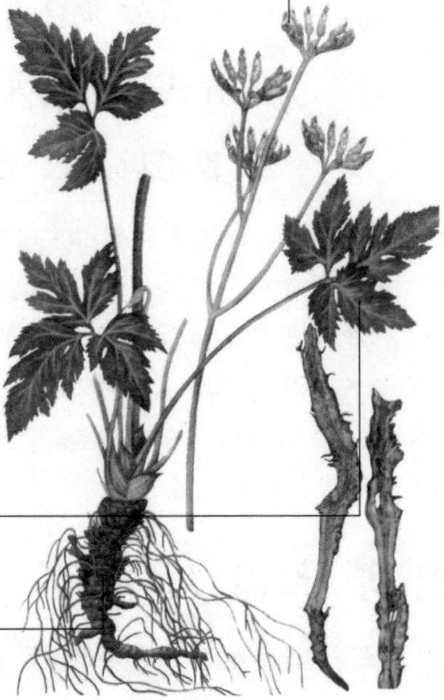
花
[性味] 味苦，性寒，无毒。
[主治] 治五劳七伤，能益气，止心腹痛。
叶
[性味] 味苦，性寒，无毒。
[主治] 主心病逆而盛，心积伏梁。
根
[性味] 味苦，性寒，无毒。
[主治] 主热气，治目痛眦伤泣出，能明目。

第四章

涌吐之剂

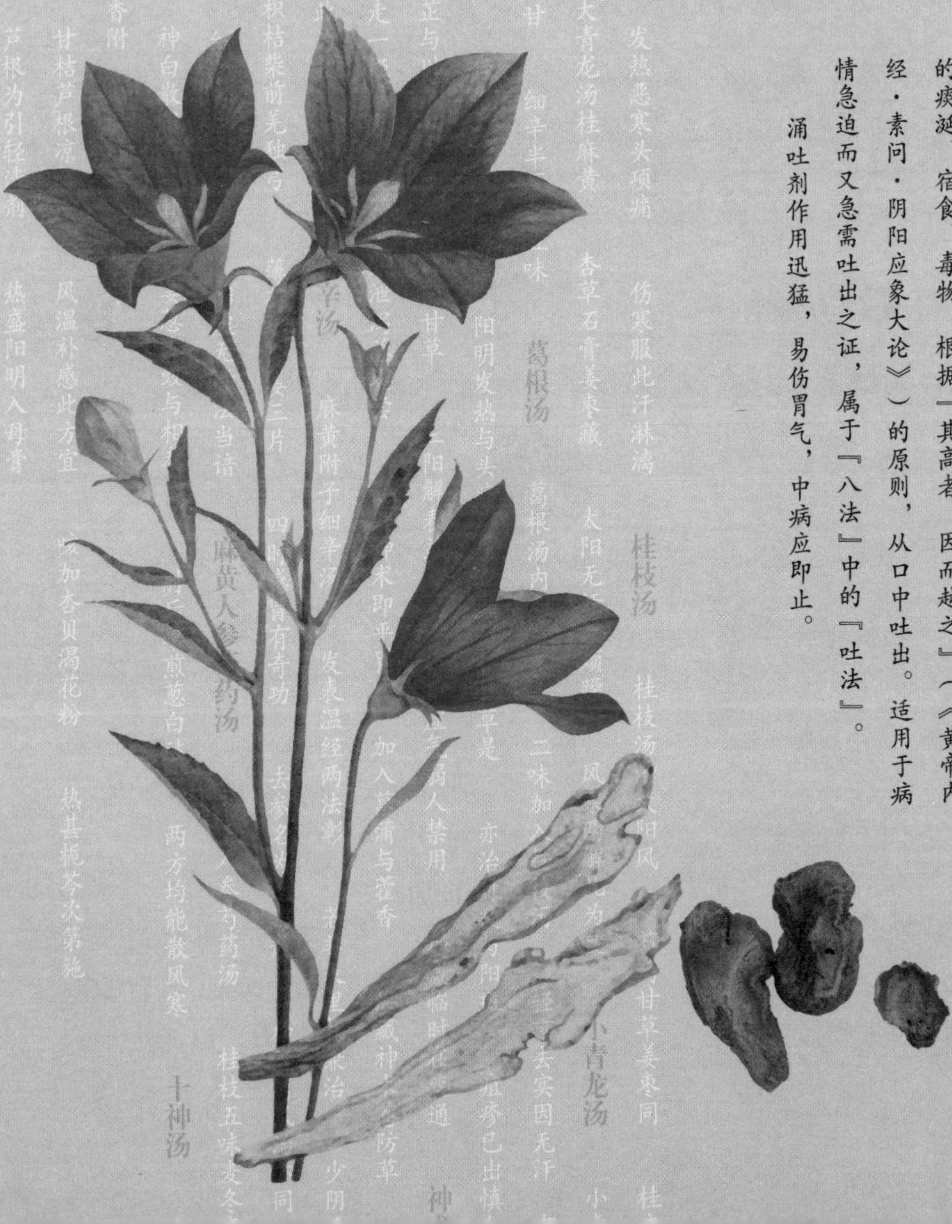

涌吐，即吐法，或催吐法。使停蓄在咽喉、胸膈、胃脘的痰涎、宿食、毒物，根据『其高者，因而越之』（《黄帝内经·素问·阴阳应象大论》）的原则，从口中吐出。适用于病情急迫而又急需吐出之证，属于『八法』中的『吐法』。

涌吐剂作用迅猛，易伤胃气，中病应即止。

瓜蒂散

出自《伤寒论》

瓜蒂散中赤小豆　或入藜芦郁金凑

此吐实热与风痰　虚者参芦一味勾

若吐虚烦栀豉汤　剧痰乌附尖方透

古人尚有烧盐方　一切积滞功能奏

风痰：病证名，痰证的一种。指素有痰疾，因感受风邪或因风热拂郁而发。

虚烦：指状如伤寒，但不恶寒，身不疼痛，头不痛，脉不紧数，独热者。

凑：聚合，合用。

勾：勾取，消除。

透：透彻。

方解 瓜蒂散出自张仲景《伤寒论》，方剂由瓜蒂、赤小豆组成。具有涌吐痰食之功，用于治疗痰涎、宿食壅滞胃脘。症见胸中痞硬，懊恼不安，气上冲咽喉不得息，寸脉微浮。方中瓜蒂极苦而寒，可涌吐痰涎宿食。又因此方以瓜蒂为主药，方为散剂，故名“瓜蒂散”。

瓜蒂散方解

君药 可涌吐痰涎宿食

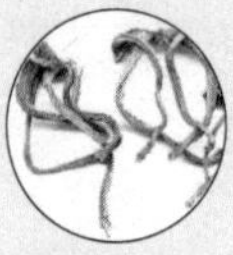

瓜蒂一分
极苦而寒

臣药 祛湿除满不伤胃

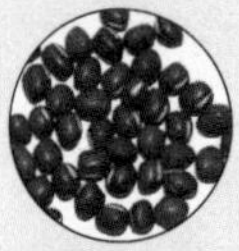

赤小豆一分
味酸性平

佐使药 和胃

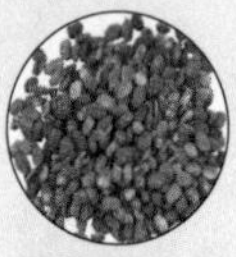

豆豉三分
宣解胸中邪气

服药时间：饭后 服药次数：日一服 服药温度：温

※ 1斤≈500g 1两≈31.25g 1钱≈3.125g 1分≈0.3125g

◆ 组成

瓜蒂、赤小豆各一分。

◆ 用法

上述两味药研细末和匀，每服一分，用豆豉三分煎汤送服。不吐者，用洁净翎毛探喉取吐。

◆ 功效

涌吐痰涎宿食。

◆ 主治

痰涎宿食，壅滞胸脘。症见胸中痞硬，懊恼不安，气上冲咽喉不得息，寸脉微浮者。

◆ 临证加减

痰湿重，入白矾以助涌吐痰湿；痰涎壅塞，入菖蒲、半夏、郁金以开窍化痰；风痰热盛，入防风、藜芦以涌吐风痰。

◆ **现代运用**

临床上主要用于饮食无节导致的急性胃炎、精神错乱、药物中毒的早期、神经官能症、病毒性肝炎、支气管哮喘等属积食、毒邪停滞或痰涎壅盛者。

◆ **使用注意**

瓜蒂苦寒有毒，易伤正气，不宜服用过量，中病即止；年老、孕妇、体虚、产后，以及有吐血史者慎用，若老年人或体质虚弱者，必须涌吐时，可用人参芦一二钱研末，开水调服催吐。宿食或毒物已离胃入肠，痰涎不在胸膈者，均禁用；吐后宜饮稀粥少许以自养；服后呕吐不止，取麝香或丁香粉，开水冲服缓之。

附方

方名	组成	用法	功用	主治
三圣散	防风，瓜蒂各三两，藜芦或一两，或半两，或一分	研成细末，每次用热水煎服五钱取吐。另一方瓜蒂、郁金共研细末，韭菜汁调服后，再用鹅翎探吐	涌吐风痰	中风闭证。症见失声闷乱，口眼㖞斜或不省人事，脉浮滑实，牙关紧闭者
栀子豉汤	栀子，香豉各三钱	水煎服	清热除烦	身热虚烦不眠，胸脘痞满，按之软而不硬，嘈杂似饥，但不欲食，舌红，苔微黄者
乌附尖方	乌头和地浆水。（在土地上掘一坑，将水倒入，搅拌后澄清，取上层清水即得，有解毒作用。）	煎服	涌吐痰涎	寒痰食积，壅塞上焦者
烧盐方	食盐	将盐用开水调成饱和盐汤，每服2000ml，服后探吐，以吐尽宿食为度	涌吐宿食	宿食停滞或干霍乱。症见欲吐而不吐，欲泻而不泻，心烦满者

稀涎散

出自《经史证类备急本草》

稀涎皂角白矾班　或益藜芦微吐间
风中痰升人眩仆　当先服此通其关
通关散用细辛皂　吹鼻得嚏保生还

班：同等，并列。

眩仆：头晕目眩，跌倒昏仆。

方解 稀涎散出自唐慎微的《经史证类备急本草》，引用了南宋医家严用和之方。本方由皂角、白矾组成，具有催吐之功，用于治疗痰涎壅盛之中风闭证。症见喉有痰声，心神昏闷，四肢不收，或倒仆不省人事，或口角似歪，脉实有力，或治喉痹。

稀涎散方解

君药 软顽痰

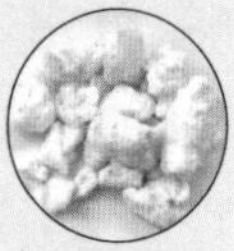

白矾一两
化痰

佐使药 咸能去垢，专治风木

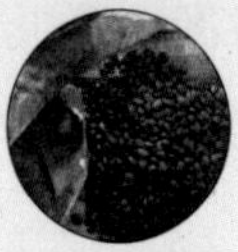

猪牙皂角四挺
能通窍

服药时间：饭后 服药次数：日一服 服药温度：温

※ 1斤≈500g 1两≈31.25g 1钱≈3.125g 1分≈0.3125g

◆ 组成

猪牙皂角四挺，白矾一两。

◆ 用法

共研为细末，每服半钱，温水调下。

◆ 功效

开关涌吐。

◆ 主治

中风闭证。症见痰涎壅盛，喉中痰声漉漉，心神瞀闷，气塞不通，四肢不利，或倒扑不省，或口角似歪，脉滑实有力者。

第五章

和解之剂

和解之剂是用药物的疏通调和作用，消除病邪。有和解少阳，调和肝脾，调和肝胃，调和寒热、表里双解等方法。属于『八法』中的『和法』。本方剂组方配伍较为独特，既祛邪又扶正，既疏肝又治脾，既透表又攻里。和解剂虽然用药较为平和，但终为祛邪而设，辨证论治有一定标准，切不可盲目使用本类方剂。

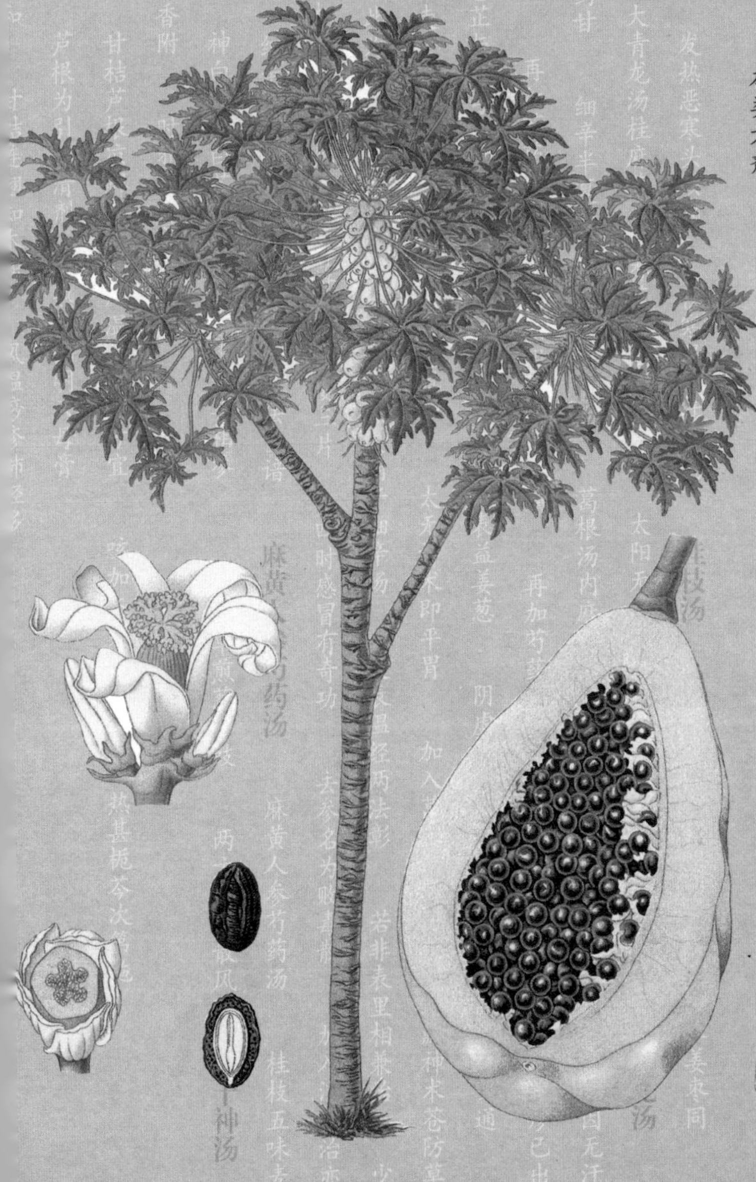

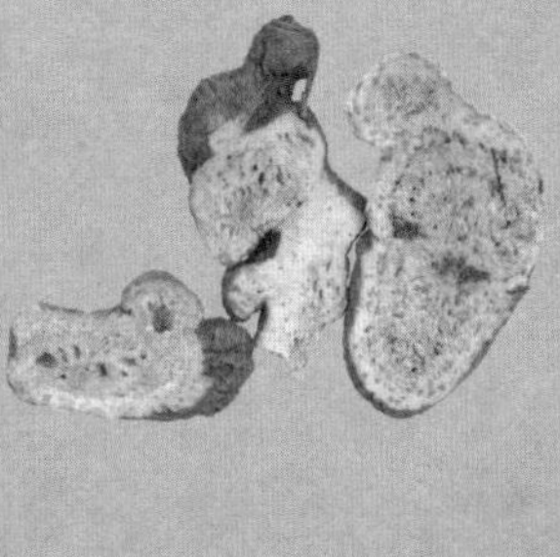

小柴胡汤

出自《伤寒论》

和解： 八法之一，一名和法。是针对外感病，邪既不在表，又不在里，而在半表半里之间，不能使用汗、下等法时，用以和解的治法。

小柴胡汤和解供　半夏人参甘草从

更用黄芩加姜枣　少阳百病此为宗

供： 提供，作用。此处为押韵，置于句末。意谓“具有和解作用”。

从： 参加。

少阳： 少阳病。《伤寒论》六经病之一，其病位既不在太阳之表，又不在阳明之里，属半表半里证。

方解 小柴胡汤出自张仲景的《伤寒论》，此方由柴胡、半夏、人参、甘草、黄芩、生姜、大枣这七味药组成，具有和解少阳之功效，可用于治疗伤寒少阳证。伤寒少阳证：症见往来寒热，胸胁苦满，心烦喜呕，食欲不振，口苦咽干，头晕目眩，舌苔薄白，脉薄。对妇人热入血室，疟疾、黄疸、内伤杂病等证也有效果。

小柴胡汤方解

服药时间	服药次数	服药温度
饭后	日两服	温

※ 1斤≈500g　1两≈31.25g　1钱≈3.125g　1分≈0.3125g

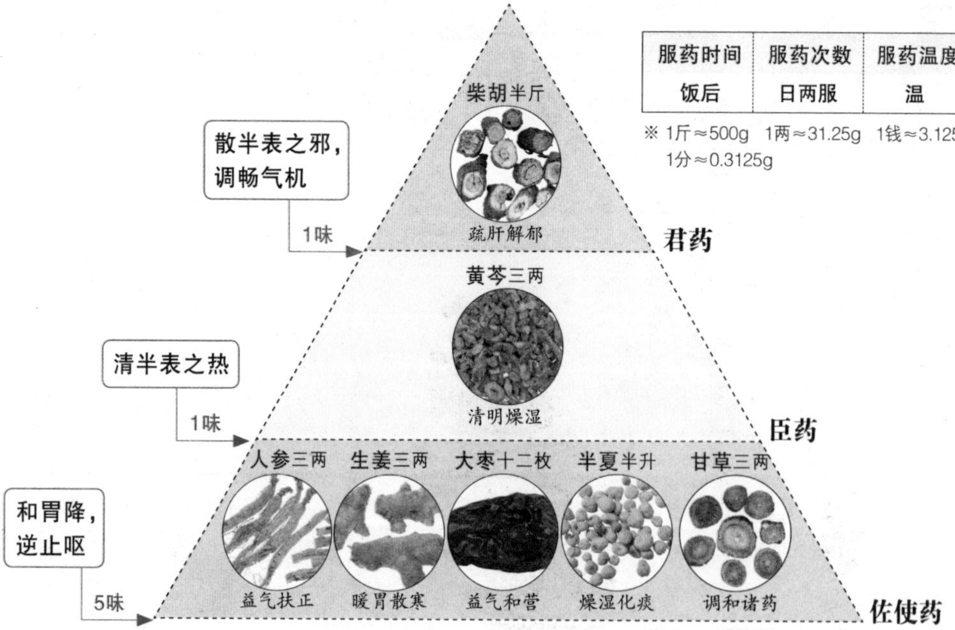
柴胡半斤
疏肝解郁
散半表之邪，调畅气机
1味
君药
黄芩三两
清明燥湿
清半表之热
1味
臣药
人参三两
益气扶正
生姜三两
暖胃散寒
大枣十二枚
益气和营
半夏半升
燥湿化痰
甘草三两
调和诸药
和胃降，逆止呕
5味
佐使药

◇ 组成

柴胡半斤，黄芩、人参、甘草、生姜各三两，半夏半升，大枣十二枚。

◇ 用法

水煎分两次温服。

◇ 功效

和解少阳。

◇ 主治

①伤寒少阳证。症见往来寒热，胸胁苦满，默默不欲饮食，心烦喜呕，口苦，口干头晕，舌苔薄白，脉弦者。

②妇人伤寒，热入血室，以及疟疾、黄疸与内伤杂病而见少阳证者。

◇ 临证加减

表邪未尽，恶寒微热，去人参，加桂枝以解表；胃气和而痰热较盛，胸中烦而不呕，去半夏、人参，入瓜蒌以清热化痰、理气宽胸；热盛津伤而口渴，去半夏，入天花粉清热生津；肝气乘脾而腹中痛，去黄芩，入芍药以柔肝缓痛；气滞痰凝，胁下痞硬，去大枣，入牡蛎以软坚散结；黄疸入茵陈蒿、栀子清热利湿退黄。

◇ 现代运用

主要用于感冒、病毒性感冒、慢性肝炎、肝硬化、急慢性胆囊炎、胆汁反流性胃炎、胆石症、中耳炎等属邪踞少阳，胆胃不和者。

◇ 使用注意

阴虚血少者慎用。

四逆散

出自《伤寒论》

四逆散里用柴胡　芍药枳实甘草须

此是阳邪成厥逆　敛阴泄热平剂扶

须：同“需”。需要。

阳邪：侵犯阳经的邪气。

厥逆：病证名。指四肢厥冷。

平剂：指性味平和的方剂。

方解　四逆散出自张仲景的《伤寒论》，此方由柴胡、芍药、枳实、炙甘草四味药组成，具有疏肝理气、透邪解郁之功效。用于治疗阳郁厥逆证，即手足不温，身重微热，或咳，或悸，或小便不利，或腹痛，或泻痢下重，脉弦。四逆由阳气内滞所致，故表现为手足不温。此证手足不温为主证，其他证见均为然证。

四逆散方解

服药时间	服药次数	服药温度
饭后	日三服	温

※ 1斤≈500g　1两≈31.25g　1钱≈3.125g　1分≈0.3125g

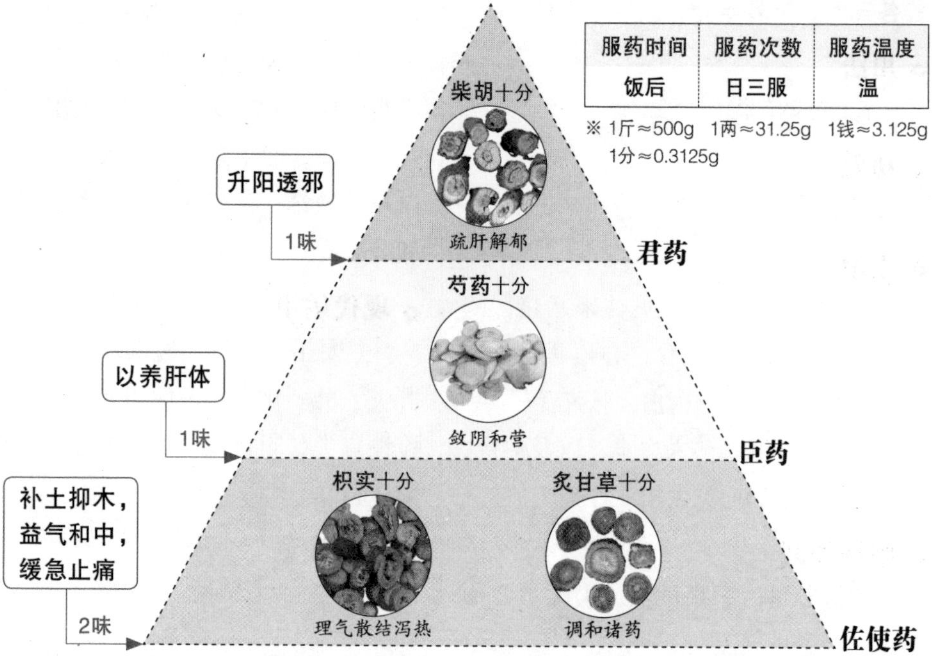
柴胡十分
疏肝解郁
升阳透邪
1味
君药
芍药十分
敛阴和营
以养肝体
1味
臣药
枳实十分
理气散结泻热
炙甘草十分
调和诸药
补土抑木，益气和中，缓急止痛
2味
佐使药

◇ 组成

炙甘草、柴胡、芍药、枳实各十分。

◇ 用法

水煎服。

◇ 功效

透邪解郁，疏肝理脾。

◇ 主治

①肝脾不和。症见腹痛，或泻痢下重。

②阳证热厥。症见手足厥逆，但上不过肘，下不过膝，久按则有微热，脉弦。

◇ 临证加减

阳郁重而发热四逆，增加柴胡用量以透热解郁；脾虚湿阻而小便不利，加白术、茯苓、泽泻以利湿健脾；气郁见胸胁胀痛，加香附、郁金以行气解郁止痛；气郁化热见心胸烦热，加黄芩、栀子以清泄解热。

◇ 现代运用

主要用于慢性肝炎、胆囊炎、胆结石、胆道蛔虫症、肋间神经痛、胃炎、胃溃疡、胃肠神经官能症。也可治疗妇科病，如输卵管堵塞、附件炎、急性乳腺炎等病证。

◇ 使用注意

阳衰阴盛之寒厥禁用本方。

黄芩汤

出自《伤寒论》

黄芩汤用甘芍并　二阳合利枣加烹

此方遂为治痢祖　后人加味或更名

再加生姜与半夏　前证兼呕此能平

单用芍药与甘草　散逆止痛能和营

二阳：指太阳、少阳合病。

烹：煎煮。

利：通“痢”，腹泻。

祖：祖方。

平：平定，平息。

方解 黄芩汤出自张仲景的《伤寒论》，方剂由黄芩、芍药、甘草、大枣组成，具有清热止痢，和中止痛之功，主治热泻热痢。症见身热口苦，腹痛下痢，舌红苔黄，脉数。方中诸药合用，为治疗热痢腹痛之良方，有“治痢祖方”之称。

黄芩汤方解

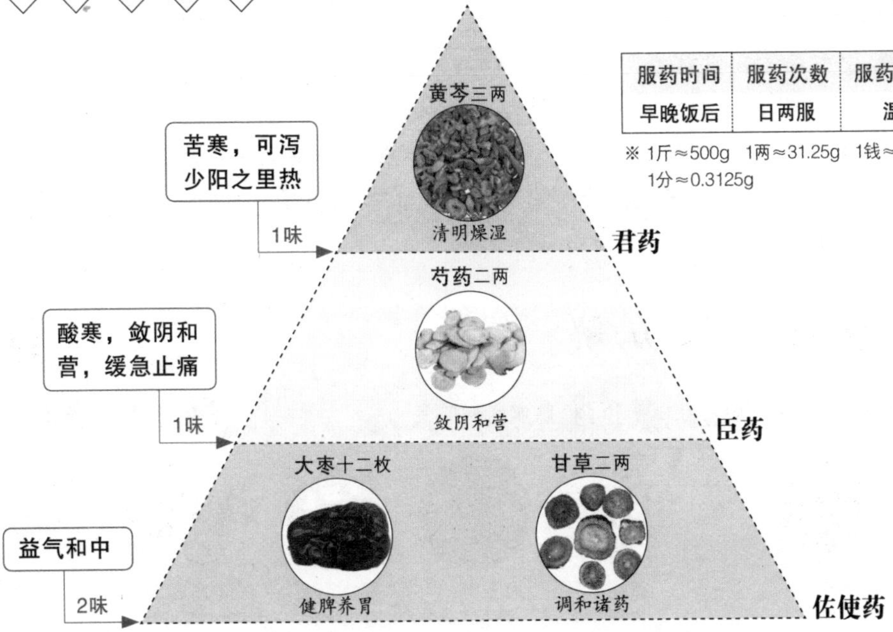

黄芩三两
清明燥湿
苦寒，可泻少阳之里热
1味
君药
芍药二两
敛阴和营
酸寒，敛阴和营，缓急止痛
1味
臣药
大枣十二枚
健脾养胃
甘草二两
调和诸药
益气和中
2味
佐使药

服药时间	服药次数	服药温度
早晚饭后	日两服	温

※ 1斤≈500g　1两≈31.25g　1钱≈3.125g　1分≈0.3125g

◇ 组成

黄芩三两，芍药、甘草各二两，大枣十二枚。

◇ 用法

水煎服。

◇ 功效

清肠止痢。

◇ 主治

泄泻或下痢脓血，身热但不发恶寒，心下痞，腹痛，口苦，舌红苔腻，脉弦数。

◇ 现代运用

临床常用于治疗细菌性痢疾、阿米巴痢疾及急性肠炎、小儿腹泻等病证，以发热口苦，腹痛下痢，苔黄舌红，脉弦数为辨证要点。现代研究表明，本方有明显的抗炎、解痉、镇痛、退热作用和一定的镇静、提高免疫力作用。

藿香正气散

出自《太平惠民和剂局方》

> 藿香正气大腹苏　甘桔陈苓术朴俱
>
> 夏曲白芷加姜枣　感伤岚瘴并能驱

俱：在一起。

岚瘴：山林间的瘴气。

方解 藿香正气散出自《太平惠民和剂局方》，方剂由藿香、大腹皮、紫苏、茯苓、白芷、陈皮、白术、厚朴、半夏曲、桔梗、炙甘草组成。用时与姜、枣同煎，可理气和中，解表化湿，用于治疗外感风寒、内伤湿滞证。症见霍乱吐泻，头痛恶寒发热，脘腹胀痛，舌苔白腻，以及山岚瘴疟等。方中诸药相配，化湿解表，升清化浊，为夏季家中必备方剂。

藿香正气散方解

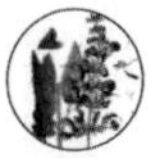

君药 外散表之风

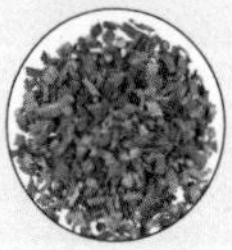

藿香三两
辟秽和中

臣药 除满宽利肺气

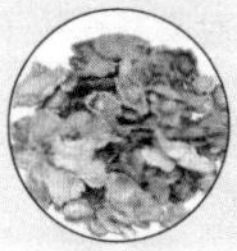

桔梗二两
化痰散结

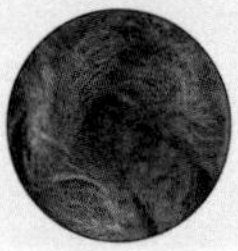

大腹皮一两
行气宽胸

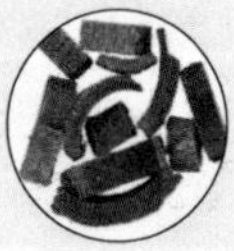

厚朴二两
行气平喘

佐使药 健脾祛湿

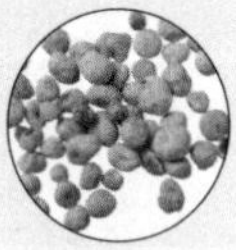

半夏曲二两
化湿止呕

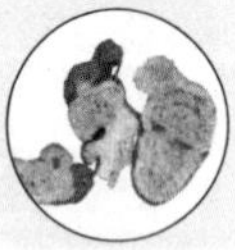

白术二两
和中燥湿

佐使药　健脾祛湿

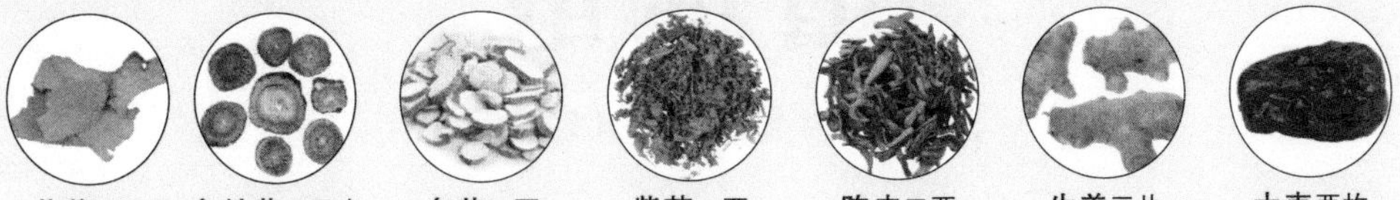
茯苓一两
渗湿利水
炙甘草二两半
补中益气
白芷一两
散寒化湿
紫苏一两
散寒理气
陈皮二两
健脾燥湿
生姜三片
温胃散寒
大枣两枚
调和脾胃

服药时间：早晚饭后　服药次数：日两服　服药温度：温　※ 1斤≈500g　1两≈31.25g　1钱≈3.125g　1分≈0.3125g

◆ 组成

大腹皮、白芷、紫苏、茯苓各一两，半夏曲、白术、陈皮、厚朴、桔梗各二两，藿香三两，炙甘草二两半。

◆ 用法

加生姜三片，大枣两枚，水煎服。

◆ 功效

解表化湿，理气和中。

◆ 主 治

①外感风寒，内伤湿滞证。症见发热恶寒，头痛，胸脘满胀，舌苔白腻。

②霍乱以及感不正之气。

◆ 临证加减

表邪偏重，寒热无汗，入香薷或加大苏叶用量，以增强解表散寒之力；偏湿重，苍术易白术，以增其化湿之功效；脘腹胀痛甚，加木香、良姜以调气止痛。

◆ 现代运用

主要用于急性胃肠炎、胃肠型感冒等湿滞于脾胃，外感风寒者。

◆ 使用注意

本方辛香温燥，阴虚火旺者忌用；湿热霍乱者，不宜服用本方。

桔梗 草部 山草类

宣肺 利咽 祛痰 排脓

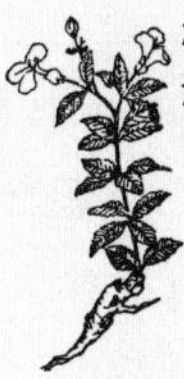
桔梗

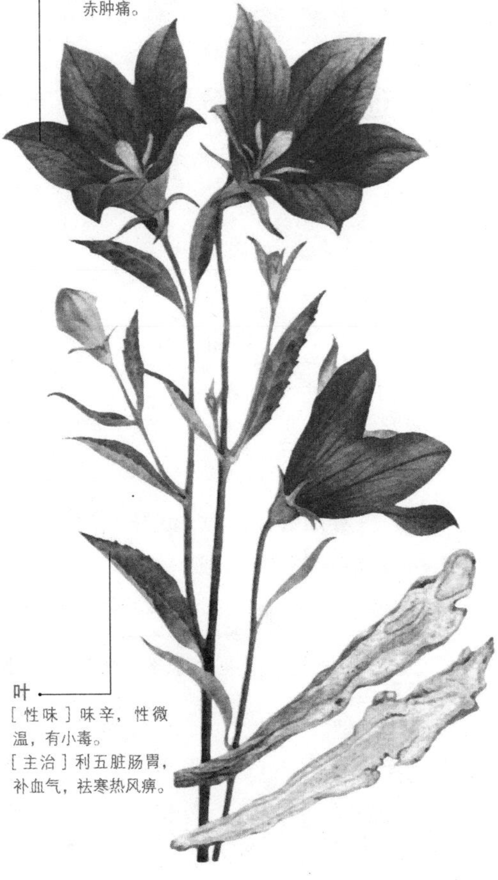
花
［性味］味辛，性微温，有小毒。
［主治］治口舌生疮、目赤肿痛。
叶
［性味］味辛，性微温，有小毒。
［主治］利五脏肠胃，补血气，祛寒热风痹。

逍遥散

出自《太平惠民和剂局方》

逍遥散用当归芍　柴苓术草加姜薄

散郁除蒸功最奇　调经八味丹栀着——**着**：添加。

方解 逍遥散出自《太平惠民和剂局方》，方剂由柴胡、当归、白芍、白术、茯苓、炙甘草组成。用时与煨生姜、薄荷同煎，可疏肝解郁，养血健脾。用于治疗肝郁血虚脾弱。症见乳肋酸痛，头晕目眩，食少神疲，口干舌燥，月经不调，脉象弦大而虚。本方既可调体，又和肝用，体用并调，肝脾同治，气血兼顾，用后气通达，气郁消，气血调和，“如阳动冰消，虽耗不竭其本，虽动不伤其内，既可以消散其气郁，又可以摇动其血郁，皆无损伤正气”，故名“逍遥散”。

逍遥散方解

服药时间	服药次数	服药温度
饭后	日两服	温

※ 1斤≈500g　1两≈31.25g　1钱≈3.125g　1分≈0.3125g

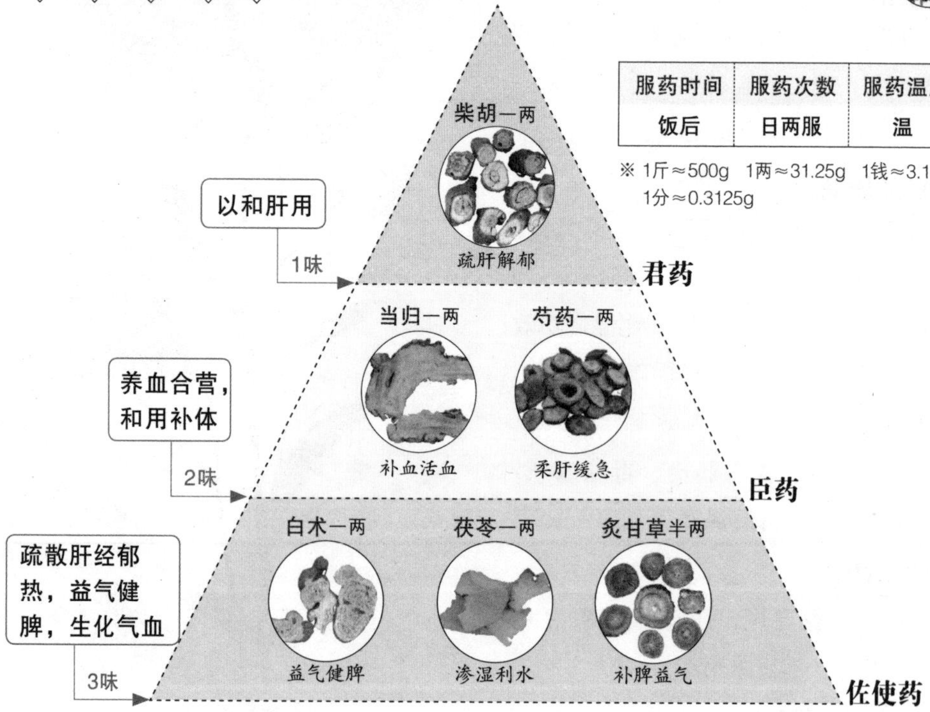

柴胡一两
疏肝解郁
以和肝用
1味
君药
当归一两
补血活血
芍药一两
柔肝缓急
养血合营，和用补体
2味
臣药
白术一两
益气健脾
茯苓一两
渗湿利水
炙甘草半两
补脾益气
疏散肝经郁热，益气健脾，生化气血
3味
佐使药

◆ **组成**

当归、茯苓、芍药、白术、柴胡各一两，炙甘草半两。

◆ **用法**

上述各味为粗末，每服二钱，加烧生姜一块（切破），薄荷少许，水煎服。

◆ **功效**

疏肝解郁，养血健脾。

◆ **主治**

肝郁脾虚血虚证。症见两胁酸痛，头痛目眩，神疲食少，口燥咽干或往来寒热，或月经失调，乳房胀痛，脉弦而虚。

◆ **临证加减**

肝郁气滞较甚，加香附、郁金、青皮以疏肝行气；肝郁血虚日久，蕴热化火，兼见潮热、颊赤口干、烦躁易怒、月经不愆期、脉弦虚数，入丹皮、栀子以凉血散，清热泻火（《内科摘要》加味逍遥散）；肝血瘀，入川芎、丹参、桃仁以活血祛瘀；血虚甚，入熟地以滋阴补血（《医宗己任篇》黑逍遥散）；脾虚甚，加党参、黄芪健脾补气。

◆ **现代运用**

本方主要用于肝硬化、慢性肝炎、慢性胃炎、胃肠神经官能症、胆石症、经前期综合征、更年期综合征、乳腺小叶增生；也可用于慢性盆腔炎、子宫肌瘤、视神经萎缩等属肝郁血虚脾弱者。

◆ **使用注意**

方中薄荷、柴胡用量不可过多。

六和汤

出自《太平惠民和剂局方》

呈：呈现，显露。

六和藿朴杏砂呈　半夏木瓜赤茯苓

术参扁豆同甘草　姜枣煎之六气平

或益香薷或苏叶　伤寒伤暑用须明

六和：风、暑、湿、火、燥、寒等六淫之邪均能抵御。

伤暑：病名。夏月中暑病证的总称。

方解　六和汤出自《太平惠民和剂局方》，方剂由藿香、厚朴、杏仁、砂仁、半夏、木瓜、赤茯苓、白术、人参、扁豆、炙甘草组成。或加香薰，或加紫苏叶。用时与生姜、大枣同煎，可健脾化湿，发散风寒，可用于治疗暑湿外脾胃失和。症见霍乱吐泻，倦怠嗜睡，胸脘痞闷，舌苔白滑。夏季暑气当令，雨水频多，加之饮食生冷不净，易耗损脾胃阳气。方中诸药相配，可祛暑化湿，健脾和胃。

六和汤方解

君药 芳香化湿　　**臣药** 健脾和胃化湿行气宽胸，散解除痞

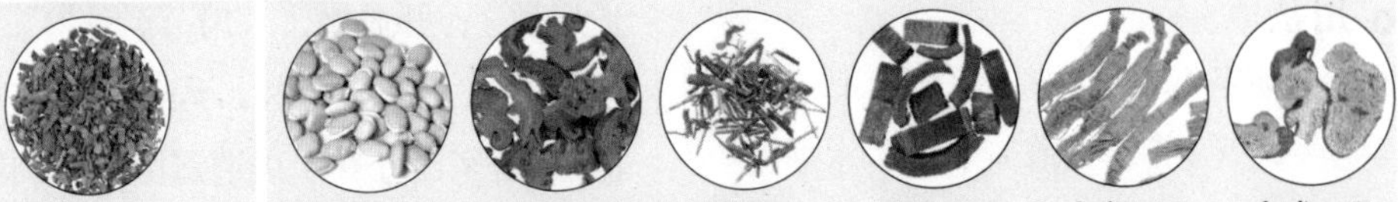

藿香二两	白扁豆二两	木瓜二两	香薷四两	厚朴四两	人参一两	白术一两
散邪醒脾	健脾益气	醒脾化湿	辛温发汗	解表化湿	扶正祛邪	益气健脾

臣药　　**佐使药** 苦泄降气，通调水道

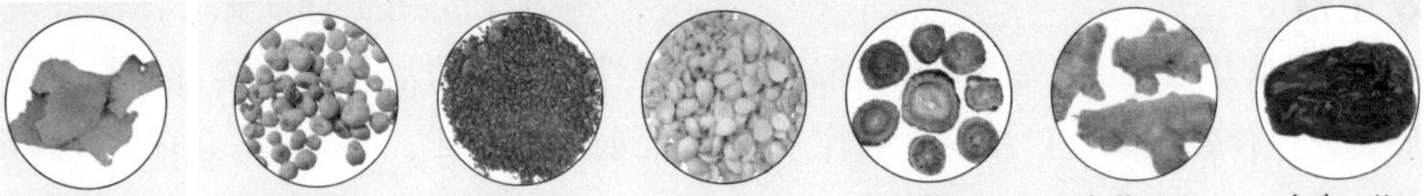

赤茯苓二两	半夏一两	砂仁一两	杏仁一两	炙甘草一两	生姜三片	大枣一枚
利湿健脾	燥湿化痰	行气调胃	润肺消食	调和诸药	散寒发汗	健脾养胃

服药时间：早晚饭后　服药次数：日两服　服药温度：温　　※ 1斤≈500g　1两≈31.25g　1钱≈3.125g　1分≈0.3125g

◇ 组成

砂仁、半夏、杏仁、人参、白术、炙甘草各一两，赤茯苓、藿香、白扁豆、木瓜各二两，香薷、厚朴各四两。

◇ 用法

入生姜三片，大枣一枚，水煎服。

◇ 功效

消暑化湿，健脾和胃。

◇ 主治

暑湿外袭，脾胃失和。症见霍乱吐泻，倦怠久睡，胸膈痞闷，头目昏痛，身体困倦，恶寒发热，口微渴，舌苔白滑者。

◇ 现代运用

临床上常用于治疗支气管炎、暑热感冒、急慢性胃肠炎等属感受暑湿伤气者。

木瓜 果部 山果类

消食 驱虫 清热 祛风

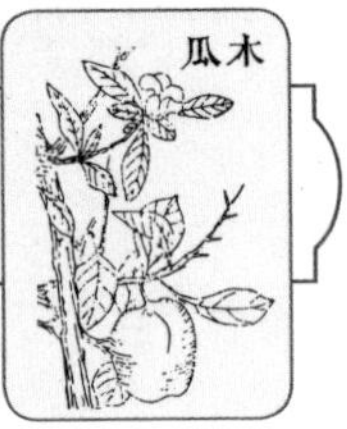
瓜木

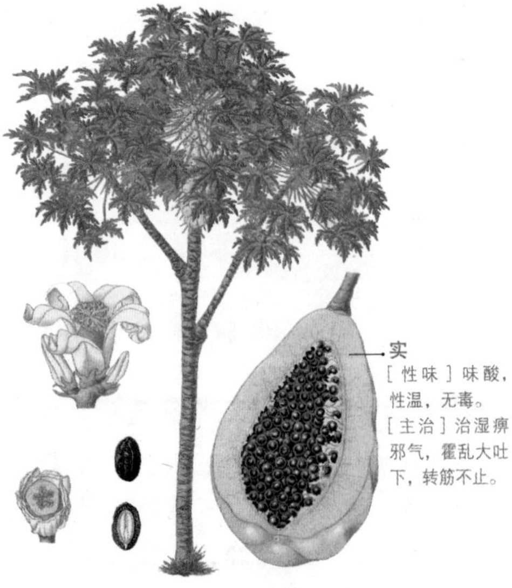
实
[性味] 味酸，性温，无毒。
[主治] 治湿痹邪气，霍乱大吐下，转筋不止。

第六章

表里之剂

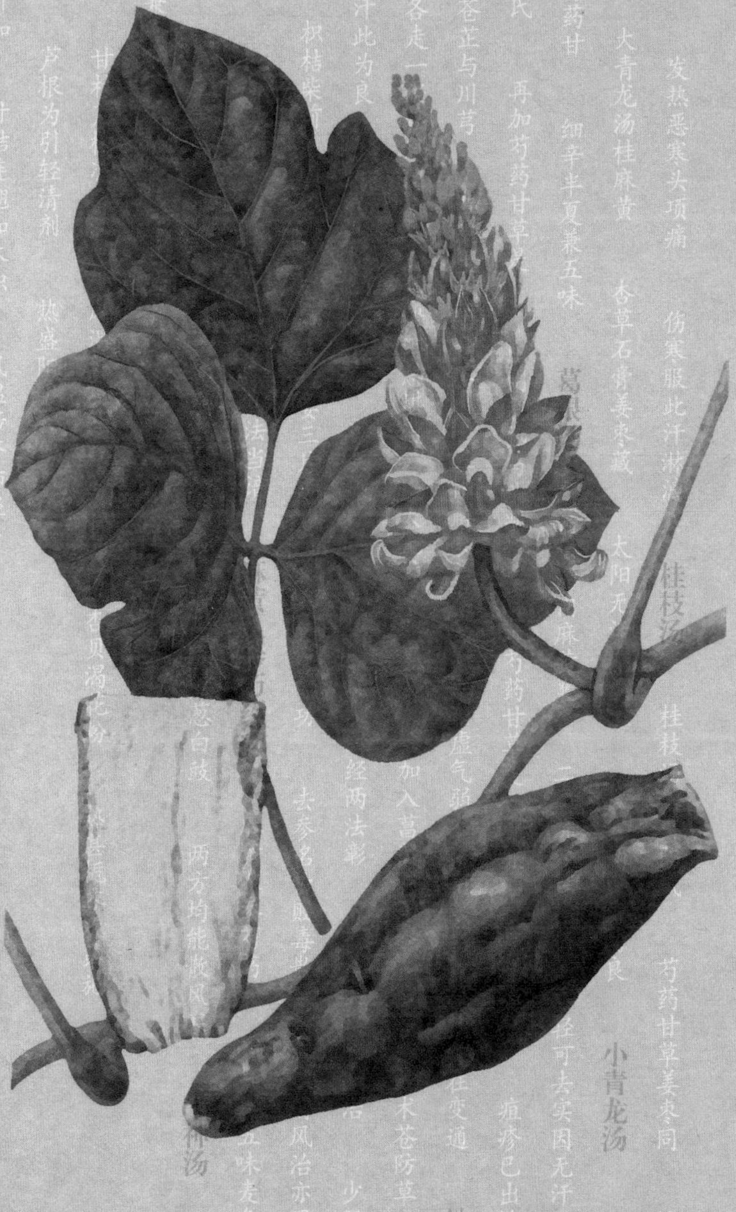

表里之剂，即表里双解剂。以解表药配合泻下、清里、温里的药物，可治表里同病。表和里是辨别疾病的发病位置，病势轻重的标准。从内外来分，皮毛、经络为外，属表，病势较轻；脏腑为内，属里，病势较重。在临床对于表证未除，而里证又急者，若单用解表，则里邪难除；若仅治其里，而表邪不解，里证难愈，或变生他证。

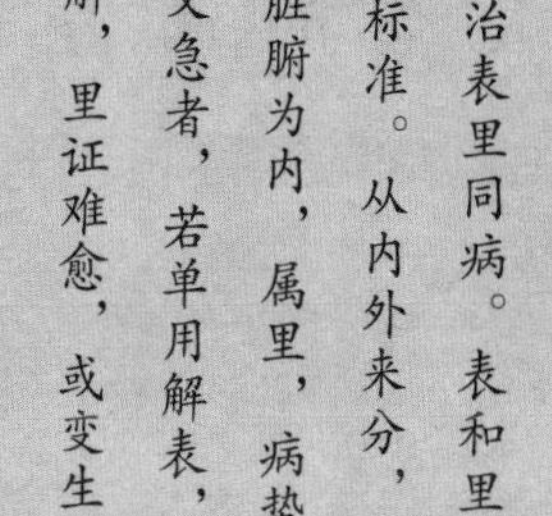

大柴胡汤

出自《伤寒论》

大柴胡汤用大黄　枳实芩夏白芍将
煎加姜枣表兼里　妙法内攻并外攘
柴胡芒硝义亦尔　仍有桂枝大黄汤

方解 大柴胡汤出自张仲景的《伤寒论》，方剂由柴胡、大黄、枳实、半夏、黄芩、芍药、生姜、大枣组成，具有和解少阳、内泻热结之功效，治疗少阳、阳明合病。症见往来寒热，胸胁苦满，呕不止，抑郁微烦，心下满痛或心下痞硬，大便不解或挟热下痢，舌苔黄，脉弦有力。本方有明显的利胆、降低括约肌张力的作用。方中诸药合用，少阳、阳明合病得以双解。

大柴胡汤方解

君药 和解少阳

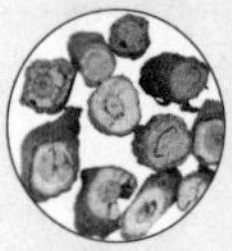

柴胡半斤
解表退热

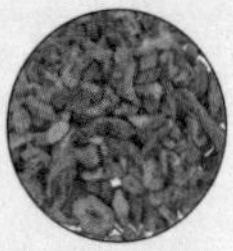

黄芩三两
清热燥湿

臣药 泻阳明热结

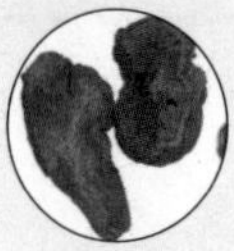

大黄二两
荡涤泻下

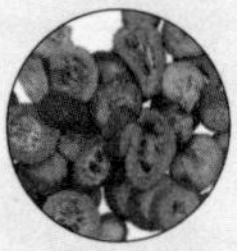

枳实四枚
破痰利膈

佐使药 调营卫而行津液

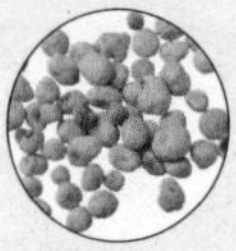

半夏半升
燥湿化痰

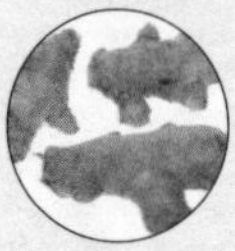

生姜五两
降逆止呕

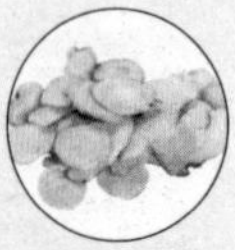

芍药三两
缓急止痛

佐使药 调营卫而行津液

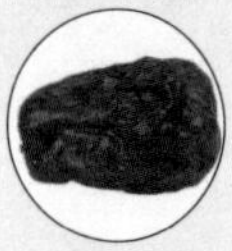

大枣十二枚
健脾养胃

服药时间：饭后 服药次数：日三服 服药温度：温

※ 1斤≈500g 1两≈31.25g 1钱≈3.125g 1分≈0.3125g

◇ 组成

柴胡半斤，黄芩、芍药各三两，枳实四枚，大黄二两，半夏半升，生姜五两，大枣十二枚。

◇ 用法

水煎服。

◇ 功效

和解少阳，内泻热结。

◇ 主治

少阳、阳明合病。症见往来寒热，胸胁苦满，呕吐不止，郁闷烦躁，心下满痛或心下痞坚，大便不下或挟热下痢，舌苔黄，脉弦有力。

◇ 临证加减

脘胁剧痛，加川楝子、延胡索、郁金等以行气活血止痛；恶心呕吐剧烈，加姜竹茹、黄连、旋覆花等以降逆止呕；肤发黄，加茵陈、栀子以清热退黄；胆结石，加金钱草、海金沙、鸡内金、郁金以消石。

◇ 现代运用

主要用于胆道蛔虫病、急性胰腺炎、急性胆囊炎、胆结石、胃及十二指肠溃疡等。

◇ 使用注意

需根据病机中少阳与阳明的轻重，斟酌方中泻下、和解药物的比例。

黄芪 草部 山草类

补气升阳　益卫固表

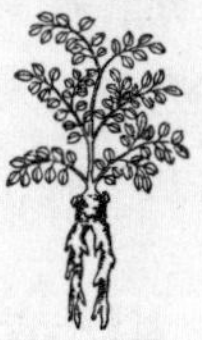
耆黄

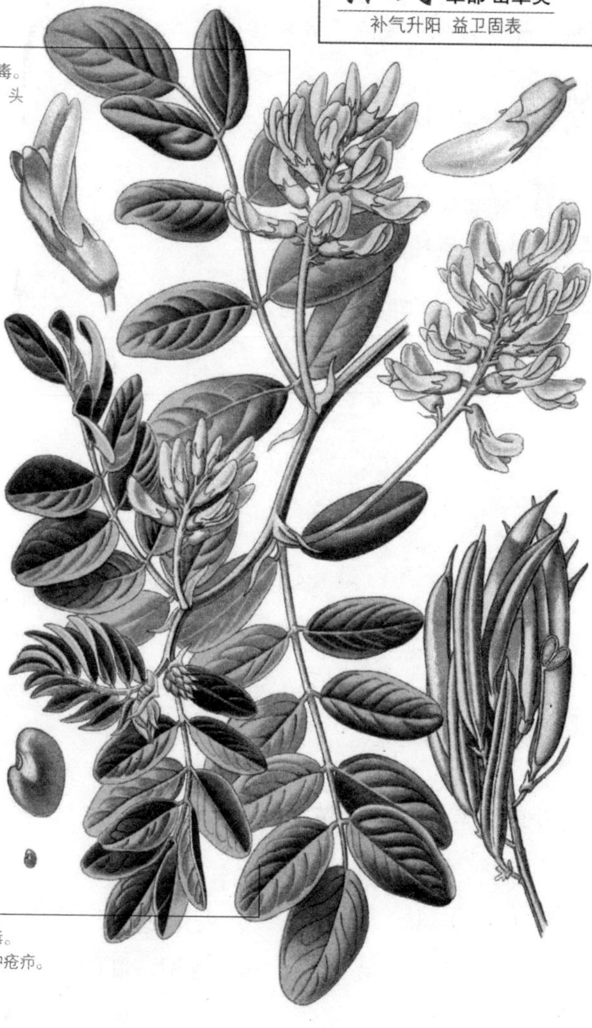
花
[性味] 味甘，性微温，无毒。
[主治] 月经不调，痰咳，头痛，热毒赤目。
叶
[性味] 味甘，性微温，无毒。
[主治] 疗渴以及痉挛，痈肿疮疖。

葛根黄芩黄连汤

出自《伤寒论》

葛根黄芩黄连汤　甘草四般治二阳
解表清里兼和胃　喘汗自利保平康

二阳：太阳病、阳明病。

方解 葛根黄芩黄连汤出自张仲景所著的《伤寒论》。该方由葛根、炙甘草、黄芩、黄连组成，可清里解表，用于治疗表证未解，热邪入里证。症见身热下痢臭秽，心下痞，胸脘烦热，舌干口渴，喘而汗出，舌红苔黄，脉数。临床常用于治疗痢疾、急性肠炎、细菌性痢疾、胃肠型感冒、小儿麻痹等属表证未解，里热又甚者，以身热下痢，苔黄，脉数为辨证要点。方中诸药合用，表里同治，表解里和。

葛根黄芩黄连汤方解

服药时间	服药次数	服药温度
饭后	日一服	温

※ 1斤≈500g　1两≈31.25g　1钱≈3.125g　1分≈0.3125g

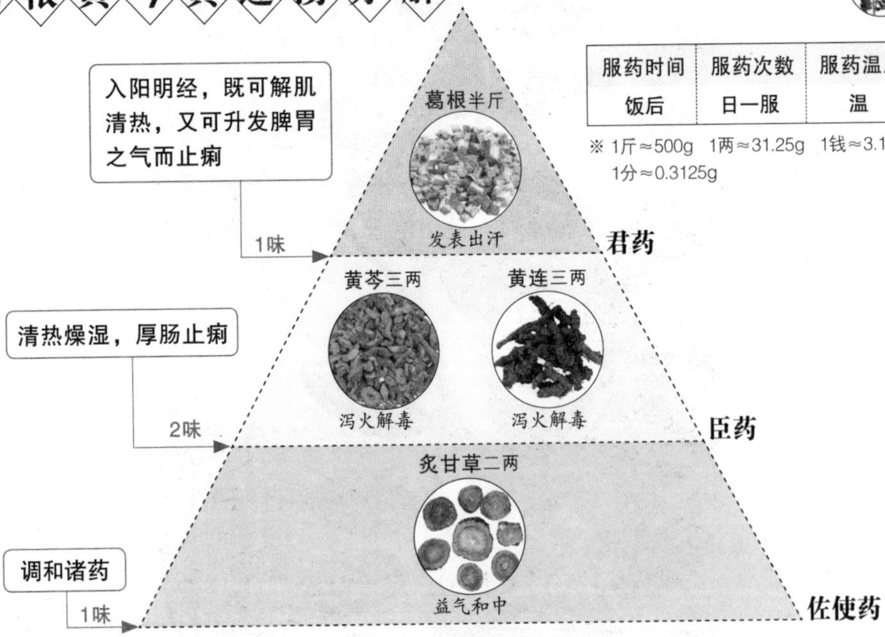
入阳明经，既可解肌清热，又可升发脾胃之气而止痢
1味
葛根半斤
发表出汗
君药
清热燥湿，厚肠止痢
2味
黄芩三两
泻火解毒
黄连三两
泻火解毒
臣药
调和诸药
1味
炙甘草二两
益气和中
佐使药

◆ **组成**

葛根半斤，炙甘草二两，黄芩、黄连各三两。

◆ **用法**

水煎服。

◆ **功效**

解表清热。

◆ **主治**

表证未解，热邪入里。症见身热，下痢臭秽，肛门灼痛，胸脘烦热，口干渴，喘且汗出，苔黄，脉数。

◆ 现代运用

临床常用于治疗细菌性痢疾、急性肠炎、胃肠感冒等属表证未解、里热又甚者，以身热下痢，脉数，苔黄为表证要点。现代研究表明，本方可清热、止泻、抗菌、抗病毒等。

三黄石膏汤

出自《伤寒六书》

三黄石膏芩柏连　栀子麻黄豆豉全
姜枣细茶煎热服　表里三焦热盛宣

三焦：六腑之一。是脏腑外围最大的腑，又称外腑、孤腑。有主持诸气，疏通水道的作用。

方解 三黄石膏汤出自陶节庵所著的《伤寒六书》。该方由石膏、黄芩、黄连、黄檗、栀子、麻黄、淡豆豉组成。用时与姜、枣、茶同煎，可发汗解毒，清热解表，用于治疗表证未解，里热已盛证。治伤寒阳证，表里大热而不得汗，或已经汗下，过经不解，六脉洪数，面赤鼻干，舌干口燥，烦躁难眠，谵语鼻衄，发黄发疹，发斑。以上诸证，凡表实无汗，而未入里成实者，均可用之。

三黄石膏汤方解

君药 清热除烦

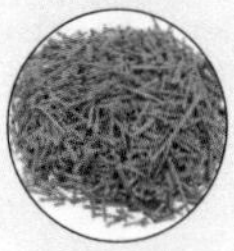

麻黄三两
发汗解表

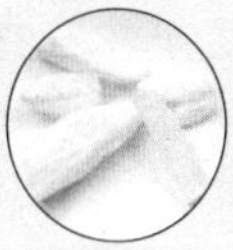

石膏二两
生津止渴

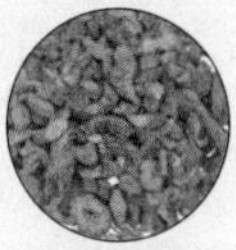

黄芩二两
清上焦之热

臣药 清三焦实火，祛表邪

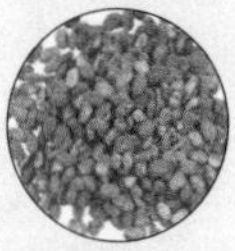

淡豆豉一升
解表祛邪

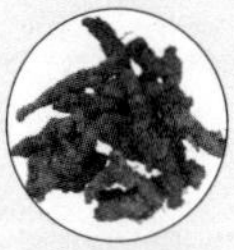

黄连二两
泻中焦火邪

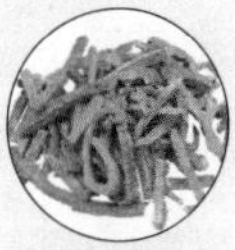

黄檗二两
泻下焦火邪

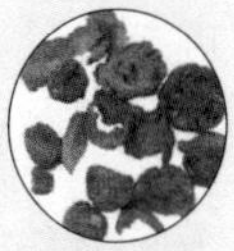

栀子十枚
通泄三焦

佐使药 调和脾胃，和中益气

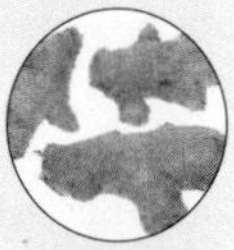

生姜三片
合大枣，调和营卫

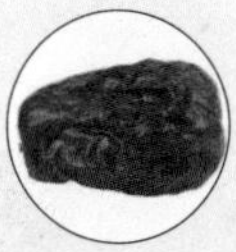

大枣一枚
健脾养胃

服药时间：睡前　服药次数：日一服　服药温度：温

※ 1斤≈500g　1两≈31.25g　1钱≈3.125g　1分≈0.3125g

◆ 组成

石膏、黄连、黄檗、黄芩各二两，淡豆豉一升，栀子十枚，麻黄三两。

◆ 用法

加生姜三片，大枣一枚，细茶叶一撮，水煎服。

◆ 功效

发汗解表，清热解毒。

◆ 主治

伤寒里热已炽，表证未解。症见壮热不发汗，身重拘挛，鼻干口干，烦躁失眠，神昏谵语，脉滑数，发斑。

◆ 现代运用

临床常用于治疗各种急性病，见有表邪未解，里热成炽者，以鼻干口干，身热不发汗，烦躁脉数为辨证要点。

防风通圣散

出自《宣明论方》

防风通圣大黄硝　荆芥麻黄栀芍翘

甘桔芎归膏滑石　薄荷芩术力偏饶

表里交攻阳热盛　外科疡毒总能消

饶：充足，多。

疡：习惯上，一切外部感染都可称为疡。

方解 防风通圣散出自刘完素所著的《宣明论方》。诊方由大黄、芒硝、防风、荆芥、麻黄、栀子、白芍、连翘、川芎、当归、薄荷、白术、桔梗、黄芩、石膏、甘草、滑石组成。用时与姜、葱同煎，可起到疏风解表，泻热通便之功效，可用于治疗风热壅盛，表里俱实证。症见恶寒发热，头晕目眩，目赤睛痛，口苦舌干，咽喉不利，胸脘痞闷，咳嗽气喘，涕唾稠黏，大便燥结，小便短赤。方中诸药合用，表里双解，前后分消，诸证自愈。

防风通圣散方解

君药 疏风散邪，荡涤积滞

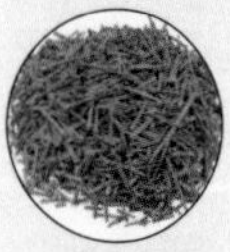

麻黄五钱
发汗解表

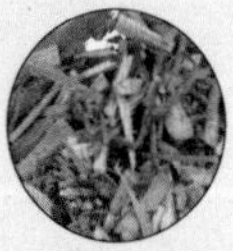

荆芥一分
疏风止痛

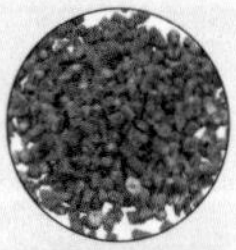

防风五钱
解表祛风

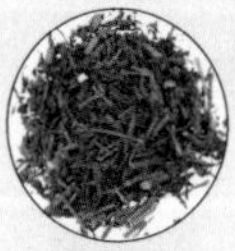

薄荷五钱
散风热

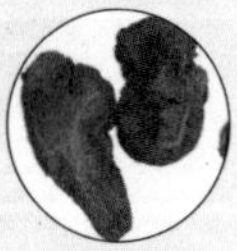

大黄五钱
荡涤泻下

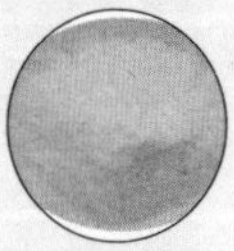

芒硝五钱
破结通便

臣药 除上部风热清泻肺胃之热

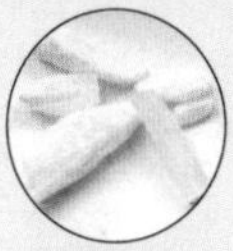

石膏一两 清热止渴

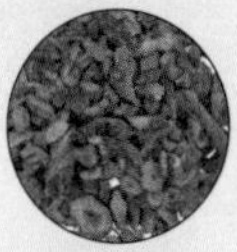

黄芩一两 泻热解毒

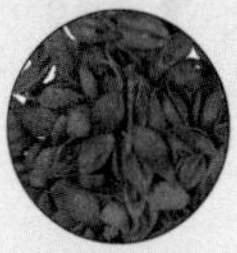

连翘五钱 清热解毒

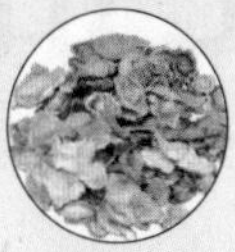

桔梗一两 载药上行

佐使药 清热利湿、养血补肝

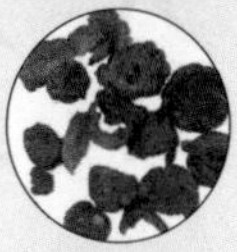

黑栀一分 通泄三焦

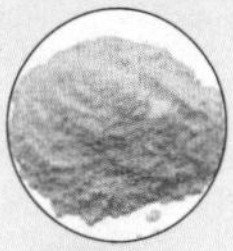

滑石三两 滑能利窍

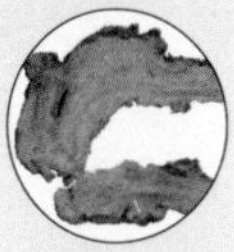

当归五钱 补血活血

佐使药 清热利湿、养血补肝

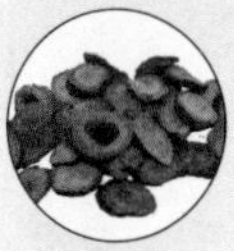

白芍五钱 敛阴和营

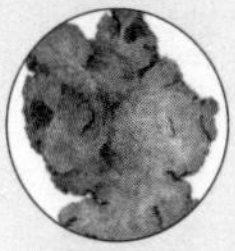

川芎五钱 活血止痛

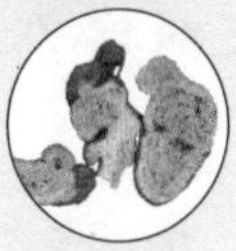

白术一分 健脾益气

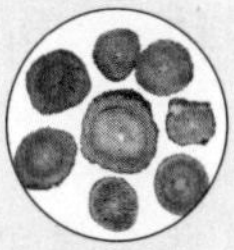

甘草二两 调和诸药

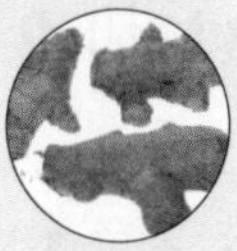

生姜三片 健脾和胃

服药时间：饭后服用　服药次数：日两服　服药温度：温　※ 1斤≈500g　1两≈31.25g　1钱≈3.125g　1分≈0.3125g

◆ 组成

防风、连翘、麻黄、薄荷、川芎、当归、白芍、大黄、芒硝各五钱，石膏、黄芩、桔梗各一两，甘草二两，荆芥、黑栀、白术各一分，滑石三两。

◆ 用法

上述各药研为粗末，每次服二钱，加生姜三片，水煎服。或作汤剂，依原方用量比例，水煎服。

◆ 功效

疏风解表，泻热通便。

◆ 主治

风热壅盛，表里俱实。症见憎寒发热，头目昏眩，目赤睛痛，口苦舌干，咽喉不利，胸膈痞闷，咳吐喘满，涕痰黏稠，便秘，小便赤。并治疮疡肿毒，肠风痔瘘，丹斑瘾疹等。

◆ 临证加减

呕涎咳嗽，加姜半夏以下气化痰；无憎寒，去麻黄；内热不盛，去石膏；无大便秘结，去大黄、芒硝；体质壮实，去当归、芍药、白术。

◆ 现代运用

临床上常用于治疗感冒、肺炎、支气管炎、高血压、偏头痛、急性结膜炎、急性肾炎、急性肝炎、肾盂性肾炎、胃肠炎等属风热，表里俱实证。

◆ 使用注意

体虚者及孕妇慎用。

大羌活汤

出自《此事难知》

大羌活汤即九味　己独知连白术暨
散热培阴表里和　伤寒两感差堪慰

伤寒两感：既伤寒阴经与阳经同时俱病，实为表里同病。

暨（jì）：与，及，和。

方解 大羌活汤出自王好古所著的《此事难知》，该方由九味羌活汤去白芷、白芍加防己、知母、独活、黄连、白术组成。适用于外感风寒湿邪兼有里热证，症见头痛身疼，发热恶寒，口干烦满而渴，舌苔白腻，脉浮数。本方升散而不伤正气，滋阴而不留外邪，方剂配伍较九味羌活汤药效更强，故名“大羌活汤”。

大羌活汤方解

君药 祛风寒湿

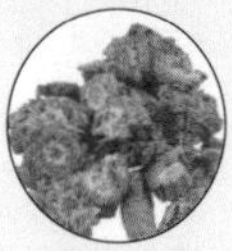

羌活三钱
止风痛

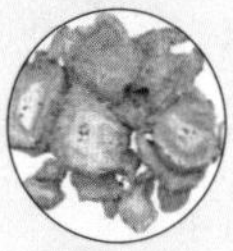

独活三钱
祛风除湿

臣药 助君药散风寒，湿邪以解表

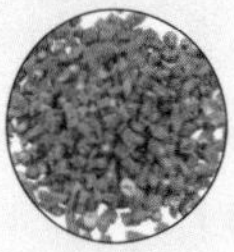

防风三钱
解表疏风

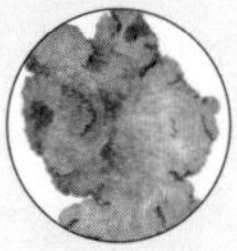

川芎一两
温中散寒

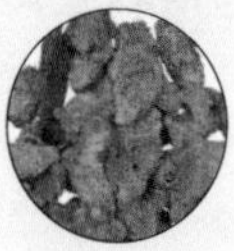

苍术三钱
健脾燥湿

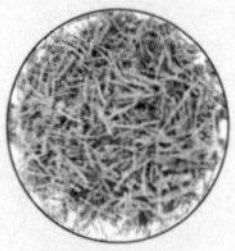

细辛三钱
搜少阴之风

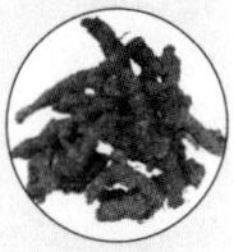

黄连三钱
清热燥湿

臣药

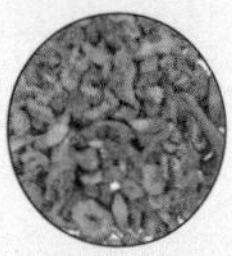

黄芩三钱
清热燥湿

佐使药 清热养阴，生津止渴；导湿热下行

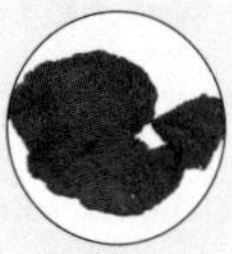

生地一两
清热滋阴

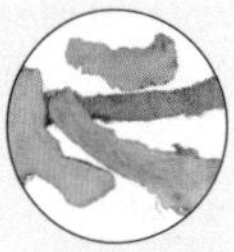

知母一两
泻火清热

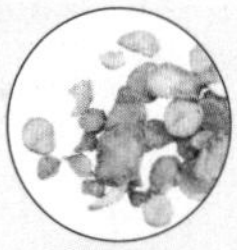

防己三钱
利水去湿

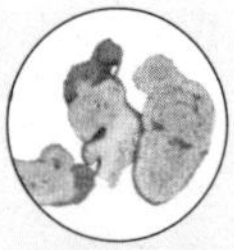

白术三钱
合中补阳

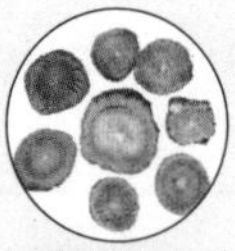

炙甘草三钱
益气健脾和中

服药时间：饭后　服药次数：日一服　服药温度：温

※ 1斤≈500g　1两≈31.25g　1钱≈3.125g　1分≈0.3125g

◆ 组成

防己、独活、羌活、黄连、苍术、炙甘草、白术、防风、细辛、黄芩各三钱，知母、川芎、生地各一两。

◆ 用法

上述各药研为粗末，每次五钱，水煎温服。病不解，可再服三四次，病愈即止。

◆ **功效**

发汗解表，清热养阴。

◆ **主治**

风寒湿邪外感，兼有里热。症见头痛，恶寒发热，口干烦满而渴。

参苏饮

出自《太平惠民和剂局方》

参苏饮内用陈皮　枳壳前胡半夏宜

干葛木香甘桔茯　内伤外感此方推

参前若去芎柴入　饮号芎苏治不差

香苏饮仅陈皮草　感伤内外亦堪施

推：举荐，推荐。

方解 参苏饮出自《太平惠民和剂局方》。方剂由人参、紫苏、前胡、半夏、葛根、茯苓、陈皮、枳壳、桔梗、木香、炙甘草组成。用时加姜、枣煎服，具有益气解表、理气化痰之功。用于治疗外感风寒，内有痰饮者。症见恶寒发热，头晕，头痛鼻塞，咳嗽痰清，胸脘满闷，倦怠无力，呕逆，气短懒言，舌苔白，脉弱。

参苏饮方解

君药 外感风寒

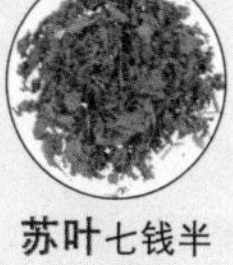

苏叶七钱半
解表散邪

臣药 理气止咳；扶助正气

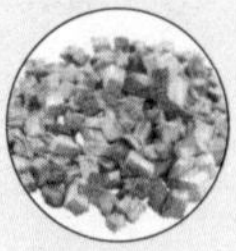

葛根七钱半
解肌透邪

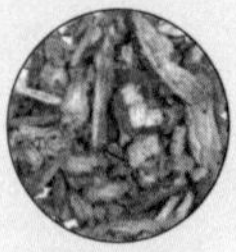

前胡七钱半
降气化痰

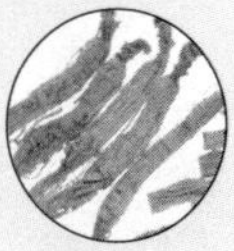

人参七钱半
扶正祛邪

佐使药 扶正祛邪

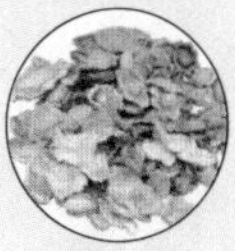

桔梗五钱
宣肺化痰

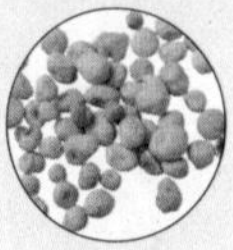

半夏七钱半
燥湿化痰

佐使药 扶正祛邪

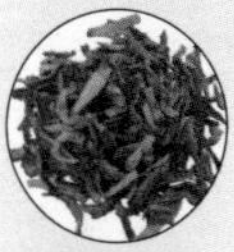

陈皮五钱
化痰止咳

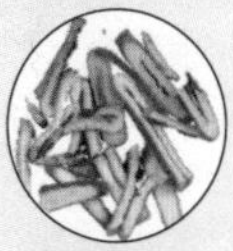

枳壳五钱
破气消滞

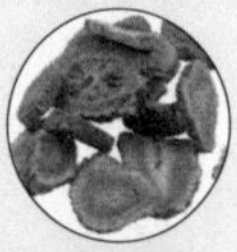

木香五钱
醒脾行气

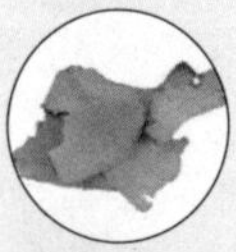

茯苓七钱半
健脾祛湿

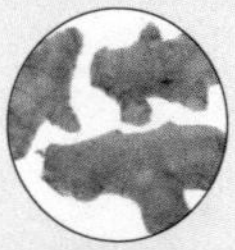

生姜七片
散寒发汗

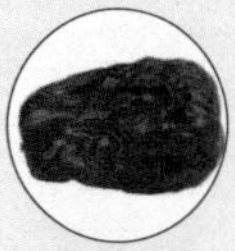

大枣一枚
调和营卫

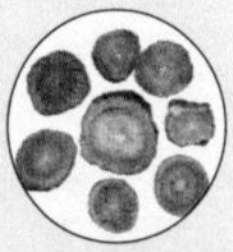

炙甘草五钱
补气健脾

服药时间：饭后　**服药次数**：日一服　**服药温度**：温

※ 1斤≈500g　1两≈31.25g　1钱≈3.125g　1分≈0.3125g

◇ 组成

人参、苏叶、葛根、前胡、半夏、茯苓各七钱半，陈皮、炙甘草、桔梗、枳壳、木香各五钱。

◇ 用法

以水500毫升，加姜七片，大枣一枚，取250毫升，去渣，调参末，随时加减服。

◇ 功效

益气解表，理气化痰。

◇ 主治

虚人外感风寒，内有痰饮。症见恶寒发热，无汗，鼻塞，头痛，咳嗽痰清，胸膈满闷，倦怠无力，气短懒言，舌苔白，脉虚弱。

◇ 现代应用

临床上常用于治疗流感等属气虚外感风寒挟有痰湿者。现代研究同时表明，本方可解热，镇痛，消炎，化痰，对提高机体免疫力也有很显著的效果。

葛根 草部 蔓草类

解肌发表出汗 开腠理

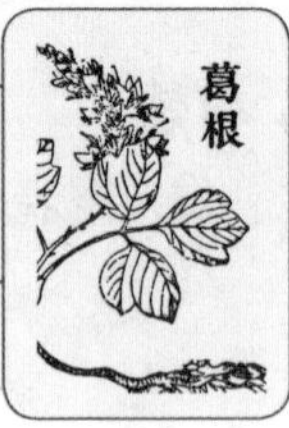
葛根

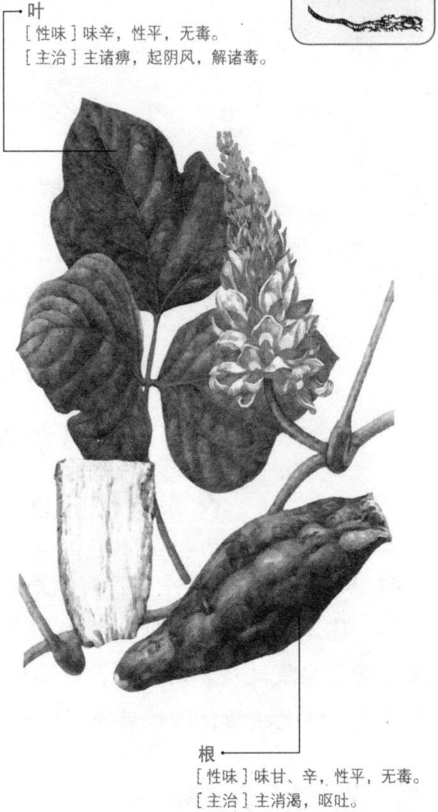
叶
[性味] 味辛，性平，无毒。
[主治] 主诸痹，起阴风，解诸毒。
根
[性味] 味甘、辛，性平，无毒。
[主治] 主消渴，呕吐。

第七章

消补之剂

消补之剂就是利用消法，消散积滞，补益不足的方剂。病者因饮食不节，食积痞块，损伤脾胃；或因脾胃失养；或因日久积滞，应用时应根据具体症候选用。

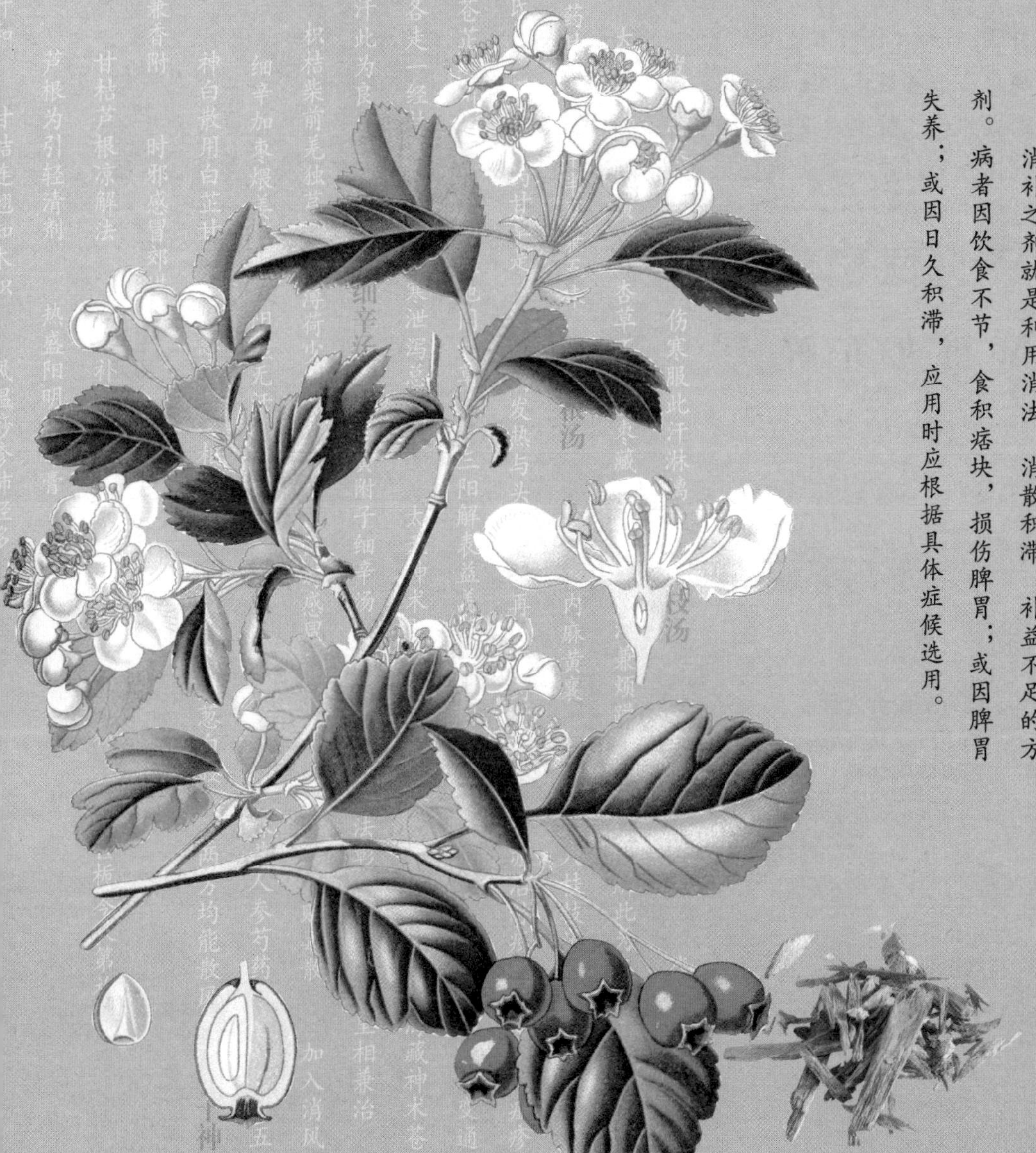

保和丸

出自《丹溪心法》

"消"：消法。八法之一。包括消散和消导两种意义。用以消除食滞及因气血瘀滞而产生痞积的方法。消散导滞破积药，有消食化滞、消痞化积等法。

保和神曲与山楂　苓夏陈翘菔子加

曲糊为丸麦汤下　亦可方中用麦芽

大安丸内加白丸　消中兼补效堪夸

菔子：即莱菔子，今北方口语称"萝卜"。

补：补法。八法之一。补养人体气血阴阳不足，治疗各种虚证的方法。

方解 保和丸出自朱震亨所著的《丹溪心法》。方剂由山楂、神曲、茯苓、半夏、陈皮、炒莱菔子、连翘组成，具有消食和胃之功，用于治疗食积证。症见脘腹痞满胀痛，嗳腐吞酸，厌食呕逆或大便泄泻，舌苔厚腻，脉滑。本方常用于治疗因饮食过度，食积内停引发的胃肠不适，临床常用于消化不良、急慢性胃肠炎等消化系统疾病，以脘腹胀满，嗳腐吞酸，厌食呕恶，苔腻为辨证要点。本方虽以消导作用为主，但药性平和，故名"保和丸"。

保和丸方解

服药时间	服药次数	服药温度
饭后	日一服	温

※ 1斤≈500g　1两≈31.25g　1钱≈3.125g　1分≈0.3125g

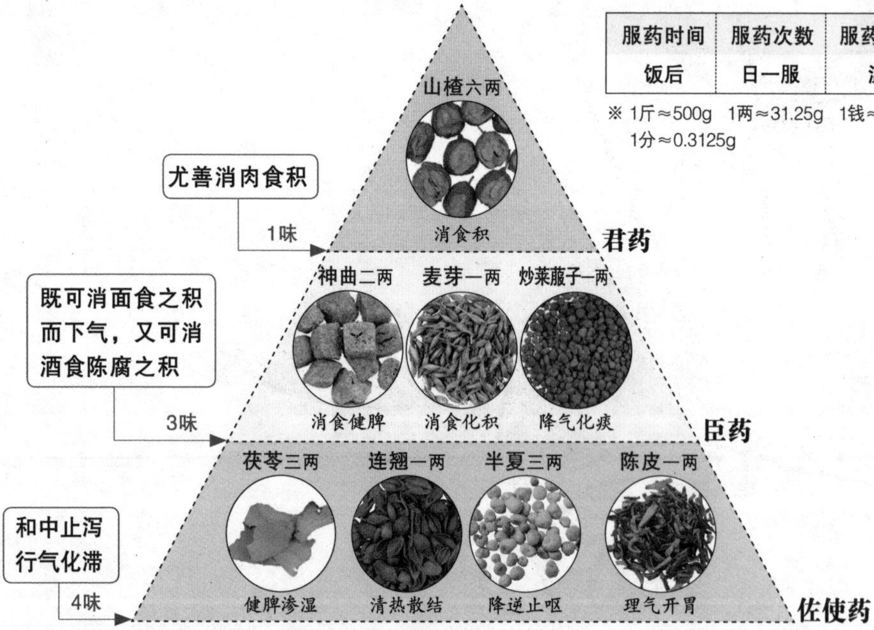

山楂六两
消食积
尤善消肉食积
1味
君药
神曲二两
麦芽一两
炒莱菔子一两
消食健脾
消食化积
降气化痰
既可消面食之积而下气，又可消酒食陈腐之积
3味
臣药
茯苓三两
连翘一两
半夏三两
陈皮一两
健脾渗湿
清热散结
降逆止呕
理气开胃
和中止泻行气化滞
4味
佐使药

◆ 组成

山楂六两，神曲二两，半夏、茯苓各三两，陈皮、连翘、炒莱菔子、麦芽各一两。

◆ 用法

上述药研成细末，用神曲煮糊和丸如梧桐子大，每次服七八十丸，用炒麦芽煎汤送下。也可将麦芽一两研成细末，共和丸药中。或作汤剂，水煎服。用量按以原方十分之一为标准。

◆ 功效

消食和胃。

◆ 主治

食积。症见脘腹痞满胀痛，嗳腐咽酸，恶心泛呕，或大便泄泻，舌苔厚腻，脉滑等。

◆ 临证加减

食滞较重，脘腹胀痛甚，加枳实、槟榔、厚朴；食积化热明显，舌苔黄腻，嗳腐食臭，加黄连、黄芩；大便秘结，积滞结实，入大黄、槟榔；脾虚便溏，加白术，即《丹溪心法》大安丸，消中有补。

◆ 现代运用

临床上主要用于治疗消化不良、急慢性胃炎、急慢性肠炎、婴幼儿食积腹泻等属食积作痛患者。现代研究表明，本方可促进肠胃蠕动，提高胃蛋白酶的活性，促进消化。

◆ 使用注意

本方药力缓和，宜于食积较轻者。

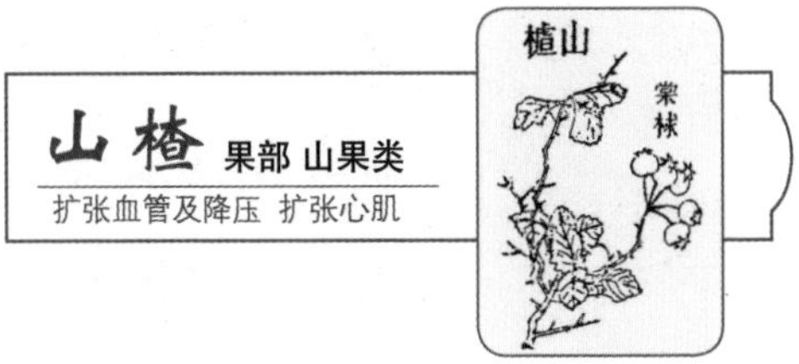
山楂 果部 山果类
扩张血管及降压 扩张心肌
楂山
棠梂

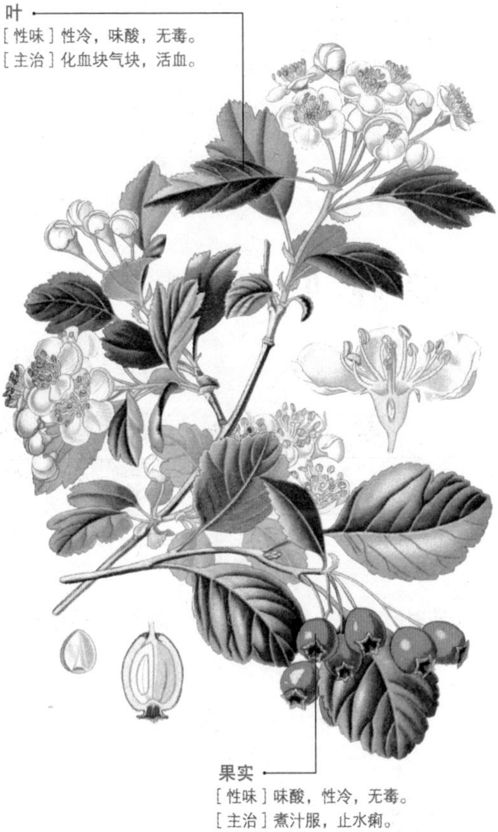
叶
[性味] 性冷，味酸，无毒。
[主治] 化血块气块，活血。
果实
[性味] 味酸，性冷，无毒。
[主治] 煮汁服，止水痢。

健脾丸

出自《医方集解》

健脾参术与陈皮　积实山楂麦蘖随

曲糊作丸米饮下　消补兼行胃弱宜

枳术丸亦消兼补　荷叶烧饭上升奇

方解 健脾丸为常见的消食导滞药，因具有消食导滞功能而得名。药方出自汪昂所著的《医方集解》，方剂由人参、白术、陈皮、麦芽、山楂、枳实组成，具有健脾理气，消食和胃的作用，用于治疗脾胃虚弱，脾胃运化失常，饮食内停证。症见食少难消，脘腹胀痞，大便溏薄，倦怠乏力，苔腻微黄，脉弱无力。方剂中各味药物配伍，可起到抗菌，抗胃溃疡，促进消化液分泌的作用 。

健脾丸方解

君药 健脾益气

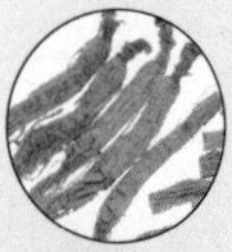

人参二两
益气健脾

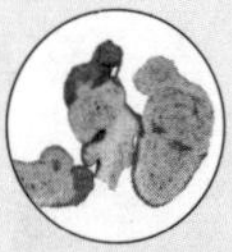

土炒白术二两
和中健脾

臣药 助君药消食，化滞以消食积

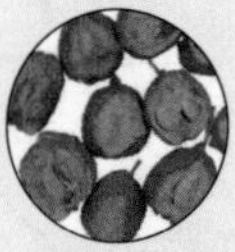

山楂一两半
消食

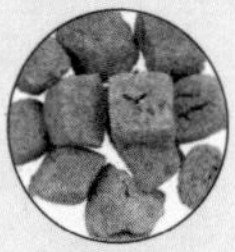

神曲一两
消食和胃

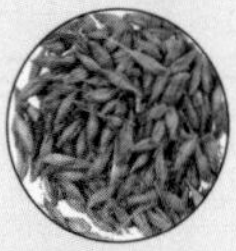

炒麦芽一两
消食化积

佐使药 行气导滞

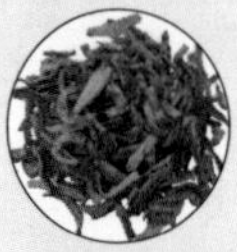

陈皮一两
理气醒脾行胃

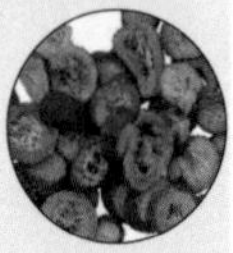

炒枳实三两
破痰利膈

服药时间：饭后 服药次数：不拘次数 服药温度：温

※ 1斤≈500g　1两≈31.25g　1钱≈3.125g　1分≈0.3125g

◆ 组成

人参、土炒白术各二两，陈皮、炒麦芽各一两，山楂一两半，炒枳实三两。

◆ 用法

上述六味药共研细末，用神曲煮糊做成丸药，如梧桐子大，每次服三钱，用米汤或温开水送下。

◆ 功效

健脾消食。

◆ 主治

脾胃虚弱，饮食内积。症见食少难消，脘腹痞闷，体倦少气。

◆ 临证加减

脾胃虚寒兼食滞，去黄连，加干姜以温中祛寒。

◆ 现代运用

临床上常用于治疗各种慢性消化不良、小儿营养不良、慢性肠胃炎、胃肠神经官能症等属脾虚食积者。以便稀，食少，脘闷，苔腻微黄，脉弱为辨证要点。

现代临床研究发现，健脾丸对肿瘤患者化疗后遗留的消化系统病症有良好的治疗作用，对患者化疗后体力的恢复也有较为明显的辅助作用。

参苓白术散

出自《太平惠民和剂局方》

参苓白术扁豆陈　山药甘莲砂薏仁
桔梗上浮兼保肺　枣汤调服益脾神

上浮：载药上行。
脾神：即脾。

方解 参苓白术散出自《太平惠民和剂局方》，方剂由人参、茯苓、白术、陈皮、山药、炙甘草、白扁豆、莲子肉、砂仁、薏苡仁、桔梗组成。用时与大枣同煎，可益气健脾，渗湿止泻，用于治疗脾虚湿盛及气机阻滞所致的水肿。症见进食减少，胸腹闷胀，吐泻乏力，形体消瘦，面色萎黄，舌苔白腻，脉细缓。方中诸药配合，培补中焦脾胃之气，旺脾祛湿，调畅气机。服用时，用量上宜由小变大，中病即止。

参苓白术散方解

君药　益气养脾胃

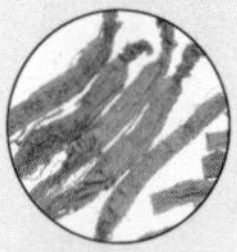
人参二斤
大补脾胃之气

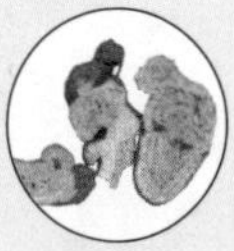
白术二斤
健脾燥湿

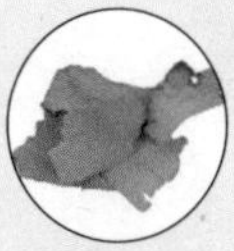
茯苓二斤
渗湿健脾

臣药　助君药健脾益气

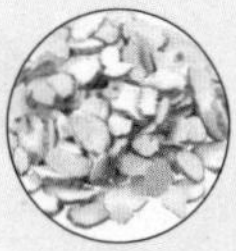
山药二斤
益气健脾涩肠

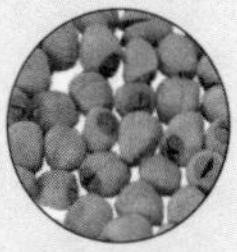
莲子肉一斤
补脾涩肠

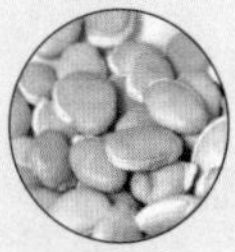
白扁豆一斤半
健脾化湿

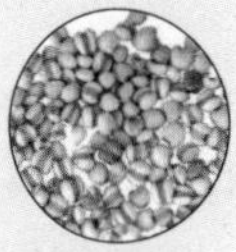
薏苡仁一斤
健脾利湿

佐使药　载药上行，培土生金

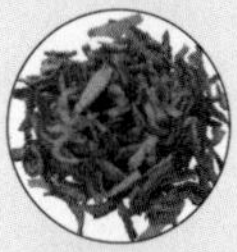
陈皮二斤
理气开胃

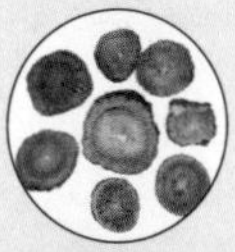
炙甘草二斤
调和诸药

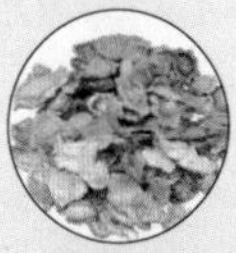
桔梗一斤
宣开肺气，通调水道

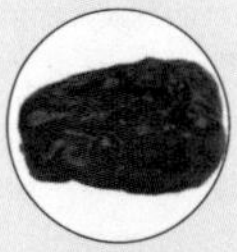
大枣
补益脾胃

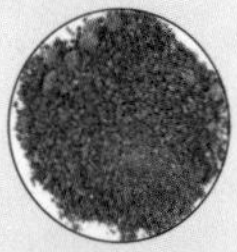
砂仁一斤
化湿醒脾，行气和胃

服药时间：饭后　服药次数：一日两服　服药温度：温

※ 1斤≈500g　1两≈31.25g　1钱≈3.125g　1分≈0.3125g

◆ 组成

人参、茯苓、白术、陈皮、山药、炙甘草各二斤，白扁豆一斤半，莲子肉、砂仁、薏苡仁、桔梗各一斤。

◆ 用法

上述十一味药共研细末，每次服二钱，用大枣煎汤送下。本方做成丸药（水丸）即“参苓白术丸”，每次服一百丸，每日两次，用枣汤或温开水送下，或作汤剂水煎服，用量按原方比例酌情加减。

◆ 功效

健脾益气，渗湿止泻，补肺气。

◆ 主治

脾胃虚弱挟湿证。症见饮食减少，疲劳乏力，便溏，或泻，或吐，体瘦，胸脘闷胀，舌苔白腻，脉细缓或虚缓等。

◆ 使用注意

临床上常用于治疗慢性胃肠炎、贫血、慢性肾炎等脾湿证，也可用于慢性支气管炎、肺结核等肺脾虚证。以泄泻或咳嗽痰白，舌苔白腻，脉虚缓为辨证要点。现代研究表明，小剂量服用本方有兴奋肠管蠕动的作用，大剂量服用则有抑制作用，可解除肠管痉挛，并能增加肠管对水和氯离子的吸收率，以抑制为主，兴奋为辅，调节胃肠活动。

薏苡仁 果部 山果类

利水消肿 健脾祛湿

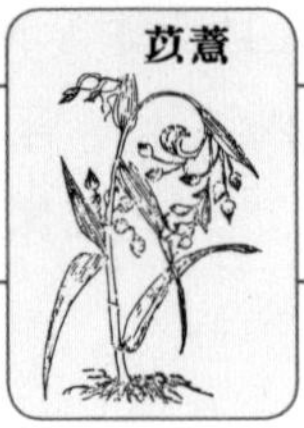

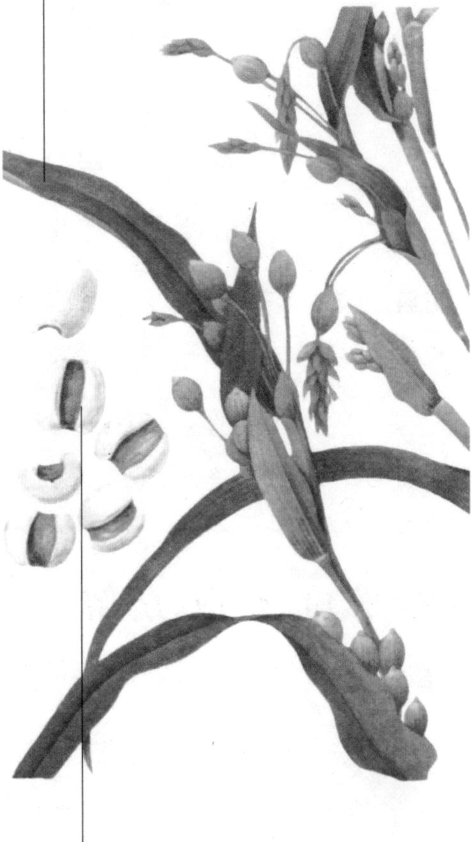

叶

［主治］煎水饮，味道清香，益中空膈。

仁

［性味］味甘，性微寒，无毒。

［主治］主筋急拘挛、不能屈伸，风湿久痹，可降气。

平胃散

出自《简要济众方》

平胃散是苍术朴　陈皮甘草四般药
除湿散满驱瘴岚　调胃诸方从此扩
或合二陈或五苓　硝黄麦曲均堪着
若合小柴名柴平　煎加姜枣疟能除
又不换金正气散　即是此方加夏藿

瘴岚（兰）：又称山岚瘴气，瘴毒、瘴气。即指南方山林中湿热蒸郁产生的一种病邪。

此扩：在此，指平胃散。扩，即扩充、扩展。

堪：能够，可以。

方解 平胃散最初记载于北宋周应所著的《简要济众方》，后在《太平惠民和剂局方》更加明确地标出了其主治病证，用于治疗湿滞脾胃证。症见脘腹胀满，不思饮食，口淡无味，大便溏泻，嗳气吞酸，肢体沉重，困倦嗜睡，舌苔白腻而厚，脉缓。本方可较好地调整肠胃功能，临床上常用于治疗胃炎、胃溃疡、十二指肠溃疡、冠心病、慢性肾炎等。

平胃散方解

服药时间	服药次数	服药温度
饭前	日一服	温

※ 1斤≈500g　1两≈31.25g　1钱≈3.125g　1分≈0.3125g

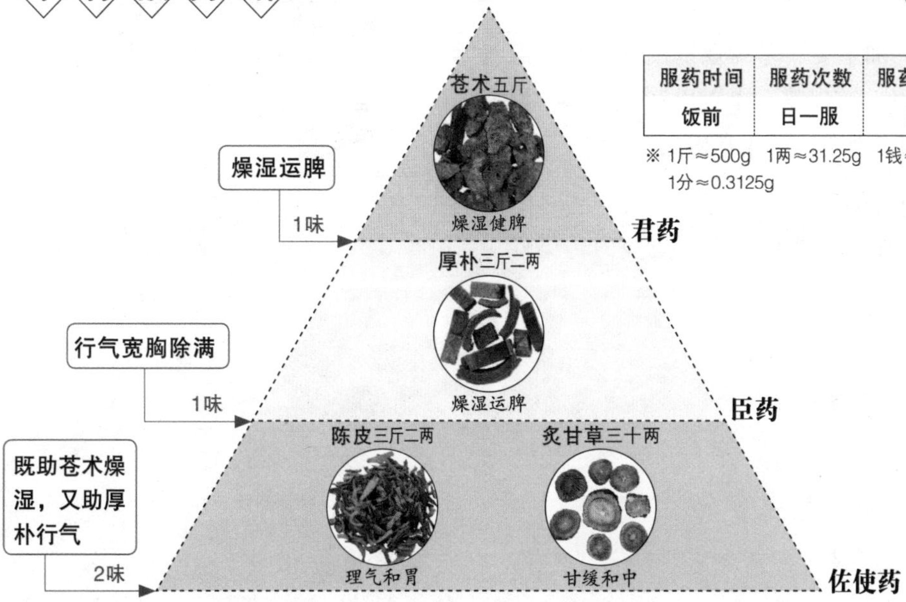
苍术五斤
燥湿健脾
燥湿运脾
1味
君药
厚朴三斤二两
燥湿运脾
行气宽胸除满
1味
臣药
陈皮三斤二两
理气和胃
炙甘草三十两
甘缓和中
既助苍术燥湿，又助厚朴行气
2味
佐使药

◇ 组成

苍术五斤，姜制厚朴、陈皮各三斤二两，炙甘草三十两。

◇ 用法

上述四味药共研细末，每次服用二钱，加生姜两片、大枣两枚同煎，去姜枣，饭前服用。或以生姜、大枣煎汤送下；或六味药作汤剂水煎服。

◇ 功效

燥湿运脾，行气和胃。

◇ 主治

湿滞脾胃。症见腹胀，不思饮食，口淡无味，呕吐泄泻，嗳气吞酸，肢体沉重，怠懒嗜卧，舌苔白腻且厚，脉缓等。长期服用可调气暖胃，化宿食，消痰饮，辟风寒湿冷非节之气。

◇ 临证加减

中焦湿热见口苦咽干，舌苔黄腻，加黄连、黄芩以清热燥湿；寒湿见舌淡肢冷，加干姜、草豆蔻以温寒化湿；湿甚泄泻，加茯苓、泽泻以利湿止泻；胃逆呕甚，加砂仁、半夏以和胃止呕。

◇ 现代运用

临床上主要用于慢性肠炎、传染性肝炎、慢性胃炎、胃及十二指肠溃疡、肠梗阻、小儿厌食、急性湿疹、婴幼儿腹泻等。

◇ 使用注意

脾胃虚弱者及孕妇不宜服用本方。

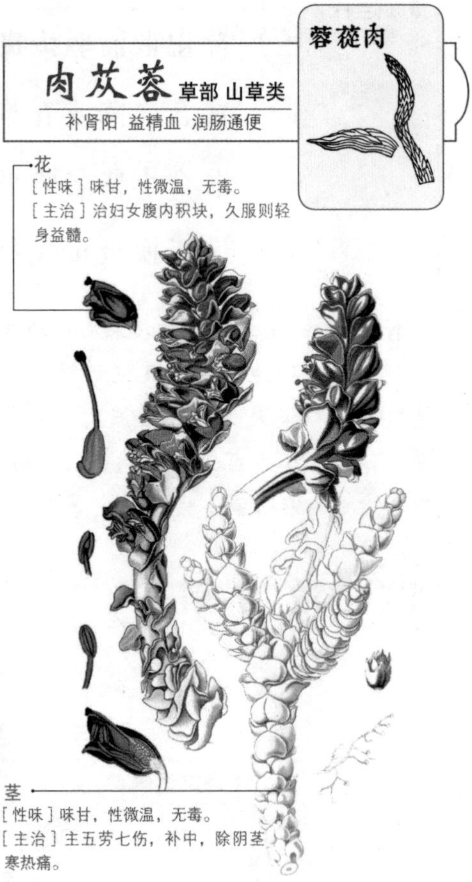
蓉蓯肉
肉苁蓉 草部 山草类
补肾阳 益精血 润肠通便
花
[性味] 味甘，性微温，无毒。
[主治] 治妇女腹内积块，久服则轻身益髓。
茎
[性味] 味甘，性微温，无毒。
[主治] 主五劳七伤，补中，除阴茎寒热痛。

枳实消痞丸

出自《兰室秘藏》

枳实消痞**四君**全　麦芽夏曲朴姜连
蒸饼糊丸消积满　清热破结补虚**痊**

四君：指四君子汤，由人参、白术、茯苓、炙甘草组成。

痊：痊愈。

方解 枳实消痞丸出自李东垣所著的《兰室秘藏》，方剂由枳实、黄连、人参、白术、半夏、厚朴、茯苓、甘草、麦芽、干姜组成，具有消痞除满，健脾和胃之功效。症见心下痞满，腹胀纳差，倦怠乏力，食不消化，不欲饮食，舌苔腻而微黄，脉弦。方中诸药相合，除满消积，清热散结，补虚。

枳实消痞丸方解

君药 行气消痞

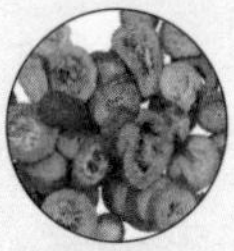

枳实五钱
破痰利膈

臣药 消痞除满

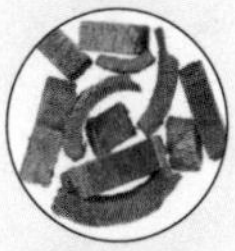

厚朴四钱
行气燥湿

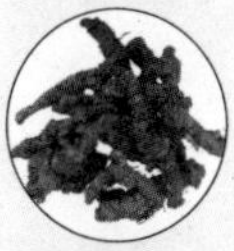

黄连五钱
清热燥湿

佐使药 辛开苦降，益气健脾

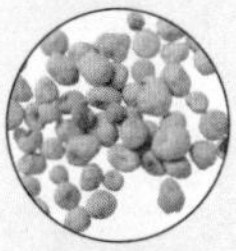

半夏曲三钱
化痰和胃

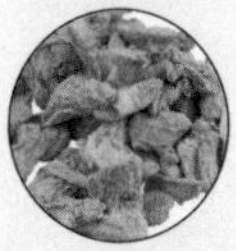

干姜一钱
温中散寒

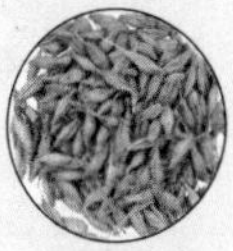

麦芽二钱
消食导滞

佐使药 辛开苦降，益气健脾

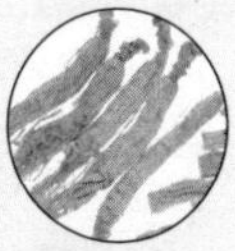

人参三钱
益气健脾

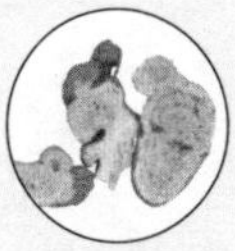

白术二钱
益气健脾

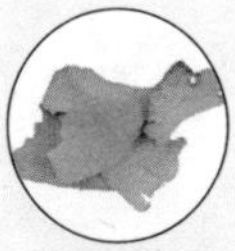

茯苓二钱
渗湿利水

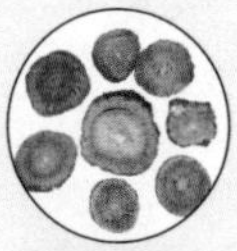

炙甘草二钱
益气健脾

服药时间：饭后　服药次数：日两服　服药温度：温

※ 1斤≈500g　1两≈31.25g　1钱≈3.125g　1分≈0.3125g

◇ 组成

枳实、黄连各五钱，半夏曲、人参各三钱，白术、茯苓、炙甘草、麦芽各二钱，干姜一钱，厚朴四钱。

◇ 用法

上述十味药共研细末，用汤浸蒸饼成糊与药末和匀做成如梧桐子大的丸药，每次服五十丸至七十丸，温开水送下，日两次。也可做汤剂，水煎服。

◇ 功效

消痞除满，健脾和胃。

◇ 主治

脾虚气滞，寒热互结。症见心下痞

满，不欲饮食，倦怠乏力或胸腹痞胀，食少不化，大便不调等。

◆ 临证加减

脾虚甚，重用人参、白术以增益气健脾之功；偏寒，除黄连，加重干姜用量，或再入高良姜、肉桂等以助温中散寒；脘腹胀满，加木香、陈皮等行气消胀。

◆ 现代运用

临床常用于治疗胃肠神经官能症、慢性胃炎、消化不良等属脾虚寒热互结者。以心下痞满，不欲饮食，苔腻微黄为辨证要点，现代研究表明，本方可加速肠胃蠕动，促进胃的排空，兴奋消化系统。另外，本方还可用于慢性胃炎、慢性支气管炎、胃肠神经官能症等属脾虚气滞，寒热互结者。

◆ 使用注意

湿热食积，不宜服用本方。

第八章

理气之剂

理气之剂，即理气剂。能调理气机，行气降气。气为一身之主，升降出入，周行全身，只有气机调畅，才能温养内外，使五脏六腑、四肢百骸得以正常活动。若因情志失常，寒温不适，饮食失调，劳倦过度等，均可引起气之升降失调，导致气机郁滞或气逆不降等气机失调的病证。

使用理气剂，应注意辨清病情的寒热虚实与有无兼挟，分别予以不同的配伍。

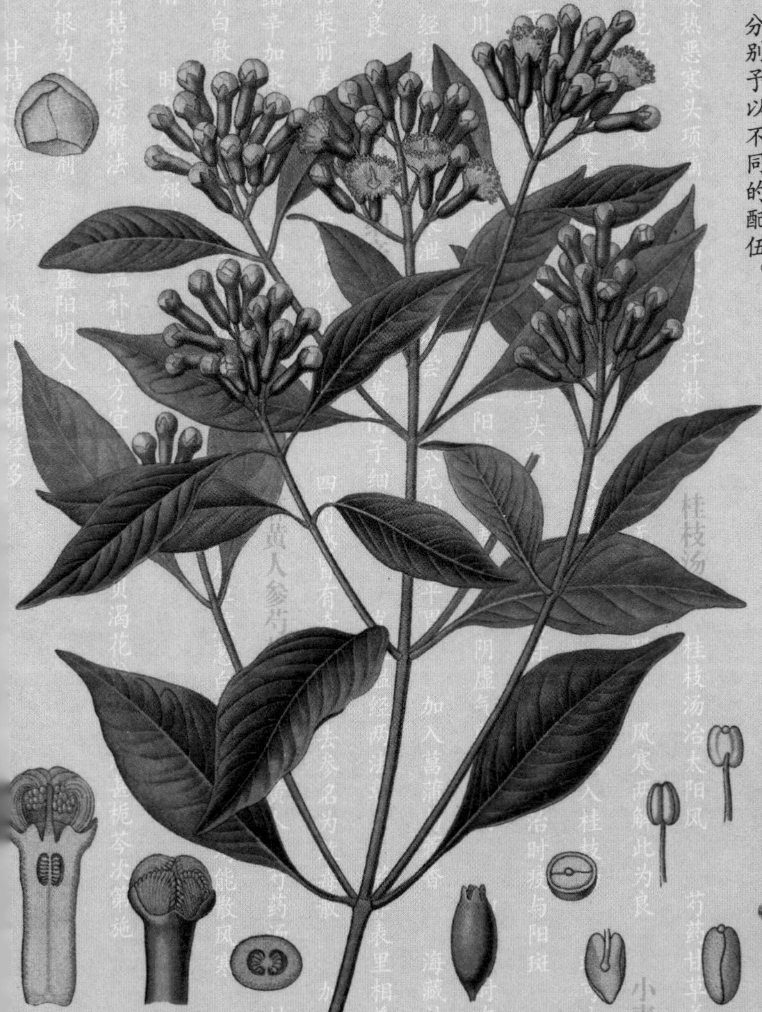

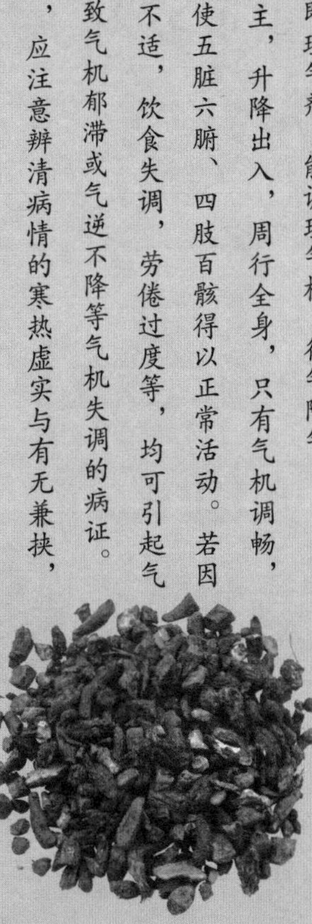

补中益气汤

出自《内外伤辨惑论》

补中益气芪术陈　升柴参草当归身

虚劳内伤功独擅　亦治阳虚外感因

木香苍术易归术　调中益气畅脾神

擅：专。

内伤：由七情不节，饮食饥饱，房劳过度而致的病证。

阳虚：阳气不足，功能衰退。

方解 补中益气汤出自李东垣的《内外伤辨惑论》，该方由黄芪、人参、炙甘草、白术、陈皮、当归身、升麻、柴胡组成。用时与生姜、大枣同煎，可补中益气，升阳举陷。用于治疗脾虚气陷证。症见困倦少食，饮食乏味，少气懒言，面色萎白，大便稀溏，脉大而虚软。不耐劳累，动则气短，不胜风寒；或脱肛、子宫脱垂，久泻久痢，便血崩漏等；也可用于一切清阳下陷，中气不足之证。症见身热，自汗，渴喜热饮，气短乏力，舌淡而胖，脉大无力。

补中益气汤方解

服药时间	服药次数	服药温度
饭后	日两服	温

※ 1斤≈500g　1两≈31.25g　1钱≈3.125g　1分≈0.3125g

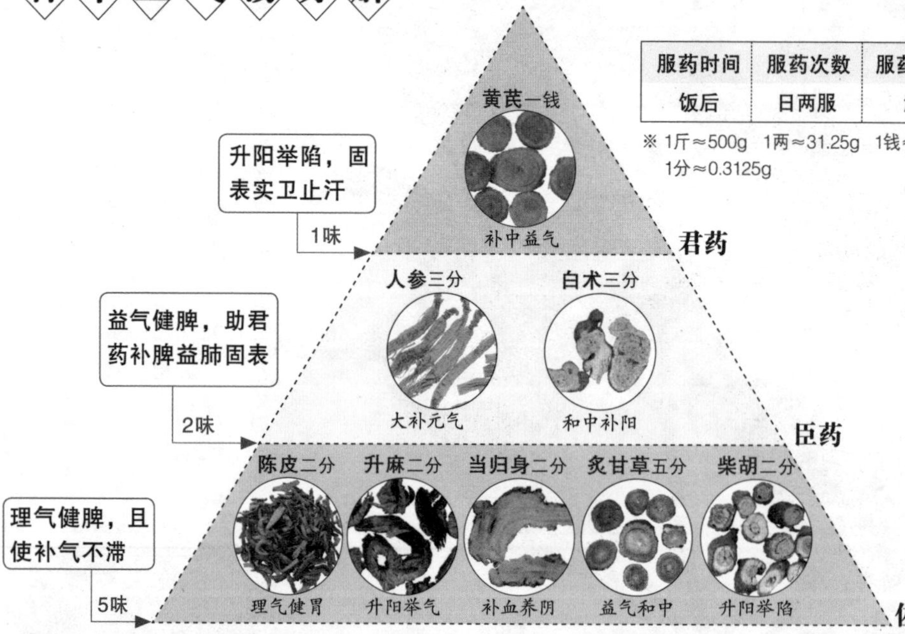

黄芪一钱
补中益气
升阳举陷，固表实卫止汗
1味
君药
人参三分
大补元气
白术三分
和中补阳
益气健脾，助君药补脾益肺固表
2味
臣药
陈皮二分
理气健胃
升麻二分
升阳举气
当归身二分
补血养阴
炙甘草五分
益气和中
柴胡二分
升阳举陷
理气健脾，且使补气不滞
5味
佐使药

◇ 组成

黄芪（病甚，劳倦热甚者）一钱，炙甘草五分，人参、白术各三分，陈皮、升麻、柴胡各二分或三分，当归身二分。

◇ 用法

上述八味药切碎，水煎一次，去渣，空腹温服。也可照本方做成蜜丸或水丸，即“补中益气丸”，每次服二钱至三钱，每日服用两次，温开水送下。

◇ 功效

补中益气，升阳举陷。

◇ 主治

①脾胃气虚证。症见饮食减少，体倦肢软，少气懒言，面色虚白，大便稀溏，脉大而虚软。

②气虚发热证。症见身热，自汗，渴喜温饮，气虚短乏力，舌淡，脉虚大无力等。也见头痛恶寒，稍动即气喘。

③气虚下陷证。症见脱肛、子宫脱垂，便血崩漏，久泻久痢等。

◇ 临证加减

头痛，较轻者加蔓荆子，较重者加川芎，以升阳止痛；腹痛，加白芍以缓急止痛；气滞脘腹痞胀，加枳壳、砂仁、木香；久泻日久不愈，加诃子、莲子肉、肉豆蔻以涩肠止泻；发热心烦较甚，加黄檗、生地以泻下焦之阴火；外感风寒，恶寒发热头痛，加苏叶、防风以扶正祛邪。

◇ 现代运用

主要用于治疗肌弛缓性疾病，如子宫脱垂、胃肝脾等内脏下垂、胃黏膜脱落、疝气、脱肛、膀胱肌麻痹所致癃闭、肌无力等；常用于不明原因所致低热、慢性结肠炎、习惯性流产、功能性子宫出血、乳糜尿、先天性低血压等属中气不足，清阳不升者。

◇ 使用注意

血虚感寒或湿温初起者禁用本方。

升麻 草部 山草类

清热解毒　升举阳气

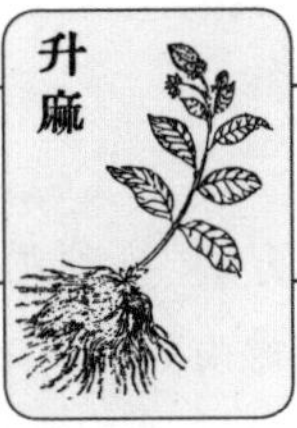

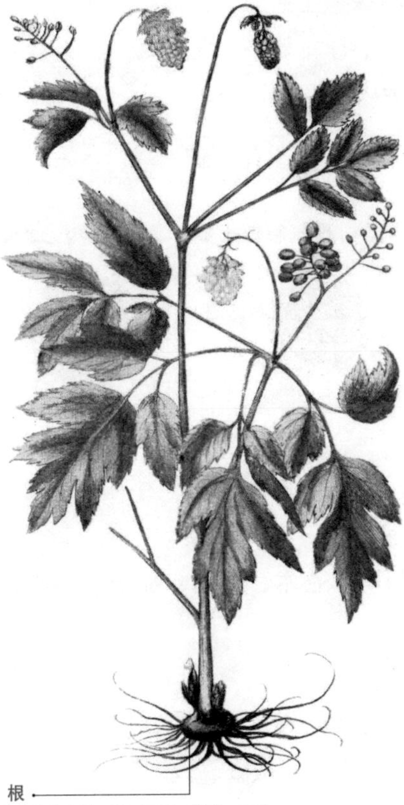

［性味］味甘、苦，性平、微寒，无毒。

［主治］解百毒，辟瘟疫瘴气邪气蛊毒。

越鞠丸

出自《丹溪心法》

越鞠（jū）：鞠，弯曲也，郁也。吴昆注释本方名"越鞠者，发越鞠郁之谓也"。

越鞠丸治六般郁　气血痰火湿食因
芎苍香附兼栀曲　气畅郁舒痛闷伸
又六郁汤苍芎附　甘苓橘半栀砂仁

方解 越鞠丸出自朱震亨所著的《丹溪心法》，此方由香附、苍术、川芎、栀子、神曲组成。可行气解郁，用于治疗气郁，血郁，痰郁，火郁，湿郁，食郁这六种郁证。症见胸膈痞闷，脘腹胀痛，吞酸呕吐，饮食不化，牙痛口疮等。本方着重于行气解郁，气机通畅，则诸郁自解。临证应用时，可根据六郁的偏重适当加减。

越鞠丸方解

君药 理气解郁止痛

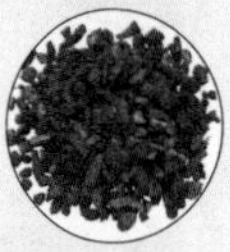

香附等分
行气解郁

臣药 助香附行气解郁，又可活血祛瘀治郁

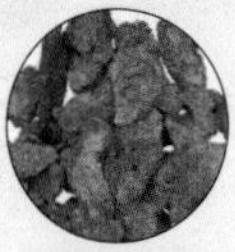

苍术等分
燥湿健脾

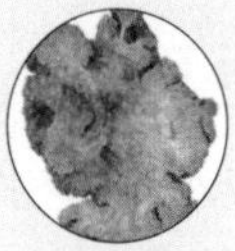

川芎等分
行气活血

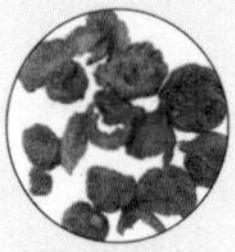

栀子等分
清热泻火

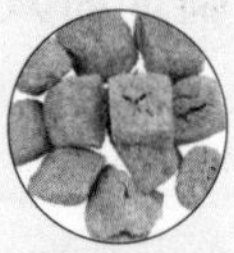

神曲等分
消食和胃

服药时间：饭后服用　服药次数：日一服　服药温度：温　※ 1斤≈500g　1两≈31.25g　1钱≈3.125g　1分≈0.3125g

◆ 组成

川芎、苍术、香附、栀子、神曲各等分。

◆ 用法

上述五味药共研细末，用水做成丸药如绿豆大，每次服三钱，温开水送下。也可依原方用量比例酌情增减药剂量作汤剂，水煎服。

◆ 功效

行气解郁。

◆ 主治

六郁。症见胸膈痞闷，脘腹胀痛，嗳腐吞酸，恶心呕吐，消化不良等。

◆ 临证加减

根据六郁之偏重，调整方中药物各药用量、剂量随症加减。气郁偏重，胸膈脘腹，胀满疼痛，偏用香附，可酌加木香、青皮、枳壳、厚朴等；血郁偏重，胁肋刺痛，舌质黯，重用川芎，酌加桃仁、红花、赤芍等；湿郁偏重，舌苔白腻，重用苍术，酌加茯苓、泽泻等；食郁偏重，嗳腐厌食，重用神曲，酌加山楂、麦芽等；心烦口渴，火郁偏重，舌红苔黄，重用山栀，酌加黄芩、黄连等；痰郁甚，苔腻脉滑，咳吐痰涎，酌量加半夏、瓜蒌、橘红等。

◆ 现代运用

主要用于胃肠神经官能症、慢性胃炎、胃及十二指肠溃疡等属郁证者。

◆ 使用注意

血虚阴亏者忌用；不宜与西药磺胺类及大环内酯类药物同时服用，以免伤肾。

四七汤

出自《三因方》

四七汤理七情气　半夏厚朴茯苓苏

姜枣煎之舒郁结　痰涎呕痛尽能纾

又有局方名四七　参桂夏草妙更殊

七情气：由喜怒忧思悲恐惊七情影响而致的气郁。

纾：缓和，解除。

方解 四七汤出自陈言所著的《三因方》，该方由制半夏、茯苓、姜制厚朴、紫苏叶组成。用时与生姜、大枣同煎，可行气散结，降逆化痰，用于治疗痰涎凝聚证及由喜、怒、悲、恐、忧、思、惊七情影响而致的气郁，故名“四七汤”。症见咽中有异物感，咳吐不出，咽之不下，胸满喘急，或咳或呕，或胸胁攻撑作痛，舌苔白滑，脉弦缓或弦滑。

四七汤方解

君药 化痰散结

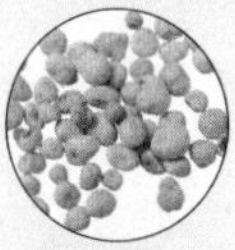

制半夏五钱
降逆和胃

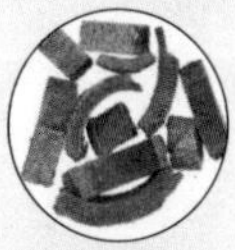

姜制厚朴三钱
下气除满

臣药 杜生痰之源

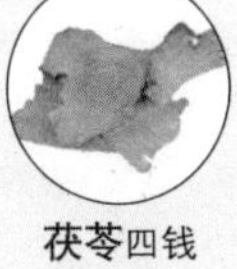

茯苓四钱
健脾渗湿

佐使药 宽中散邪解郁，引药入咽

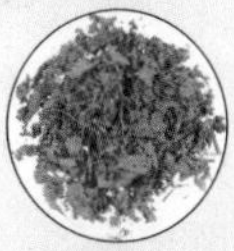

紫苏叶二钱
芳香疏散

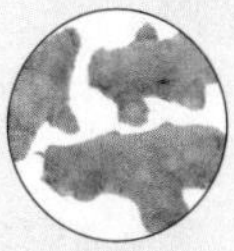

生姜三片
辛散化痰

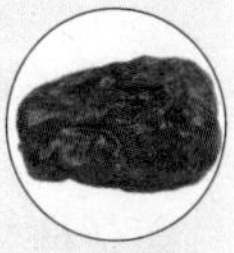

大枣两枚
健脾养血

服药时间：饭后 服药次数：日一服 服药温度：温

※ 1斤≈500g 1两≈31.25g 1钱≈3.125g 1分≈0.3125g

◆ 组成

制半夏五钱，姜制厚朴三钱，茯苓四钱，紫苏叶二钱。

◆ 用法

上述各药切碎，加生姜三片，大枣两枚，水煎服。

◆ **功效**

行气解郁，降逆化痰。

◆ **主治**

七情气郁，痰涎结聚。症见咽中有异物感，咳吐不出，吞咽不下，胸满喘急，或咳或呕，或攻冲作痛。

◆ **现代运用**

临床常用于治疗食道痉挛、慢性喉炎、梅核气、呼吸道炎症、胃肠神经官能症，慢性胃炎、胃下垂等属于痰气郁结者。

乌药顺气汤

出自《济生方》

乌药顺气芎芷姜　橘红枳桔及麻黄

僵蚕炙草姜煎服　中气厥逆此方详

中气：病证名，气类中风类型之一。指因怒动肝气、气逆上行所致的突然昏倒，不知人事，牙关紧闭，身体四肢逆冷等证。

厥逆：四肢逆冷。

详：周密完备。

方解 乌药顺气汤出自严用和所著的《济生方》，该方由乌药、橘红、川芎、白芷、炒枳壳、桔梗、麻黄、炒僵蚕、炮姜、炙甘草组成。用时与生姜、大枣同煎可行气祛痰，疏风开窍，用于治疗中气攻入四肢。症见突然昏厥，骨节疼痛，遍身周麻，不知人事，四肢厥冷，头晕目眩，牙关紧闭，脉沉浮，语言謇涩，口眼歪斜等证。本方以乌药为主药，兼顺表里之气，故名"乌药顺气汤"。

乌药顺气汤方解

君药 通调逆气

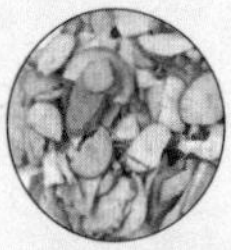

乌药二钱
降逆止痛

臣药 助君药理气，调畅气机

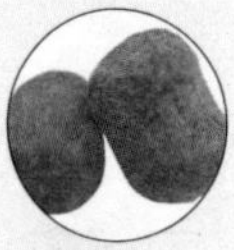

橘红二钱
理气健胃

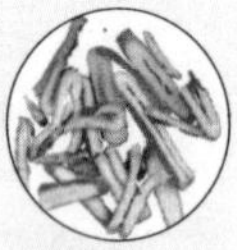

炒枳壳一钱
理气化痰

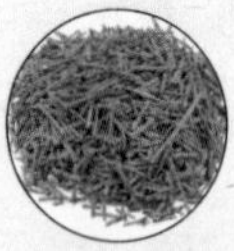

麻黄一钱
宣肺散邪

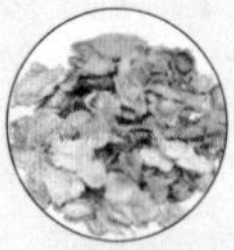

桔梗一钱
宣通肺气

佐使药 活血通阳祛风止痛

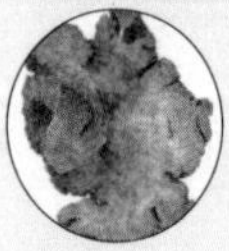

川芎一钱
活血止痛

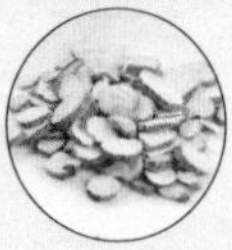

白芷一钱
和血散风

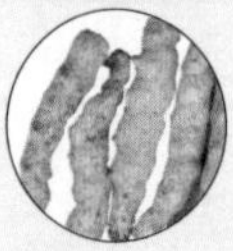

炒僵蚕五分
祛风解痉，化瘀散结

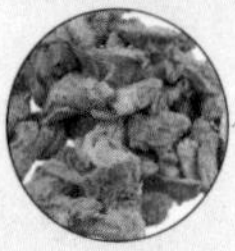

炮干姜五分
温经通阳

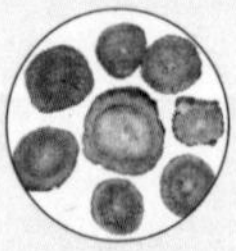

炙甘草五分
调和诸药

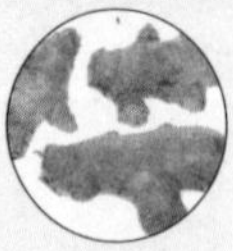

生姜三片
调和营卫

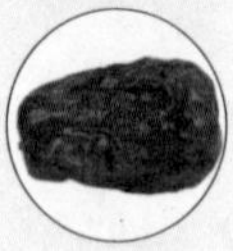

大枣一枚
调和营卫

服药时间：饭后服用　服药次数：日一服　服药温度：温

※ 1斤≈500g　1两≈31.25g　1钱≈3.125g　1分≈0.3125g

◆ 组成

乌药、橘红各二钱，麻黄（去根节）、川芎、白芷、炒枳壳、桔梗各一钱，炮干姜、炒僵蚕、炙甘草各五分。

◆ 用法

加生姜三片，大枣一枚，水煎服。

◆ 功效

顺气、化痰、祛风。

◆ 主治

中气证。症见突然昏厥，不省人事，四肢逆冷，脉沉浮等；或中风而遍身木麻，骨节疼痛，步履艰难，语言謇涩，口眼歪斜，喉中气急有痰者。

苏子降气汤

出自《备急千金要方》

苏子降气橘半归　前胡桂朴草姜依

下虚上盛痰嗽喘　亦有加参贵合机

上盛：痰涎上壅于肺。

下虚：肾阳虚衰。

依：傍着，归向。

合机：符合病机。

方解 苏子降气汤出自唐代孙思邈所著的《备急千金要方》，原名“紫苏子汤”，后被录入《太平惠民和剂局方》，名“苏子降气汤 ”。该方由紫苏子、橘红、制半夏、当归、前胡、厚朴、肉桂、炙甘草组成，与生姜同煎可祛痰止咳。用于治疗上实下虚之喘咳证。症见痰涎壅盛，喘咳气短，胸膈满闷，或腰疼脚软，咽喉不利，肢体倦怠，肢体浮肿，舌苔白滑或白腻。因本方具有祛痰，缓解呼吸困难，镇咳，促进血液循环等作用，临床上常用于治疗慢性支气管炎、支气管哮喘等呼吸道疾病。

苏子降气汤方解

君药 祛痰止咳

臣药 下气消痰，降逆除满，四药合用，助紫苏子降气祛痰平喘

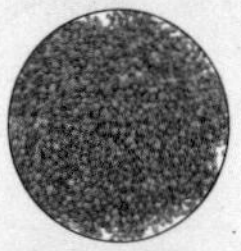

紫苏子二两半
降气平喘

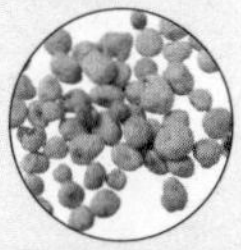

制半夏二两半
降逆化痰

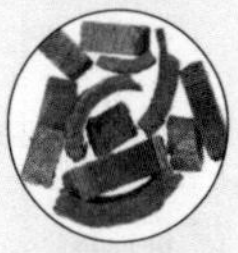

厚朴一两
降气宽胸

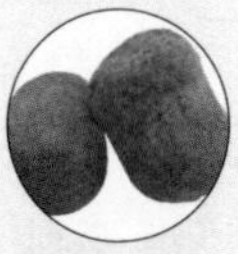

橘红一两半
燥湿化痰

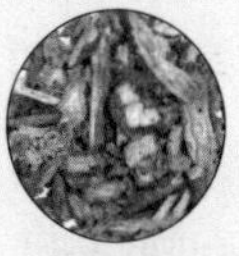

前胡一两
降逆除满

佐使药 治咳逆上气，又可制约温药之燥

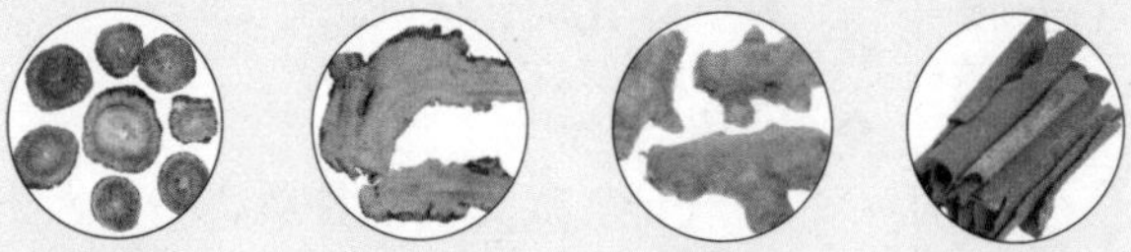
炙甘草二两
和中益气
川当归一两半
养血补虚，治咳逆上气
生姜三片
和胃散寒
肉桂一两半
温肾壮阳，纳气平喘

服药时间：饭后 服药次数：日两服 服药温度：温

※ 1斤≈500g 1两≈31.25g 1钱≈3.125g 1分≈0.3125g

◆ 组成

紫苏子、制半夏各二两半，川当归、橘红、肉桂各一两半，前胡、厚朴各一两，炙甘草二两。

◆ 用法

上述各药共研细末，每次用二钱至三钱，加生姜三片同煎温水服下。依本方制成的水丸与本方组成成分相同，即“苏子降气丸”，每次服一钱至三钱，每日服用两次，温开水送下。

◆ 功效

降气平喘，祛痰止咳。

◆ 主治

上实下虚证。症见痰涎壅盛，咳喘气短，胸膈满闷，或腰膝酸软，肢体倦怠，或肢体浮肿，舌苔白滑或白腻等。

◆ 临证加减

痰涎壅盛，喘咳气逆，卧则甚，加沉香降气平喘；兼风寒表证，加麻黄、杏仁宣肺止喘，疏散外邪；兼气虚，加人参以益气扶正。

◆ 现代运用

主要用于慢性支气管炎、支气管哮喘、肺气肿等属痰涎壅肺或兼肾阳不足者。

◆ 使用注意

肺肾阴虚、肺热痰盛之喘咳忌用本方。不宜与阿司匹林同时服用，以免加剧其对消化道的损害。

前胡 草部 山草类

散风清热 降气化痰

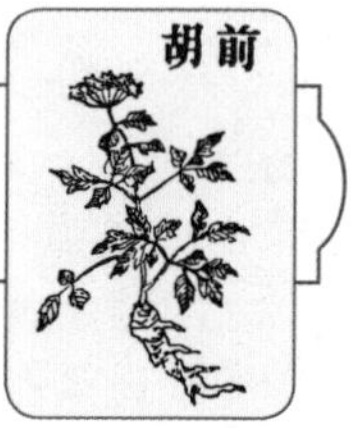
胡前

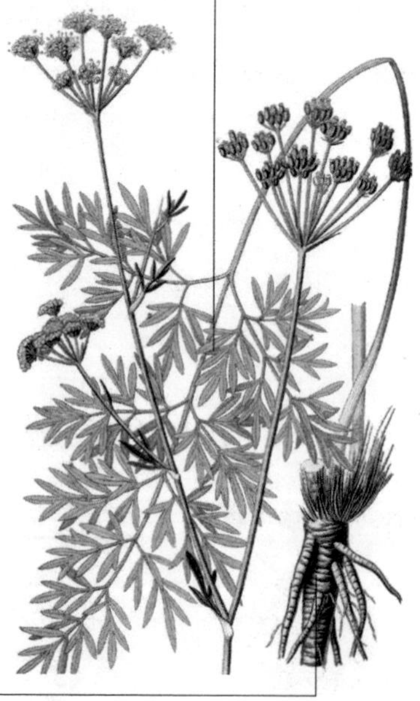
叶
[性味] 味苦，性微寒，无毒。
[主治] 治一切气，破症结，开胃下食，通五脏。
根
[性味] 味苦，性微寒，无毒。
[主治] 主痰满，疗胸胁痞塞，心腹气滞。

四磨汤

出自《济生方》

实者：身体壮实之人。

四磨亦治七情侵　人参乌药及槟沉
浓磨煎服调逆气　实者枳壳易人参
去参加入木香枳　五磨饮子白酒斟

方解 四磨汤出自严用和所著的《济生方》，该方由人参、乌药、槟榔、沉香组成。行气降逆，宽胸散结，用于治疗肝气郁结证。症见肝气郁结，胸膈烦闷，上气喘急，心下痞满，不思饮食，苔白脉弦。肝主疏泄，若情志不畅，即会导致肝失疏泄，肝气郁结，进而损及肺胃。本方以疏散郁结肝气为本。行气降气并用而以行气为主，以益气扶正为辅，使郁开而不伤正。方中四药非久煎不能出性，但煎煮过久又会使芳香之气散失而减弱疗效。因此，制作药剂时采用的是先磨浓汁再和水煎沸的方法，故名“四磨汤”。

四磨汤方解

服药时间	服药次数	服药温度
饭后	日一服	温

※ 1斤≈500g　1两≈31.25g　1钱≈3.125g　1分≈0.3125g

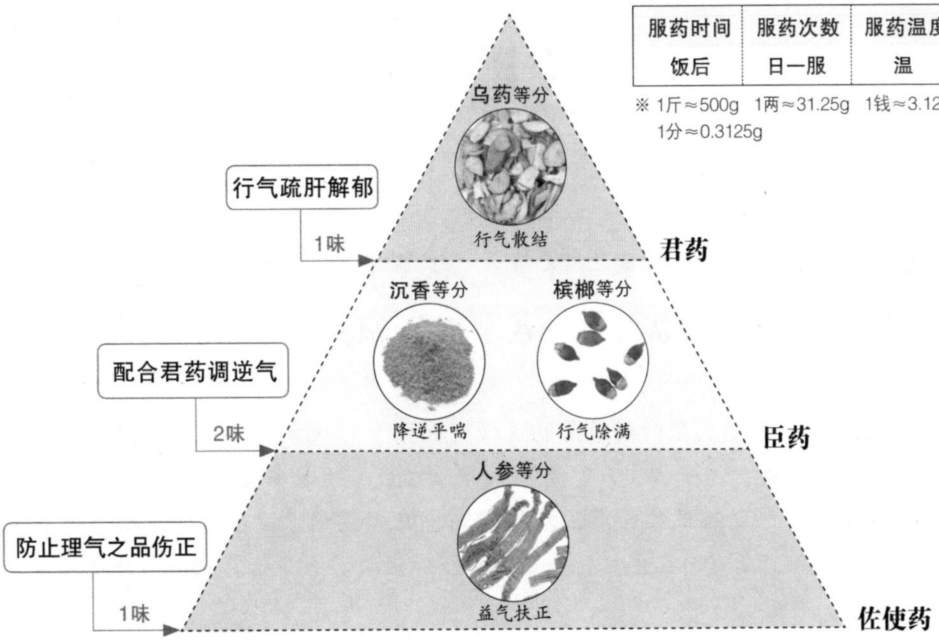

乌药等分
行气散结
行气疏肝解郁
1味
君药
沉香等分
降逆平喘
槟榔等分
行气除满
配合君药调逆气
2味
臣药
人参等分
益气扶正
防止理气之品伤正
1味
佐使药

◆ **组成**

人参、乌药、槟榔、沉香各等分。

◆ **用法**

上述四味药磨浓汁后和水煎三四沸，温服。

◆ **功效**

行气疏肝，降逆宽胸，兼益气。

◆ **主治**

七情不畅，肝气郁结，气逆不降。症见胸膈烦闷，心下痞满，上气喘急，不欲饮食等。

◆ **临证加减**

体壮气实而气结甚，见大怒，心腹胀痛，可易人参，加木香、枳实以行气破结；气滞肠闭见大便秘结，腹满胀痛，加枳实、大黄以通便导滞；下焦虚冷，阴寒冲逆见喘急、肢冷腰痛，可同时送服金匮肾气丸。

◆ **现代运用**

主要用于胃动力不足、支气管哮喘、肺气肿、小儿消化不良等属气滞兼有气逆者。

◆ **使用注意**

本方乃破降之峻剂，正气亏虚之神倦，脉弱者慎用。

定喘汤

出自《摄生众妙方》

定喘白果与麻黄　款冬半夏白皮桑

苏杏黄芩兼甘草　肺寒膈热喘哮尝

肺寒膈热： 指素体多痰（膈间有痰），又外感风寒，肺气壅闭，不得宣降（即肺寒），痰不得出，郁结生热（即膈热）。

喘哮： 即呼吸急促，升多降少，喉间有痰声像青蛙叫一样。

方解 定喘汤出自明代张时彻所著的《摄生众妙方》，方剂由白果、麻黄、半夏、款冬花、桑白皮、苏子、杏仁、黄芩、甘草组成。用时与生姜同煎，可宣肺降气，清热化痰。主治风寒外束，痰热壅肺，哮喘咳嗽，痰稠色黄，胸闷气喘，喉中有哮鸣声，或有恶寒发热，舌苔薄黄，脉滑数。方中诸药相配，外祛风寒，内消痰热，则咳喘自平。

定喘汤方解

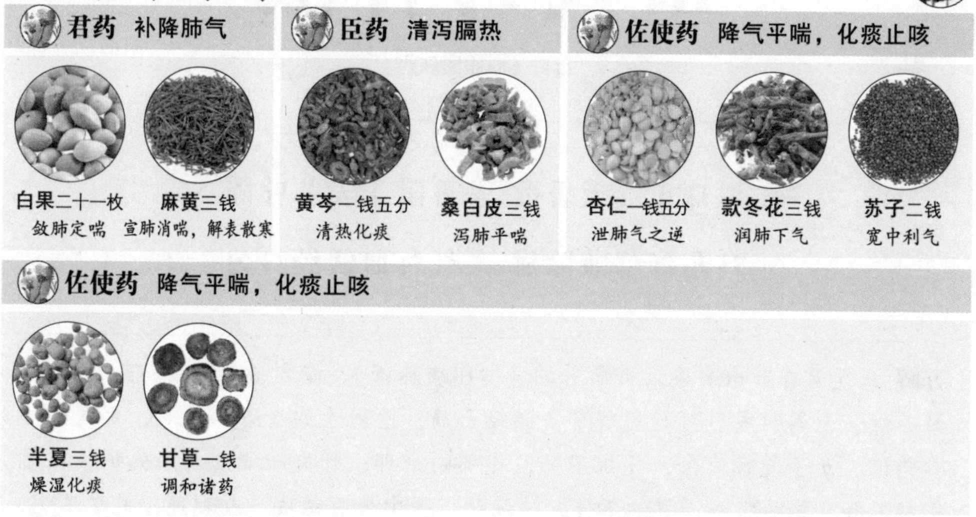
君药 补降肺气
白果二十一枚
敛肺定喘
麻黄三钱
宣肺消喘，解表散寒
臣药 清泻膈热
黄芩一钱五分
清热化痰
桑白皮三钱
泻肺平喘
佐使药 降气平喘，化痰止咳
杏仁一钱五分
泄肺气之逆
款冬花三钱
润肺下气
苏子二钱
宽中利气
佐使药 降气平喘，化痰止咳
半夏三钱
燥湿化痰
甘草一钱
调和诸药

服药时间：不拘时间 服药次数：日两服 服药温度：温　　※ 1斤≈500g 1两≈31.25g 1钱≈3.125g 1分≈0.3125g

◇ 组成

白果二十一枚，麻黄、款冬花、半夏、桑白皮各三钱，苏子二钱，杏仁、黄芩各一钱五分，甘草一钱。

◇ 用法

上述九味药水煎服。

◇ 功效

宣肺降气，化痰平喘。

◇ 主治

风寒外束，痰热内蕴。症见咳嗽气喘，痰多气急，痰稠色黄，恶寒发热，舌苔黄腻，脉滑数。

◇ 临证加减

无风寒外束，麻黄可酌情减量，或用炙麻黄，取其宣肺平喘之功效；痰稠难咳，酌加瓜蒌、胆南星清热化痰；肺热偏重，加石膏、鱼腥草以清泄肺热。

◇ 现代运用

临床上常用于治疗支气管哮喘，急慢性支气管炎等呼吸道疾病者。

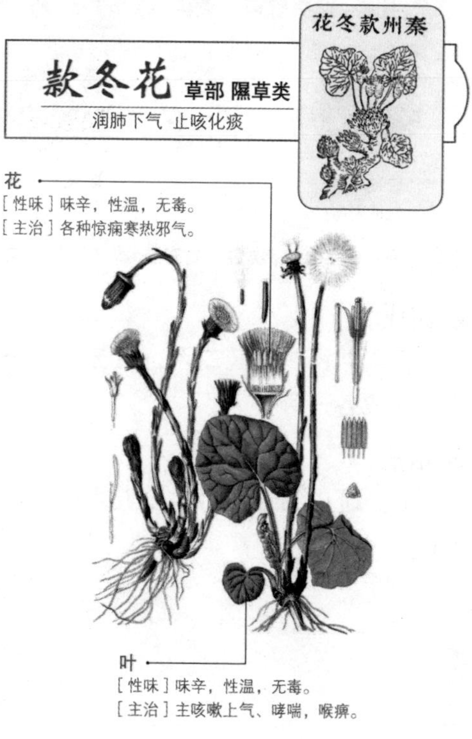
款冬花 草部 隰草类
润肺下气 止咳化痰
秦州款冬花
花
[性味] 味辛，性温，无毒。
[主治] 各种惊痫寒热邪气。
叶
[性味] 味辛，性温，无毒。
[主治] 主咳嗽上气、哮喘，喉痹。

正气天香散

出自《心印绀珠经》

绀珠正气天香散　　香附干姜苏叶陈

乌药舒郁兼除痛　　气行血活经自匀

绀珠：《心印绀珠经》，为元代李汤卿所著，一说是罗知悌所著。

匀：匀称，和谐。

方解 正气天香散出自李汤卿所著的《心印绀珠经》，该方由香附、乌药、陈皮、紫苏叶、干姜组成。可行气解郁，调经止痛，适用于妇女肝郁气滞，郁气上冲心胸证。女子气常有余，气机不畅，气郁则血郁；肝失疏泄则月经失调，症见气郁不舒，胸胁胀痛，胃纳不佳，脉沉弦。腹中如有结块，或刺痛，月水不调，舌淡白。方中诸药相合，理气解郁，活血止痛。

正气天香散方解

君药 理气解郁，调经

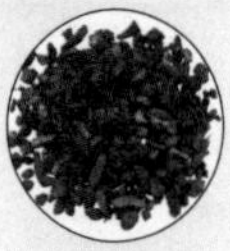

香附八两
疏肝解郁

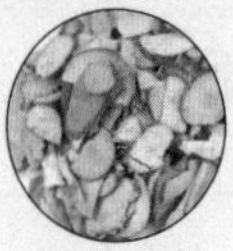

乌药二两
行气止痛

臣药 助香附理气解郁

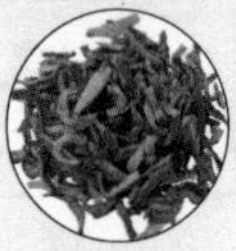

陈皮一两
理气宽胸

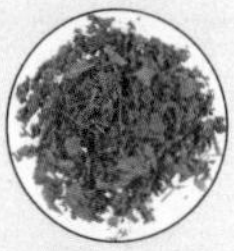

紫苏叶一两
助香附理，血分之气

佐使药 通经活血，调理冲任

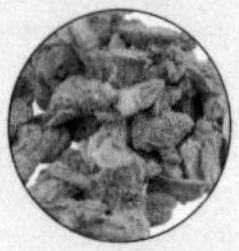

干姜一两
温中散寒

服药时间：饭后　服药次数：日三服　服药温度：凉

※ 1斤≈500g　1两≈31.25g　1钱≈3.125g　1分≈0.3125g

◇ 组成

香附八两，乌药二两，紫苏叶、干姜、陈皮各一两。

◇ 用法

上药研成细末，每次服五六钱，水煎服。

◇ 功效

行气解郁，调经止痛。

◇ 主治

女子肝郁气滞，郁气上冲心胸。症见胁肋刺痛，月经失调，乳房胀痛等。

第九章

理血之剂

理血之剂，即以理血药为主，活血祛瘀或止血，治疗瘀血和出血证的方剂。血是人体的重要物质，血行不畅，瘀滞内停，或离经妄行，血溢脉外，或生化无源，营血亏损，均可引起血分病变，如瘀血、出血、血虚等证。

使用理血剂时，要首先辨明病因，分清标本缓急，掌握急则治标，缓则治本，或标本兼顾的治疗原则。

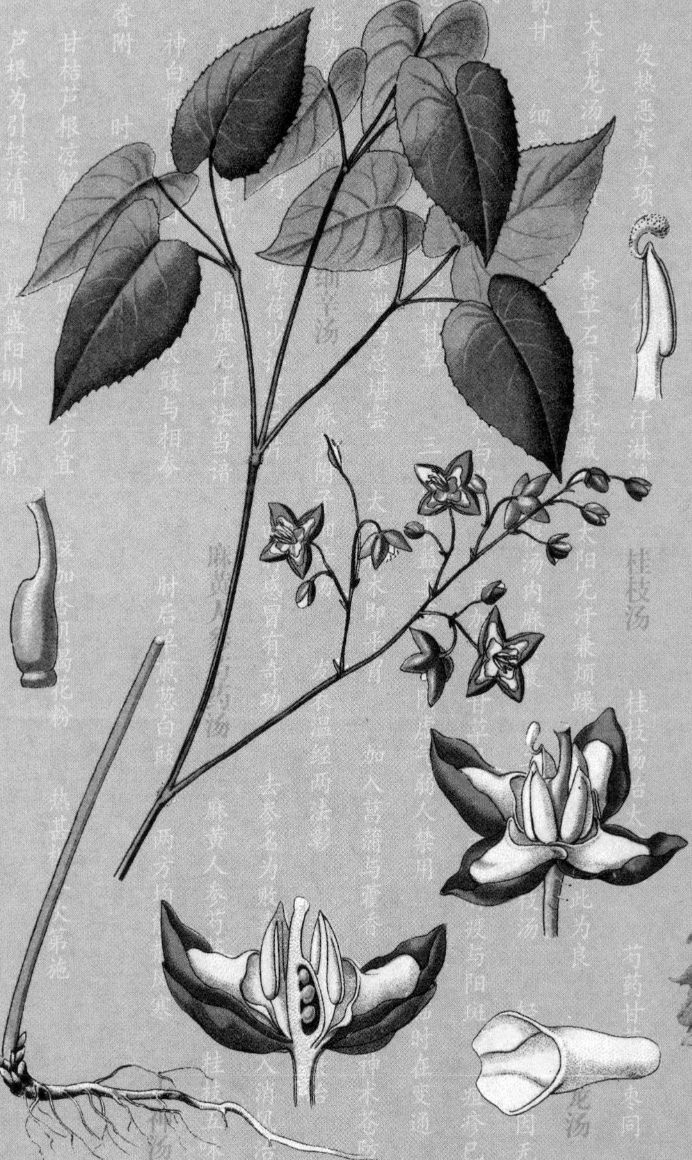

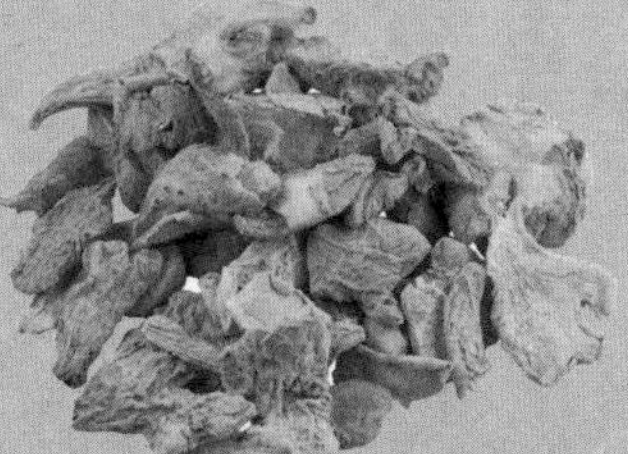

桃仁承气汤

出自《伤寒论》

桃仁承气五般奇　甘草硝黄并桂枝

热结膀胱少腹胀　如狂蓄血最相宜

热结：指热邪聚结而出现的病理现象。

蓄血：病证名。指邪在太阳（表证）没有解除，病邪随经传入膀胱化热，与血相搏结于下焦所致的蓄血证（即血瘀于下焦）。

方解 桃仁承气汤出自张仲景所著的《伤寒论》，本方由调胃承气汤（大黄、芒硝、甘草）加桃仁、桂枝演化而成。可破下血，清下瘀，用于治疗下焦蓄血证。风寒之邪与血热内结下焦，血结胸中，手不可近，或中焦蓄血，寒热胸满，漱水不欲咽，善忘，昏迷如狂者，谵语烦渴。此方治败血留经，月事不通。诸药合用可化瘀滞，清热结。

桃仁承气汤方解

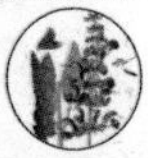

君药 配伍瘀热并治

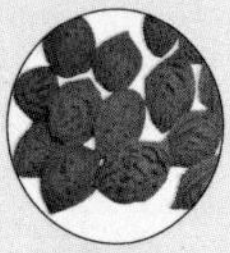

桃仁五十个
破血逐瘀

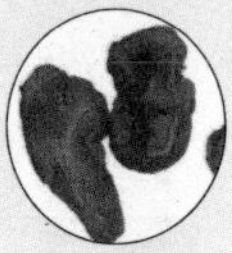

大黄四两
泻热逐瘀

臣药 温通经脉，下瘀泻热

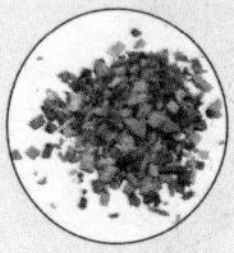

桂枝二两
通行血脉

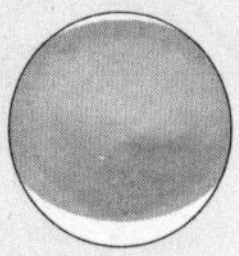

芒硝二两
咸寒软坚

佐使药 益气和中

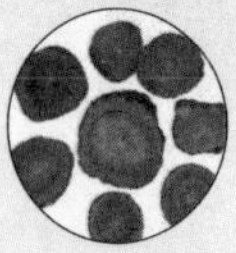

炙甘草二两
缓和药性

服药时间：不拘时候　服药次数：日三服　服药温度：温

※ 1斤≈500g　1两≈31.25g　1钱≈3.125g　1分≈0.3125g

◇ 组成

炙甘草、芒硝、桂枝各二两，大黄四两、桃仁五十个。

◇ 用法

上述五味药，水煎，分三次温服。芒硝得溶，方可服用。

◇ 功效

破血下瘀。

◇ 主治

下焦蓄血。症见少腹急结（即感拘急胀满），大便色黑，小便自利，谵语烦渴，甚则其人如狂，脉沉实或涩等。

◇ 现代运用

临床上常用于治疗跌打损伤，疼痛不能转侧，或经闭、痛经、产后恶露不尽等，以少腹急结，小便自利，脉沉涩为辨证要点。现代研究已证明，本方可抗凝血、化瘀血、抗炎，同时抗渗出、抗惊厥、可止血。

人参养荣汤

出自《三因方》

人参养荣即十全　除却川芎五味联——联：联合，连接。

十全：即“十全大补汤”。

陈皮远志加姜枣　肺脾气血补方先

方解 人参养荣汤出自陈言所著的《三因方》，原名“养荣汤”，《太平惠民和剂局方》将其更名为“人参养荣汤”。该方由白芍、当归、陈皮、黄芪、桂心、人参、白术、炙甘草、熟地黄、五味子、茯苓、远志组成，与生姜、大枣同煎，温补气血，补心宁神，用于治疗气血两虚证。症见倦怠乏力，食少无味，心悸失眠健忘，咽干唇燥，形体消瘦，气短自汗，动则气喘。方剂中诸药合用，补益气血，因以人参为主药，方剂又为汤剂，故名“人参养荣汤”。

人参养荣汤方解

君药　益气补血

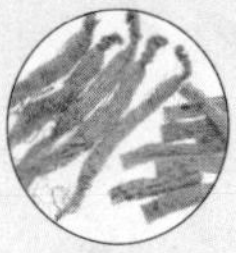

人参一两
大补元气

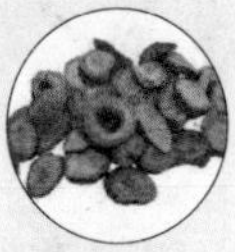

白芍三两
补血敛阴

臣药　助君药健脾益气

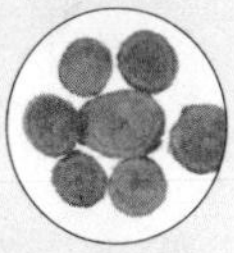

黄芪一两
固表止汗

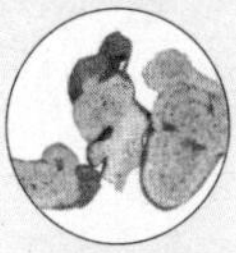

白术一两
燥湿，生化气血

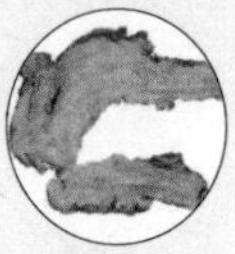

当归一两
助白芍补血

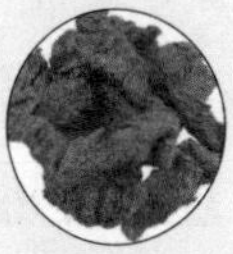

熟地黄七钱半
助白芍补血

佐使药　补肺养心，使补血不滞，补气不壅

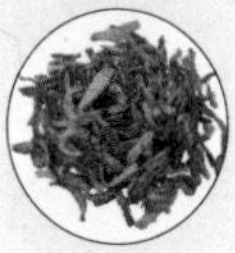

陈皮一两
理气健胃

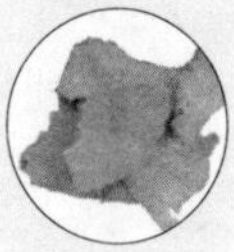

茯苓七钱半
健脾渗湿，宁心安神

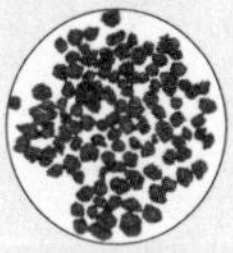

五味子七钱半
敛阴止汗，补肺养心

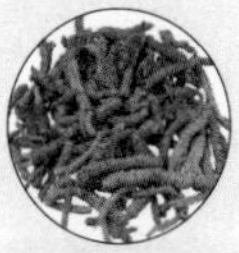

远志半两
养心安神

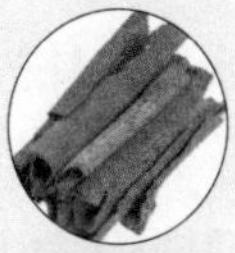

桂心一两
滋养气血，鼓舞气血生长

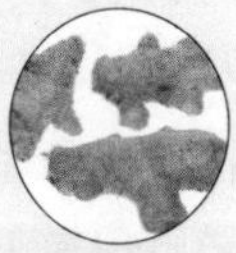

生姜三片
调补脾胃

佐使药　补肺养心，使补血不滞，补气不壅

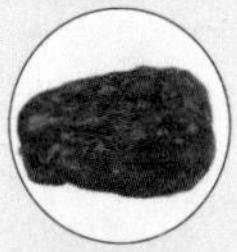

大枣二枚
益气固表

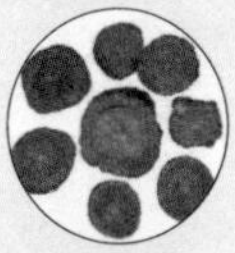

炙甘草一两
调和诸药

服药时间：饭后　服药次数：日两服　服药温度：温

※ 1斤≈500g　1两≈31.25g　1钱≈3.125g　1分≈0.3125g

◇ 组成

白芍三两，当归、陈皮、黄芪、桂心、人参、白术、炙甘草一两，熟地黄、五味子、茯苓各七钱半，远志半两。

◇ 用法

上述十二味药研成粗末，每次服用四钱，与生姜三片、大枣二枚同煎后温服。照本方制成蜜丸，即“人参养荣丸”，每次服用三钱，每日服用两次，温开水服下。

◇ 功效

益气补血，养心安神。

◇ 主治

积劳虚损，脾肺气虚，营血不足。症见呼吸少气，心虚惊悸，行动喘息，咽干唇燥，饮食无味，体倦肌瘦，身热自汗，毛发脱落，口微渴，心烦，胸脘痞闷，不欲饮食，舌苔薄白或薄黄，脉浮。

◇ 现代运用

临床上不仅可用于治疗慢性胃炎、贫血、慢性肝炎、其他慢性疾病；产后、出血后、肉芽生成不全、自主神经功能失调等气血两虚者；还可用于慢性支气管炎、肺结核、失眠等气血两虚兼寒象者。以气短乏力，舌淡红，口干唇燥，心悸，失眠，脉细弱为辨证要点。现代药理研究表明，本方不仅能改善气血两虚的状态，还能安神、祛痰、止咳。

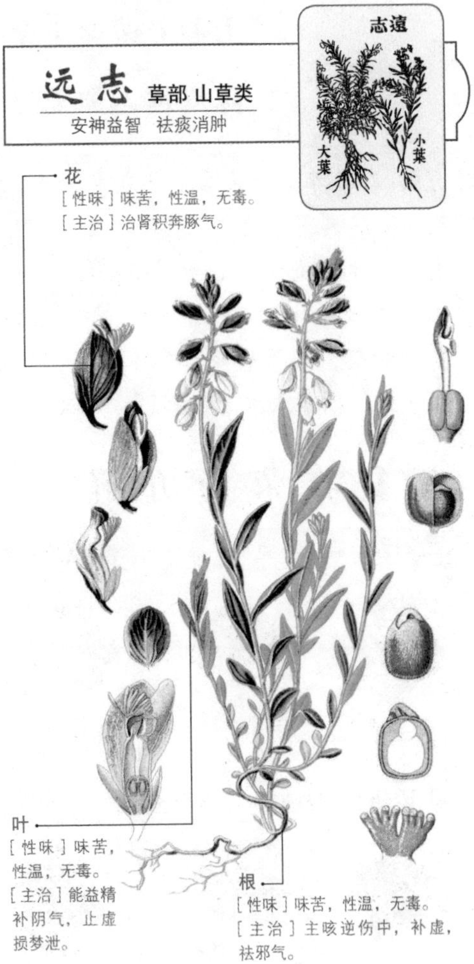
远志 草部 山草类
安神益智 祛痰消肿
志遠
大葉
小葉
花
[性味]味苦，性温，无毒。
[主治]治肾积奔豚气。
叶
[性味]味苦，性温，无毒。
[主治]能益精补阴气，止虚损梦泄。
根
[性味]味苦，性温，无毒。
[主治]主咳逆伤中，补虚，祛邪气。

四物汤

出自《仙授理伤续断秘方》

四物地芍与归芎　血家百病此方通
八珍合入四君子　气血双疗功独崇
再加黄芪与肉桂　十全大补补方雄
十全除却芪地草　加粟煎之名胃风

崇：高。
雄：为首，领先。
粟：粟米，即小米。

方解 四物汤出自蔺道人所著的《仙授理伤续断秘方》，较《太平惠民和剂局方》早两个多世纪，方剂由当归、白芍、熟地黄、川芎四味药组成。具有补血调血之功，是中医补血养血的经典药方。血是构成人体和维持人体正常生命活动的基本物质之一，若血液虚亏，脏腑失去濡养，则易患营血虚滞证。症见心悸失眠，头晕目眩，面色无华，形瘦乏力，妇女月经不调，或经闭不通，脐腹作痛，舌淡，脉细弦或细涩。

四物汤方解

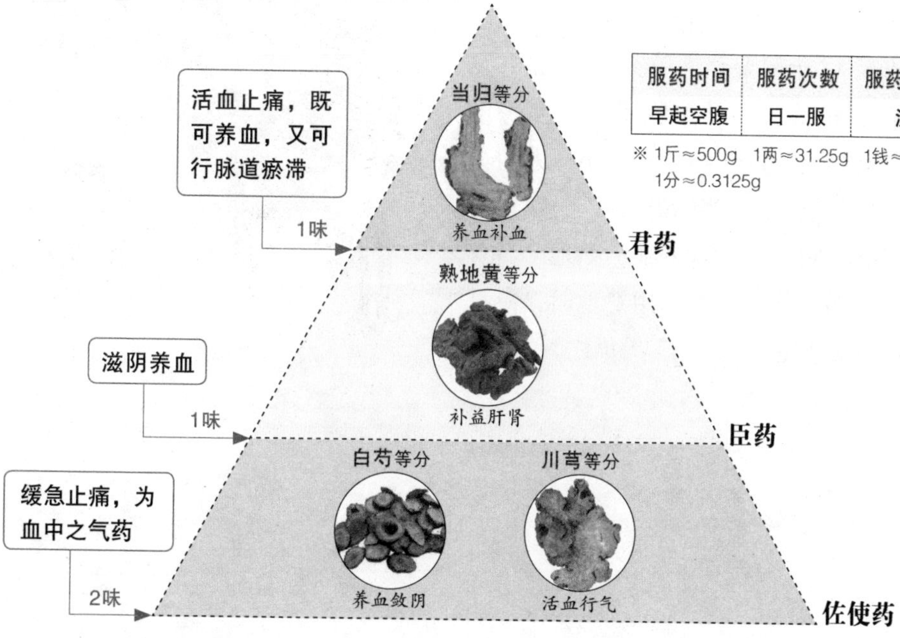
当归等分
养血补血
君药
活血止痛，既可养血，又可行脉道瘀滞
1味
熟地黄等分
补益肝肾
臣药
滋阴养血
1味
白芍等分
养血敛阴
川芎等分
活血行气
佐使药
缓急止痛，为血中之气药
2味

服药时间	服药次数	服药温度
早起空腹	日一服	温

※ 1斤≈500g　1两≈31.25g　1钱≈3.125g　1分≈0.3125g

◇ 组成

熟地黄、当归、白芍、川芎各等分。

◇ 用法

上述四味药研为粗末，每次三钱，水煎后去渣空腹热服。

◇ 功效

补血调血。

◇ 主治

营血虚滞。症见心悸失眠，头晕目眩，唇爪无华，妇女月水不调，量少或经闭，脐腹作痛，舌质淡，脉细弦或细涩。

◇ 临证加减

气虚，加人参、黄芪等补气生血（《脉因证治》圣愈汤）；瘀滞重，白芍易赤芍，并加桃仁、红花，以活血祛瘀（《医垒元戎》桃红四物汤）；血虚有寒，加炮干姜、肉桂、吴茱萸以温通血脉；血虚有热，加黄芩、丹皮，熟地易生地以清热凉血；妊娠胎漏，加阿胶、艾叶止血安胎（《金匮要略》胶艾汤）。原方中诸药剂量等分，具体服用时可参考《蒲辅周医疗经验》“川芎量宜小，大约为当归之半，地黄为当归的二倍”；以及《谦斋医学讲稿》“用作养血，熟地、当归较重，白芍次之；在不用熟地时，白芍的用量又往往重于当归”等描述。

◇ 现代运用

主要用于治疗妇女月经不调、胎产疾病，扁平疣、荨麻疹等皮肤病，神经性头痛、过敏性紫癜等属营血虚滞者。

◇ 使用注意

湿盛中满，大便溏泻者禁用；大失血者，不宜服用本方。

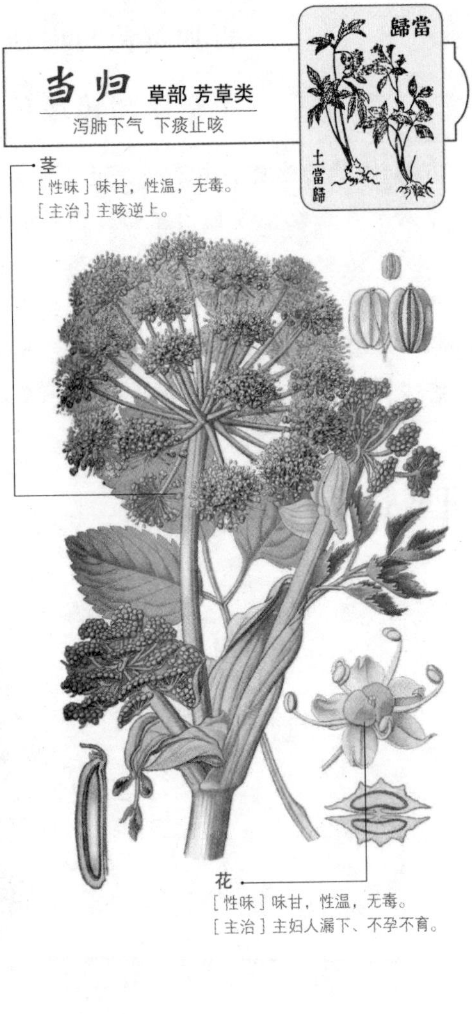
当归 草部 芳草类
泻肺下气 下痰止咳
歸當
土當歸
茎
[性味] 味甘，性温，无毒。
[主治] 主咳逆上。
花
[性味] 味甘，性温，无毒。
[主治] 主妇人漏下、不孕不育。

犀角地黄汤

出自《备急千金要方》

犀角地黄芍药丹　血升胃热火邪干

斑黄阳毒皆堪治　或益柴芩总伐肝

干：冒犯，冲犯。

斑黄阳毒：即阳毒发斑。阳毒，指热邪较重，热壅于上。斑，指发于肌肤表面的片状斑块，抚之不碍手。此乃因胃热盛，热伤血络，迫血妄行，外溢肌肤，则发斑成片。热毒甚则斑色紫黑。

方解　犀角地黄汤出自孙思邈所著的《备急千金要方》，方剂由犀角、生地黄、芍药、牡丹皮组成。具有清热解毒，凉血散瘀之功，用于治疗热入血分证，或热扰心神，或热邪入血妄行，或血分热毒耗伤血中津液。症见热扰心神，昏狂发斑，斑色紫黑，舌绛起刺，脉细数；或见吐血、衄血、尿血，舌红绛，脉数；或喜旺如狂，漱水不欲咽，大便色黑易解。方剂中诸药相配，可清热解毒，凉血散瘀，凉血与活血散瘀并用，热清血宁而无耗血动血之虑，凉血止血又无冰伏留瘀之弊。

犀角地黄汤方解

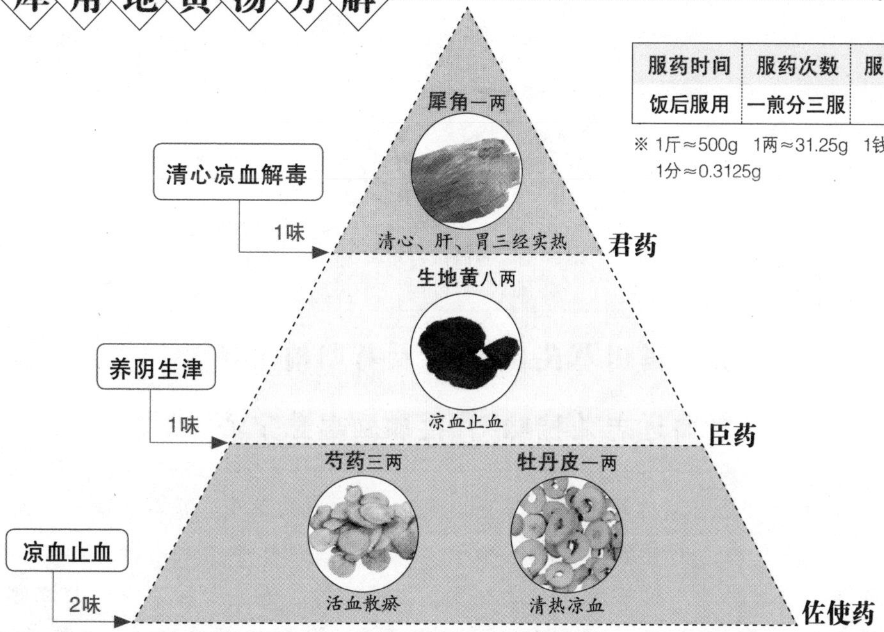
犀角一两
清心、肝、胃三经实热
君药
清心凉血解毒
1味
生地黄八两
凉血止血
臣药
养阴生津
1味
芍药三两
活血散瘀
牡丹皮一两
清热凉血
佐使药
凉血止血
2味

服药时间	服药次数	服药温度
饭后服用	一煎分三服	温

※ 1斤≈500g　1两≈31.25g　1钱≈3.125g　1分≈0.3125g

◆ 组成

犀角一两、生地黄八两、芍药（以赤芍为宜）三两、牡丹皮一两。

◆ 用法

上述四味药。水煎服（犀牛为国家重点保护动物，严禁捕猎，临床上犀角用水牛角代替，用量为犀角的十倍），一煎分三次服用。

◇ 功效

清热解毒，凉血散瘀。

◇ 主治

①伤寒温病，热入血分。症见身热谵语，昏狂发斑，紫黑斑色，舌绛起刺，脉细数。

②热伤血络，迫血妄行。症见衄血、吐血、便血、溲血（尿血），舌红绛，脉数等。

③蓄血留瘀。症见善忘，漱水不欲咽，大便色黑易解等。

◇ 临证加减

瘀热互结之蓄血，喜忘发狂，可加大黄、黄芩以清热祛瘀；郁怒而挟肝火，可加柴胡、黄芩、栀子以清泻肝火；心火炽盛，可加黑栀子、黄连以清心泻火；热盛神昏，可同时送服紫雪丹或安宫牛黄丸，以开窍清热醒神；吐血，可加白茅根、三七、花蕊石以清胃止血；衄血，可加黄芩、白茅根、青蒿以止血清肺；尿血，可加小蓟、白茅根等以通淋止血；便血，可加地榆、槐花以清肠止血；发斑，可加紫草、青黛等以凉血化斑。

◇ 现代运用

主要用于治疗急性重型肝炎、弥漫性血管内凝血、流行性脑脊髓膜炎、斑疹伤寒，以及溃疡病出血等属血分热盛者。

◇ 使用注意

阳虚或气虚之失血证，禁用本方。

养心汤

出自《仁斋直指方论》

养心汤用草芪参　二茯芎归柏子寻

夏曲远志兼桂味　再加酸枣总宁心

方解 养心汤出自杨士瀛所著的《仁斋直指方论》，方剂由黄芪、茯苓、茯神、川芎、当归、半夏曲、炙甘草、人参、柏子仁、肉桂、五味子、远志、酸枣仁组成。可补血养心安神，用于治疗心虚血少，怔忡惊悸。症见心神不宁，心悸健忘，神志不安，怔忡惊惕，气短自汗，神疲乏力，脉细弱。心主神血而藏神，心静则神藏，躁则消亡，心血虚则易动，故怔忡惊悸，不得安宁也。方剂中诸药合用，可补心安神，故名“养心汤”。

养心汤方解

君药 使气血生化有源，则心血虚得补

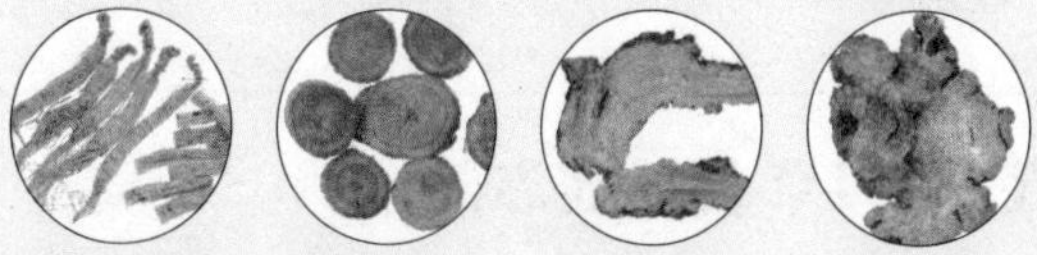

人参二钱半 补益元气 | 炙黄芪一两 益气补脾 | 当归一两 补血活血 | 川芎一两 行气活血

臣药 补益心脾，宁心安神

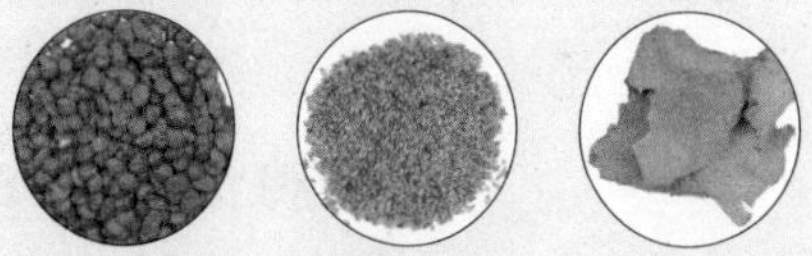

酸枣仁二钱半 补中益肝 | 柏子仁二钱半 补血养心安神 | 茯苓一两 健脾渗湿

臣药

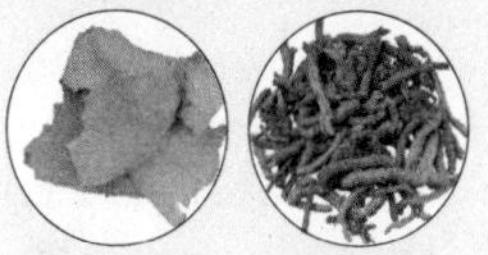

茯神一两 宁心安神 | 远志二钱半 安神益智

佐使药 畅血行，引药入心经既可敛心气，又可敛心阴

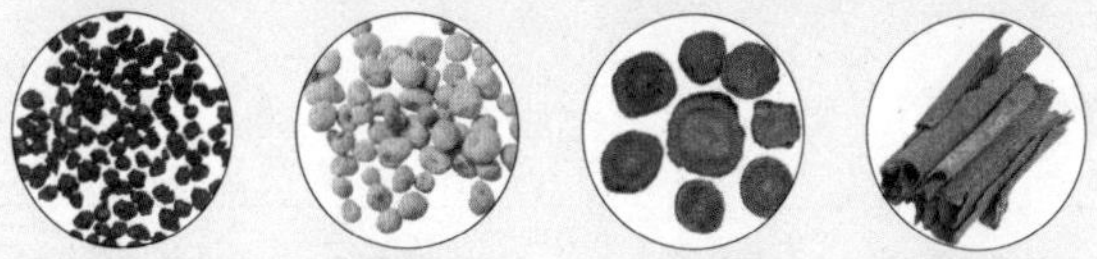

五味子二钱半 敛心益肾 | 半夏曲一两 燥湿化痰 | 炙甘草一钱 益气补心 | 肉桂二钱半 温化阳气

服药时间：饭后服用 服药次数：日一服 服药温度：温

※ 1斤≈500g 1两≈31.25g 1钱≈3.125g 1分≈0.3125g

◆ 组成

炙黄芪、茯苓、茯神、川芎、当归、半夏曲各一两，人参、柏子仁、远志、肉桂、五味子、酸枣仁各二钱半，炙甘草一钱。

◆ 用法

上述十三味药研为粗末，每次用五钱，水煎服。

◆ 功效

补血养心。

◆ 主治

心虚血少。症见怔忡惊惕，心神不宁等。

◆ 现代运用

临床上常用于治疗心虚血少之心悸易惊，失眠多梦，健忘等。

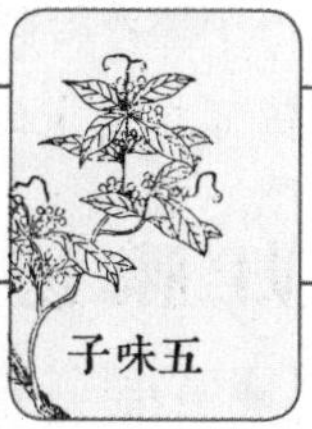

子味五

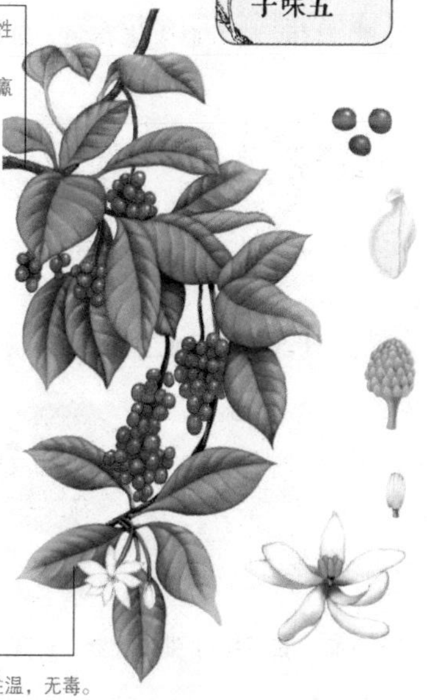

五味子 草部 蔓草类
收敛固涩 益气生津
茎
[性味] 味酸，性温，无毒。
[主治] 治劳伤羸瘦，补不足。
叶
[性味] 味酸，性温，无毒。
[主治] 强阴，益男子精。

归脾汤

出自《正体类要》

归脾汤用术参芪　归草茯神远志随

酸枣木香龙眼肉　煎加姜枣益心脾

怔忡健忘俱可却　肠风崩漏总能医

怔忡：患者自觉心跳剧烈。

肠风：脾虚不能统摄而致便血。

崩漏：病证名。也名崩中漏下。崩，指不在经期突然阴大量出血，来势急骤，出血如注；漏是出血量少，淋漓不止。

方解　归脾汤出自薛己所著的《正体类要》，是在严用和《济生方》“归脾汤”的基础上加当归、远志衍生而来。方剂由人参、白术、茯神、酸枣仁、龙眼肉、黄芪、当归、远志、木香、炙甘草组成，加生姜、大枣同煎，可养血安神，补心益脾，用于治疗心脾两虚证或脾不统血证。脾为营卫气血生化之源，大量益气健脾药配伍可益气补血，健脾养心，为治疗思虑过度，劳伤心脾，气血两虚之良方。

归脾汤方解

君药　使气血生化有源，则心血虚得补

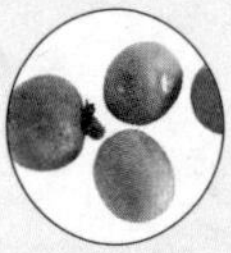

龙眼肉一两
补益心脾

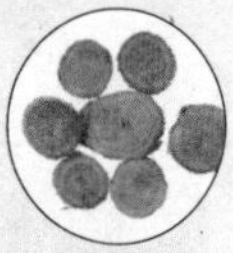

黄芪一两
补气升阳

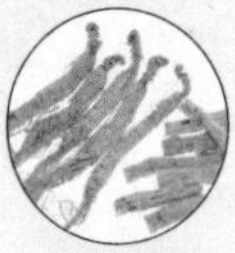

人参半两
益气生津

臣药　补益心脾，宁心安神

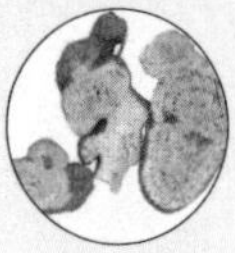

白术一两
健脾益气

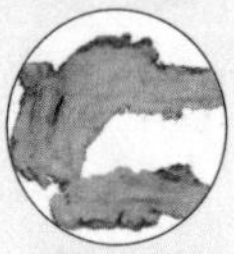

当归半两
补血活血

佐使药　使气血生化有源，则心血虚得补

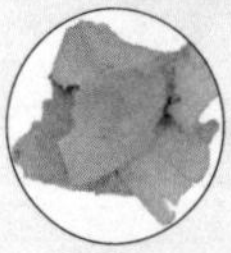

茯神一两
宁心安神

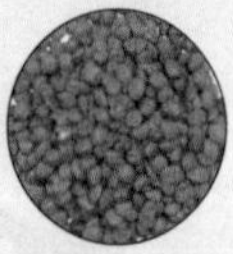

酸枣仁一两
补中益肝

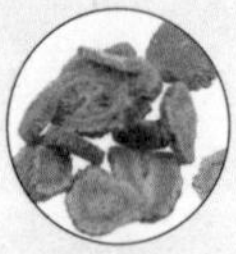

木香半两
健脾和胃

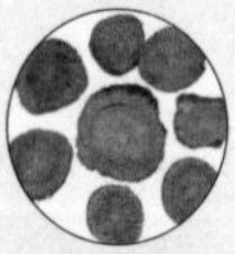

炙甘草二钱半
补脾益气

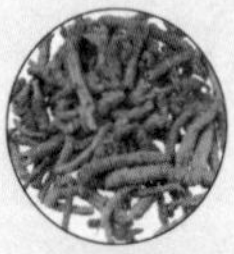

远志半两
安神益智

服药时间：饭后服用 服药次数：日两服 服药温度：温

※ 1斤≈500g　1两≈31.25g　1钱≈3.125g　1分≈0.3125g

◆ 组成

白术、黄芪、茯神、酸枣仁、龙眼肉各一两，人参、当归、远志、木香各半两，炙甘草二钱半。

◆ 用法

上述十味药切碎，研成粗末，每次服

用四钱，加生姜五片，大枣一枚水煎，去渣温服。本方制成蜜丸，即“人参归脾丸”。每次服三钱，每日服用两次，温开水送下。

◇ 功效

益气补血，健脾补心。

◇ 主治

①思虑过度，劳伤心脾，心脾两虚，气血不足。症见失眠健忘，心悸怔忡，盗汗，食少体倦，舌苔白，面色萎黄，脉细微。

②脾虚不能统血。症见崩漏、便血，妇人月经提前，量多色浅，或淋漓不尽，或带下等。

◇ 临证加减

血虚较甚，面色虚白，头晕心悸，加熟地、阿胶等；崩漏下血兼少腹冷痛，四肢不温，加艾叶（炭）、炮姜（炭）；崩漏下血兼口干舌干，虚热盗汗，加生地炭、阿胶珠、棕榈炭。

◇ 现代运用

主要用于治疗神经衰弱、冠心病、胃及十二指肠溃疡性出血、再生障碍性贫血、功能性子宫出血、血小板减少性紫癜等属心脾气血两虚及脾不统血者。

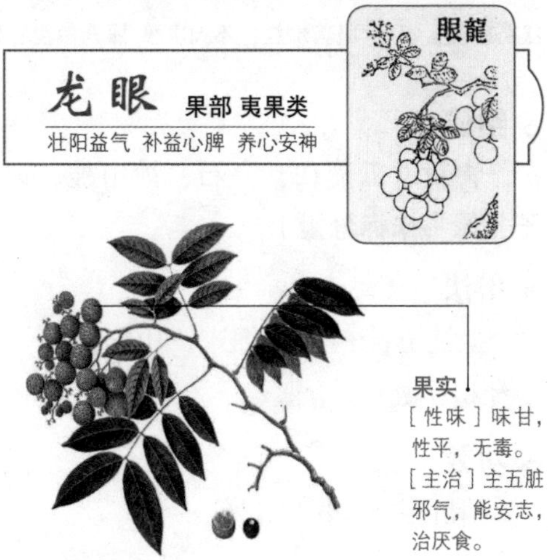
龙眼 果部 夷果类
壮阳益气 补益心脾 养心安神
眼龍
果实
[性味] 味甘，性平，无毒。
[主治] 主五脏邪气，能安志，治厌食。

咯血方

出自《丹溪心法》

咳血方中诃子收　瓜蒌海石山栀投
青黛蜜丸口噙化　咳嗽痰血服之瘳

收：指诃子味酸涩收敛，以敛肺止咳。
噙（qín）：含在口中。
瘳（chōu）：病愈。

方解 咳血方出自朱震亨所著的《丹溪心法》，方剂由诃子、瓜蒌仁、海石、炒山栀、青黛组成，可清肝宁肺，止血凉血。中医认为，郁怒伤肝，情志抑郁，肝气郁结、化火犯肺，易患肝火犯肺证。症见咳嗽痰稠带血，咳痰不爽，心烦易怒，胸肋胀痛，颊赤便秘，舌红苔黄，烦热口渴，脉弦数。方中各药配伍，可清泻肝火。又因本方属寒凉降泄之剂，故肺肾阴虚及脾虚便溏者，不宜服用。

咯血方方解

君药 清火凉血

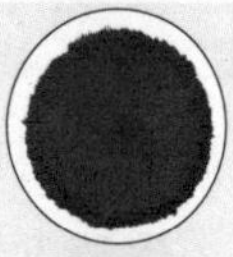

青黛
清肝泻火，
凉血止血

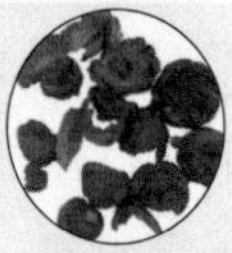

炒山栀
降火除烦，
导热下行

臣药 清热化痰

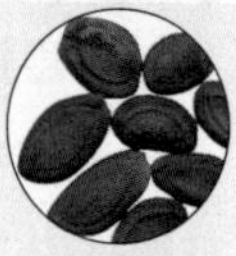

瓜蒌仁
润肺止咳

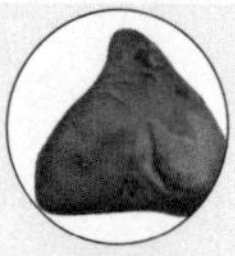

海石
软坚化痰

佐使药 止咳下气

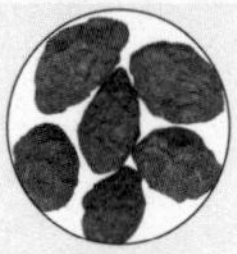

诃子
清热敛肺

服药时间：饭后 服药次数：不拘次服 服药温度：温

※ 1斤≈500g 1两≈31.25g 1钱≈3.125g 1分≈0.3125g

◆ 组成

青黛、瓜蒌仁、海石、炒山栀、诃子（原书未标分量）。

◆ 用法

上述五味药共研细末，用白蜜和生姜汁相和做丸，含服。

◆ 功效

清肝宁肺，化痰止咳。

◆ 主治

肝火犯肺之咯血证。症见咳嗽痰稠，痰中带血，咳吐不利，心烦易怒，胸胁作痛，颊赤便秘，舌红苔黄，脉弦数等。

◆ 临证加减

肺热阴伤甚者，加麦冬、沙参、阿胶以清热养阴；咯血较多，加白及、白茅根、侧柏叶以止血；咳甚痰多，加川贝母、天竺黄、枇杷叶清热化痰、止咳。

◆ 现代运用

主要用于肺结核咯血、支气管扩张等属肝火犯肺病症。

◆ 使用注意

肺肾阴虚及脾虚便溏者，不宜服用本方。

青黛 草部 隰草类

清热解毒，消肿散结

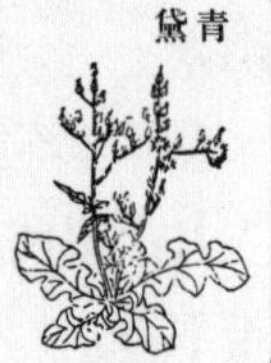
黛青

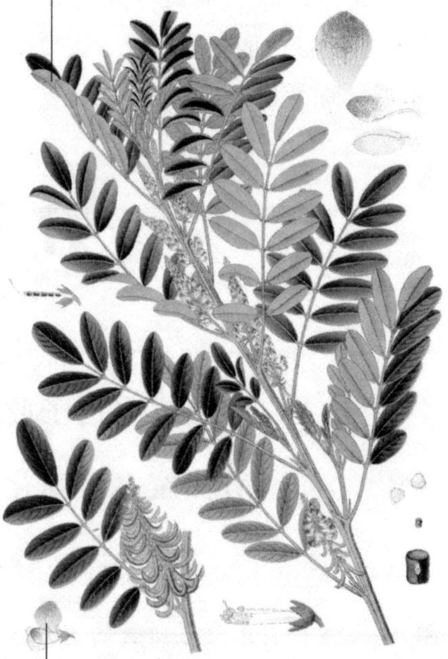
叶
[性味] 味咸，性寒，无毒。
[主治] 解各种药毒，小儿诸热。
花
[性味] 味咸，性寒，无毒。
[主治] 能泻肝，散五脏郁火，解热。

槐花散

出自《普济本事方》

槐花散用治肠风　侧柏黑荆枳壳充

为末等分米饮下　宽肠凉血逐风功

肠风： 便前下血，血色新鲜，直出四射者为肠风。

方解 槐花散出自许叔微所著的《普济本事方》，方剂由槐花、侧柏叶、荆芥穗、枳壳组成。方剂可燥湿理气，凉血止血，用于治疗肠风脏毒。湿热风邪，伤及血络，可致便后出血，或便中带血，血色鲜红或晦暗。此脏毒肠风下血不止，纯用辛凉苦寒之药，方中诸药配合，泄肠胃之热，消肠中风邪，血得凉而宁静，则病自然减矣。

槐花散方解

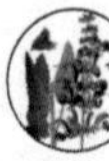

服药时间	服药次数	服药温度
饭前服用	日三服	温

※ 1斤≈500g　1两≈31.25g　1钱≈3.125g
1分≈0.3125g

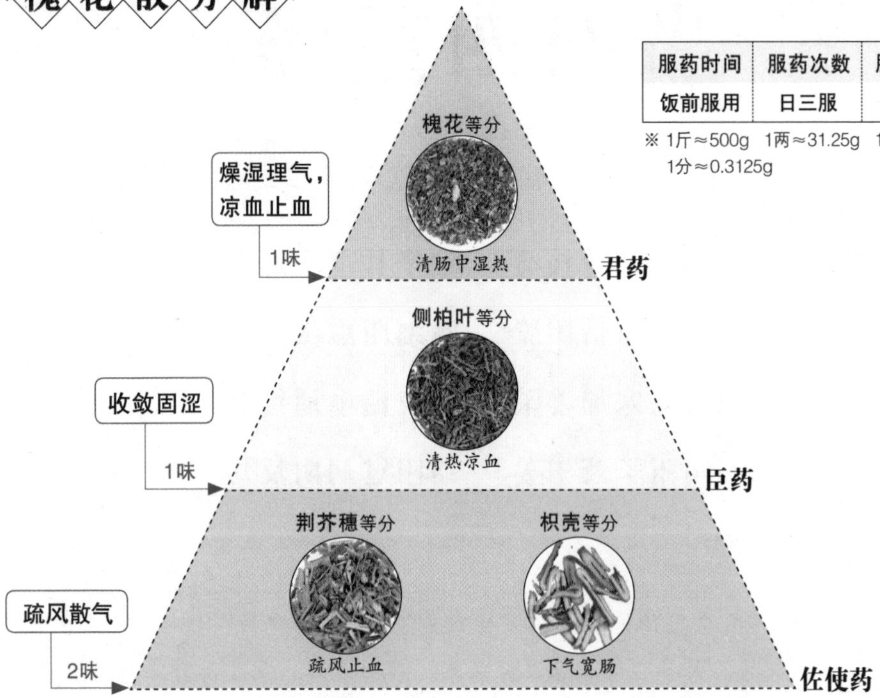

槐花等分
清肠中湿热
燥湿理气，凉血止血
1味
君药
侧柏叶等分
清热凉血
收敛固涩
1味
臣药
荆芥穗等分
疏风止血
枳壳等分
下气宽肠
疏风散气
2味
佐使药

◇ 组成

槐花、侧柏叶、荆芥穗炒黑、枳壳各等分。

◇ 用法

上述四味药研成细末，用清米汤调服二钱，饭前空腹服用。若作汤剂，水煎服。

◆ **功效**

清肠止血，疏风下气。

◆ **主治**

肠风脏毒下血。症见便前出血，或便后出血，或粪时出血，痔疮出血，血色鲜红或晦暗（脏毒下血则晦暗），舌红，脉数等。

◆ **临证加减**

大肠热盛，加黄连、黄檗以清肠中之热；便血且出血量多，加大蓟、地榆、小蓟以加强凉血止血之功。

◆ **现代运用**

主要用于肛裂、痔疮、结肠炎等属风热湿毒下迫大肠者。

◆ **使用注意**

不宜久服；便血日久而正气亏损者，不宜单用本方。

当归四逆汤

出自《伤寒论》

当归四逆桂枝芍　细辛甘草木通着

再加大枣治阴厥　脉细阳虚由血弱

内有久寒加姜茱　发表温中通经脉

不用附子及干姜　助阳过剂阴反灼

阴厥：即寒厥。是由阳虚阴盛而引起的厥证。此是因阳虚血弱，又受寒邪，寒凝经脉，四末失其温养，而致手足厥冷。

过：太甚。

灼：烧灼，即煎熬阴液。

方解 当归四逆汤出自张仲景所著的《伤寒论》，方剂由当归、桂枝、芍药、细辛、炙甘草、木通、大枣组成。可温经散寒，养血通脉，用于治疗血虚寒厥证。症见手足厥冷，口不渴，或腰、股、腿、足疼痛或麻木，舌淡苔白，脉细欲绝或沉细。本方证由营血虚弱，寒凝经脉，血行不利所致：血行不利，阳气不能达于四肢末端，营血不能充盈血脉，遂呈手足厥寒、脉细欲绝。本方剂中配伍之各方共奏温经散寒，养血通脉之效。温而不燥，补而不滞，阴寒除，证自愈。

当归四逆汤方解

君药 温补肝血，祛寒		臣药 助君药温经散寒		佐使药 补血养阴		
当归三两	桂枝三两	芍药三两	细辛三两	木通二两	大枣二十五枚	炙甘草二两
补血和血	温经散寒	养血和营	温经散寒	通利血脉	益气补血	益气健脾

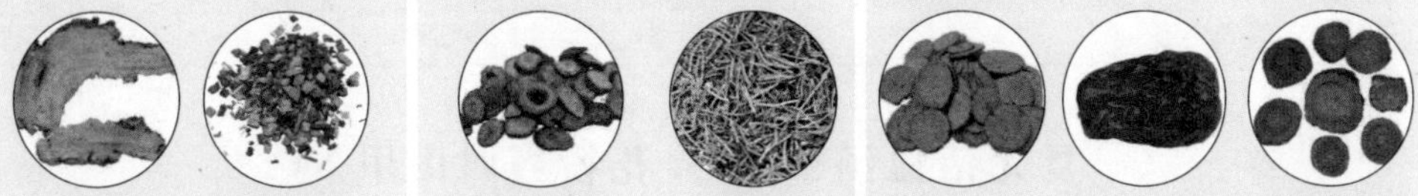

服药时间：饭后 服药次数：日三服 服药温度：温

※ 1斤≈500g 1两≈31.25g 1钱≈3.125g 1分≈0.3125g

◆ 组成

当归、桂枝、芍药、细辛各三两，炙甘草、木通各二两，大枣二十五枚。

◆ 用法

上述七味药水煎，分三次温服。

◆ 功效

温经散寒，养血复脉。

◆ 主治

阳气不足而又血虚，外受寒邪。症见手足厥冷，舌淡苔白，脉细欲绝或沉细。也可治寒入经络所致的腰、股、腿、足疼痛。

◆ 临证加减

内有久寒，脘痛呕逆，加生姜、吴茱萸以温阳散寒；血虚明显，面色无华，加鸡血藤、阿胶以养血和营；寒凝血滞，肢节疼痛，加乳香、仙茅、没药以温经活血止痛；风稽经络，手足麻木，加威灵仙、黄芪、僵蚕以益气祛风疏通经络等。

◆ 现代运用

主要用于血栓闭塞性脉管炎、坐骨神经痛、风湿性关节炎、多发性神经炎、雷诺病、小儿硬皮肿等。

◆ 使用注意

素体湿热偏盛或阴虚内热者，禁用本方。

细辛 草部 山草类

祛风散寒，通窍止痛，温肺化饮

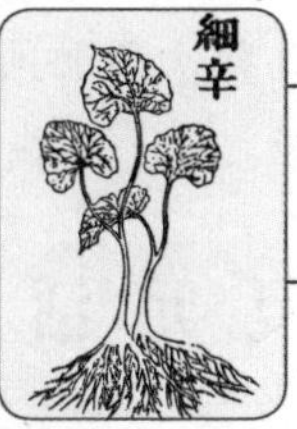
細辛

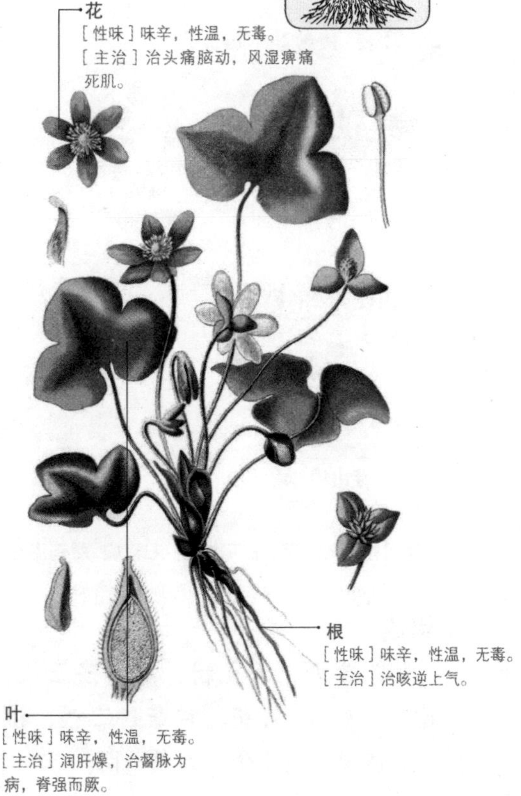
花
[性味] 味辛，性温，无毒。
[主治] 治头痛脑动，风湿痹痛死肌。
根
[性味] 味辛，性温，无毒。
[主治] 治咳逆上气。
叶
[性味] 味辛，性温，无毒。
[主治] 润肝燥，治督脉为病，脊强而厥。

复元活血汤

出自《医学发明》

复元活血汤柴胡　花粉当归山甲入

桃仁红花大黄草　损伤瘀血酒煎祛

祛：祛除，摆脱，去掉。

方解 复元活血汤出自李东垣所著的《医学发明》，方剂由柴胡、花粉、当归、穿山甲、甘草、红花、桃仁、大黄组成。可活血化瘀，疏肝通络，主要用于治疗跌打损伤，胁肋瘀肿疼痛，痛不可忍，舌红苔黄，脉弦紧。跌打损伤，必有瘀血积于两胁间，肝主藏血，其经行于两胁，气血瘀滞不通，不通则痛，无论何经之伤，皆应主治于脏。方中诸药合用，活血祛瘀，破瘀通络，消炎止痛。

复元活血汤方解

君药 攻散肋下瘀血

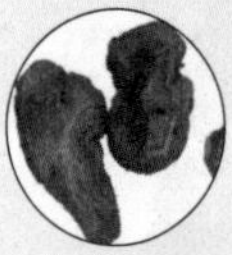

大黄一两
活血化瘀，引瘀血下行

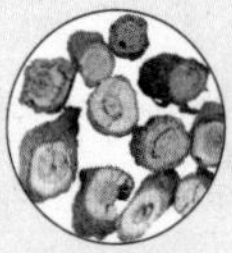

柴胡半两
疏肝调气，引药达病所

臣药 活血化瘀，消肿止痛

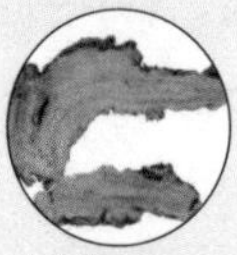

当归三钱
活血补血

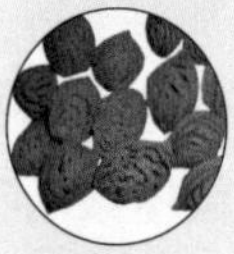

桃仁五十个
活血祛瘀

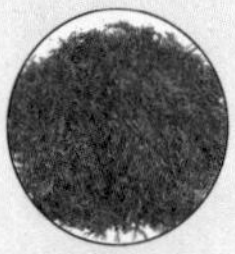

红花二钱
活血通经

佐使药 消瘀润燥

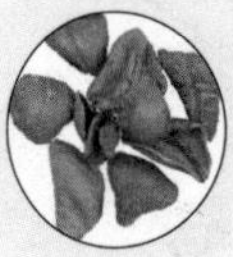

穿山甲二钱
破血逐瘀

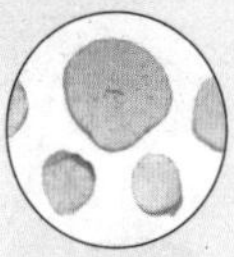

天花粉三钱
清热润燥

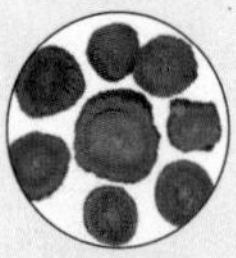

甘草二钱
缓急止痛

服药时间：饭前服用　服药次数：日两服　服药温度：温　※ 1斤≈500g　1两≈31.25g　1钱≈3.125g　1分≈0.3125g

◆ 组成

柴胡半两，天花粉、当归各三钱，穿山甲（炮）、红花、甘草各二钱，桃仁（去皮尖）五十个，大黄一两。

◆ 用法

上述八味药共研粗末，每次用一两，水酒煎（水和酒比例为3 ∶ 1），去渣，温热服。

◇ **功效**

活血祛瘀，疏肝通络。

◇ **主治**

跌打损伤，瘀血留于胁下。胁肋疼痛不可忍。

◇ **临证加减**

瘀痛重，配七厘散同用，也可酌加乳香、没药以助化瘀止痛；肿胀甚，加青皮、木香、香附以行气消肿止痛；瘀阻化热，大便干燥，可加芒硝以通便泻热。

◇ **现代运用**

主要用于治疗胸胁软组织损伤、非化脓性肋软骨炎、骨折、肋间神经痛等属瘀血瘀滞者。

◇ **使用注意**

药后痛减，可不服；孕妇禁用。

小蓟饮子

出自《济生方》

小蓟饮子藕蒲黄　木通滑石生地襄

归草黑栀淡竹叶　血淋热结服之良

血淋：淋证之一。即小便淋涩不畅，尿时痛而有血。又有血虚、血冷、血热、血瘀之分。本方所治血淋是瘀热结于下焦所致。

方解 小蓟饮子出自严用和所著的《济生方》，方剂由小蓟、藕节、蒲黄、木通、滑石、当归、炙甘草、栀子、淡竹叶、生地黄组成，可凉血止血，利尿通淋。热结下焦，蕴于膀胱，气化失司，故小便频数；热伤血络，阴血外溢，故尿中带血。方中以凉血止血与利水通淋药配伍，止血之中兼以化瘀，血止而不留瘀；利水通淋中兼以养阴血，利尿泻火养阴。下焦热结之血淋、尿血之证自愈。

小蓟饮子方解

君药 导湿热

小蓟半两
凉血止血

臣药 使血止而不留瘀

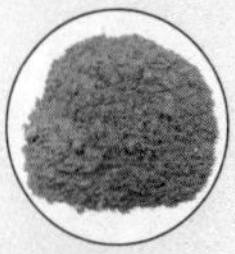

蒲黄半两
止血化瘀

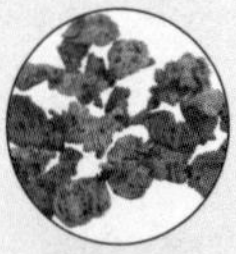

藕节半两
止血散瘀

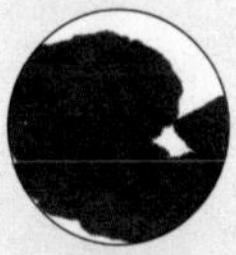

生地黄四两
凉血养阴

佐使药 清热利尿通淋

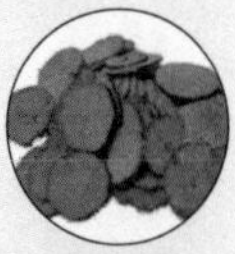

木通半两
清热利尿

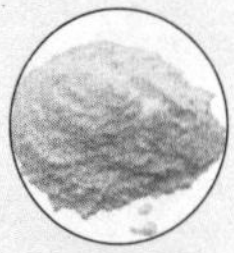

滑石半两
利窍通水

佐使药 清热利尿通淋

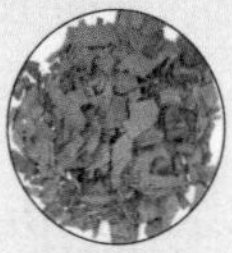
淡竹叶半两
清心利尿

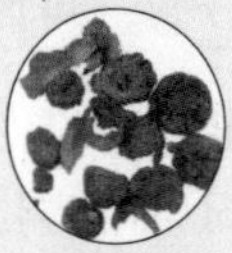
栀子半两
清热泻火除烦

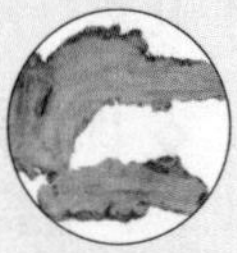
当归半两
养血益阴

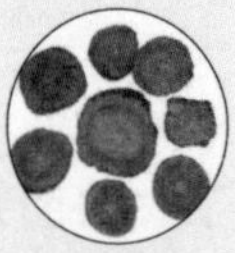
炙甘草半两
调和诸药

服药时间：饭后 服药次数：日三服 服药温度：温

※ 1斤≈500g 1两≈31.25g 1钱≈3.125g 1分≈0.3125g

◇ 组成

小蓟、藕节、蒲黄、木通、滑石、当归、炙甘草、栀子炒黑、淡竹叶各半两，生地黄四两。

◇ 用法

上述十味药研成粗末，每次服用四钱，水煎后，去渣温服，饭前空腹服用。

◇ 功效

凉血止血，利尿通淋。

◇ 主治

下焦热结之血淋、尿血。症见尿中带血，小便频数，赤涩热痛，舌红脉数等。

◇ 临证加减

热甚淋重，加蒲公英、鱼腥草、石韦以利尿通淋；瘀阻尿道疼痛甚，加川牛膝、琥珀以化瘀止痛；尿中带石而尿血，加海金沙、金钱草、鸡内金以化石通淋。

◇ 现代运用

主要用于急性肾小球肾炎、尿路感染、急性肾盂性肾炎、泌尿系统结石等属热结下焦者。

第十章

祛风之剂

祛风之剂，以辛散祛风或熄风止痉药为主组成，疏散外风，平熄内风。风有内风、外风，内风应以平熄，外风则应发散。平熄有滋阴熄风、平肝熄风、泻火熄风、和血熄风等法。祛散有祛风除湿，疏风泄热，祛风养血，搜风逐寒等法。本章方剂分为疏散外风和平熄内风两类。

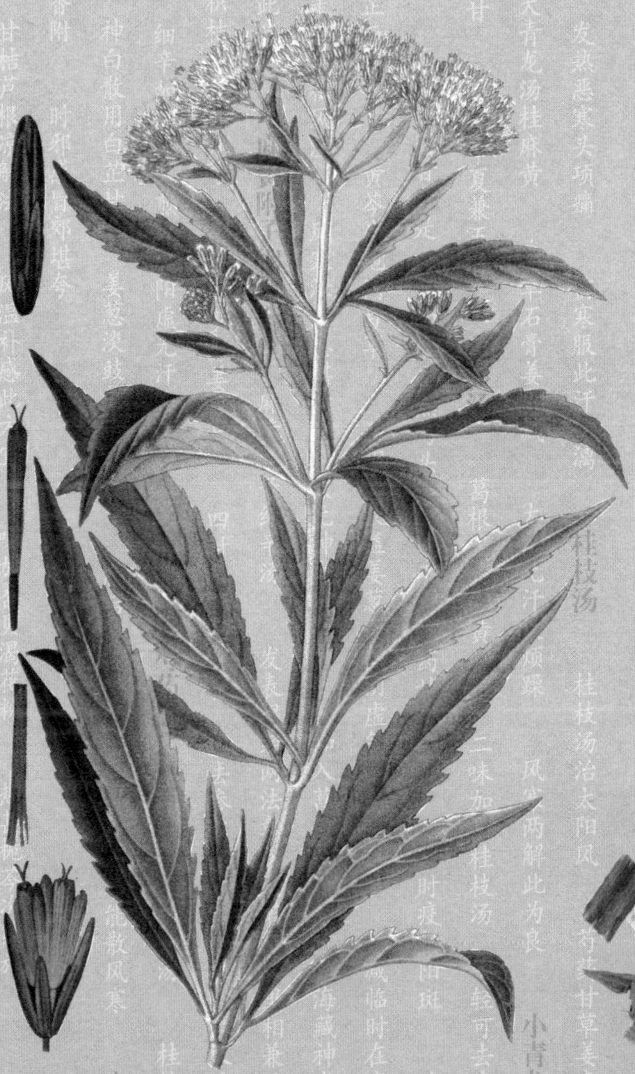

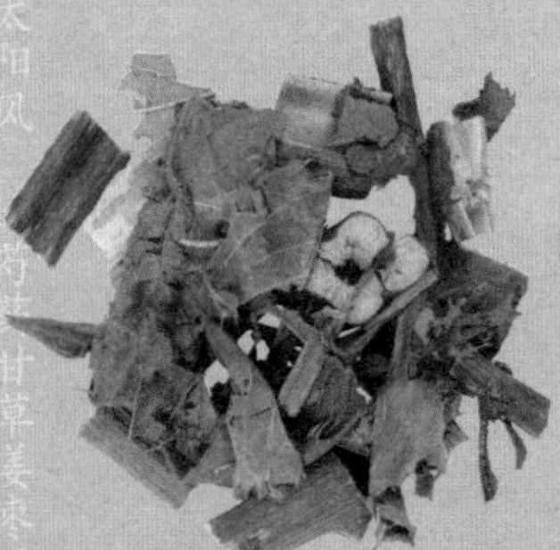

三生饮

出自《易简方》

三生饮用乌附星　三皆生用木香听

加参对半扶元气　卒中痰迷服之灵

星香散亦治卒中　体肥不渴邪在经

三生：方中川乌、附子、南星三味药皆生用，取其力峻而行速，故名“三生饮”。

元气：即原气。包括元阴和元阳之气。禀受于先天而赖后天荣养而滋生，由先天之精所化，故名。

卒中：卒中，即中风，突然发生昏扑，不省人事等病证。

痰迷：即痰迷心窍（痰蒙心包）。主要症状有意识模糊，喉有痰声，胸闷，甚者昏迷不醒，苔白腻，脉滑等。

方解 三生饮出自《易简方》，为宋代王硕所首创，后被《太平惠民和剂局方》所记载。方剂由生南星、生川乌、生附子、木香组成，可祛风化痰，散寒助阳，治卒中风。患者体虚加之嗜食肥胖，又感风寒，痰阻心窍，阴寒内盛。方中诸药配合，可祛风散寒，化痰回阳，乃通经络之峻剂。

三生饮方解

服药时间	服药次数	服药温度
饭后	日一服	温

※ 1斤≈500g　1两≈31.25g　1钱≈3.125g　1分≈0.3125g

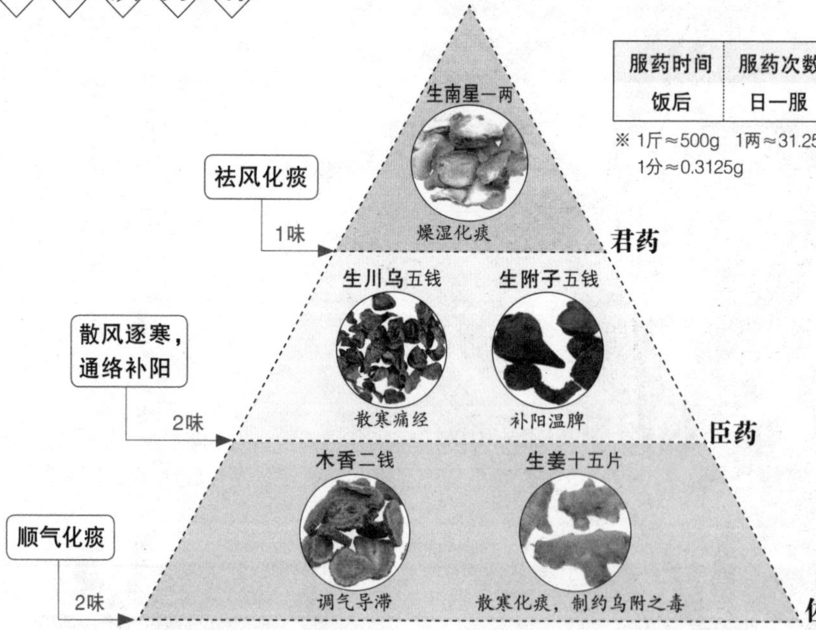

生南星一两
燥湿化痰
祛风化痰
1味
君药
生川乌五钱
散寒痛经
生附子五钱
补阳温脾
散风逐寒，通络补阳
2味
臣药
木香二钱
调气导滞
生姜十五片
散寒化痰，制约乌附之毒
顺气化痰
2味
佐使药

◇ 组成

生川乌、生附子各五钱，生南星一两，木香二钱。

◇ 用法

上述四味药研成粗末，每次服用半两，加生姜十五片水煎，温服，不拘时服。

◆ **功效**

散风除痰，助阳祛寒。

◆ **主治**

卒中痰厥。症见突然昏厥，不省人事，痰涎壅盛，语言謇涩，四肢厥逆等。

◆ **现代运用**

临床上常用于治疗脑卒中、癫痫、面部神经麻痹等，属痰盛而外受风邪者，以肥胖，卒中不省人事，痰涎壅盛四肢厥逆，舌白，脉沉浮为辨证要点。现代药理研究同时表明，本方具有强心、镇静、镇痛、抗惊厥等作用。

地黄饮子

出自《黄帝素问宣明论方》

地黄饮子山茱斛　麦味菖蒲远志茯

苁蓉桂附巴戟天　少入薄荷姜枣服

喑厥风痱能治之　火归水中水生木

地黄：本方以熟地黄滋养肾阴为主，所以用地黄作为方名。

喑厥：指失声不能说话（舌强不能言语）。厥，是手足厥冷。

风痱：指四肢痿废，不能运动。风痱，即中风后出现瘫痪，足废不能行。

方解 地黄饮子出自刘完素所著的《黄帝素问宣明论方》，方剂由熟地黄、山茱萸、石斛、麦冬、五味子、石菖蒲、远志、茯苓、肉苁蓉、官桂、炮附子、巴戟天组成。用时与薄荷同煎，可滋肾阴，补肾阳，开窍化痰，主治喑痱证。“喑”指舌强不能言；“痱”指足废不能用。其证由下元虚衰，虚火上炎，痰浊上泛，堵塞窍道所致。方中诸药配伍，上下兼治，标本兼顾，易为升降，迅达经络，温补下元，摄纳浮阳，喑痱自愈。

地黄饮子方解

君药 滋肾阴，补肾阳

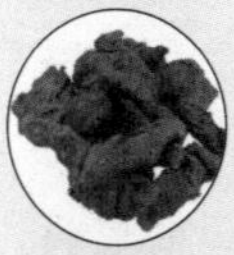

熟地黄等分
滋肾填精益髓

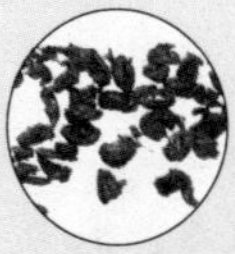

山茱萸等分
补肝肾，益精气

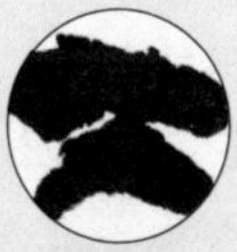

肉苁蓉等分
补肾壮阳

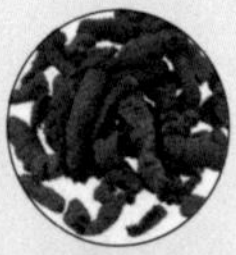

巴戟天等分
温补肾阳

臣药 配君药以助阴中求阳，阳中求阴

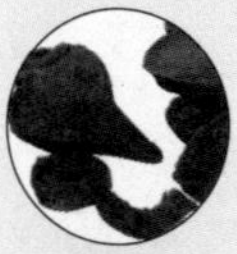

炮附子等分
引火归原

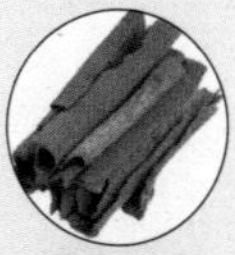

肉桂等分
散寒止痛

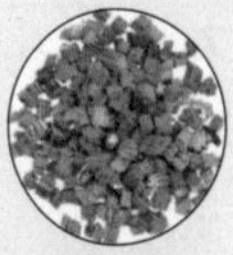

石斛等分
益胃生津

臣药

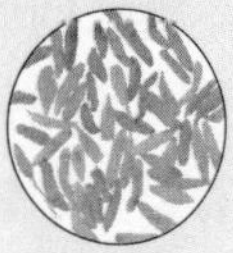

麦冬等分
滋肾益胃

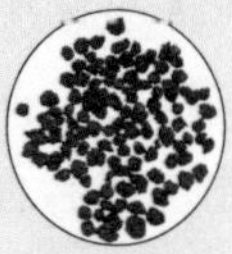

五味子等分
固肾益肺

佐使药 交通心肾，开窍化痰

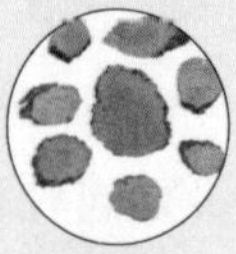

石菖蒲等分
开窍化痰

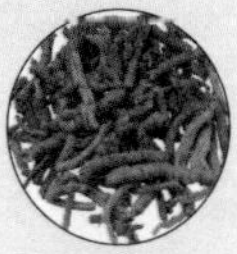

远志等分
安神化痰

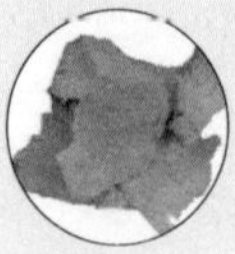

茯苓等分
渗湿健脾

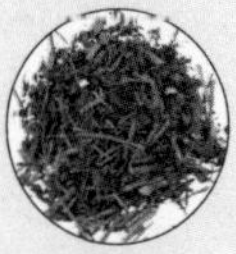

薄荷等分
舒郁化瘀

服药时间：饭后服用 **服药次数：**日一服 **服药温度：**温

※1斤≈500g 1两≈31.25g 1钱≈3.125g 1分≈0.3125g

◇ 组成

熟地黄、山茱萸、石斛、麦冬、五味子、石菖蒲、远志、茯苓、肉苁蓉、肉桂、炮附子、巴戟天各等分。

◇ 用法

上述十二味药，研成粗末，每次服三钱，加生姜五片，大枣一枚，薄荷五七叶，水煎服。

◇ 功效

滋肾阴，补肾阳，开窍化痰。

◇ 主治

喑痱。症见舌强不能言，足废不能用，口干不欲饮，足冷面赤，脉沉细弱等。

◇ 临证加减

肾虚为主，宜去远志、石菖蒲等宣通开窍之品；以阴虚为主，而痰火盛，去附子、肉桂，加川贝母、竹沥、陈胆星、天竺黄等清化痰热之品；兼气虚神疲倦怠，酌加黄芪、人参以益气补虚。

◇ 现代运用

主要用于晚期高血压、脑动脉硬化、脊髓炎、中风后遗症、阿尔茨海默病等病症。

◇ 使用注意

气火升动，肝阳偏亢者忌用。

小续命汤

出自《备急千金要方》

续命：患者正气虚弱，被外风侵袭，突然不省人事，半身不遂，语言困难等病证出现。病证危急，服用本方能扶正祛邪，转危为安，故名叫“小续命汤”。

小续命汤桂附芎　麻黄参芍杏防风
黄芩防己兼甘草　六经风中此方通

六经：即太阳经、阳明经、少阳经、太阴经、少阴经、厥阴经的合称。

方解 小续命汤出自孙思邈所著的《备急千金要方》，方剂由麻 、人参、白芍、杏仁、防风、桂枝、川芎、黄芩、防己、甘草、附子组成。用时与姜、枣同煎，可益气养血，祛风扶正。主治中风卒起，筋脉拘急，半身不遂，口眼歪斜，舌强不能语，或神志混乱，风湿腰痛，痰火病多等。人体气血亏虚，肌表营卫虚弱，外寒入侵，导致中风。方剂中诸药合用，可祛风除湿 ，益气扶正。

小续命汤方解

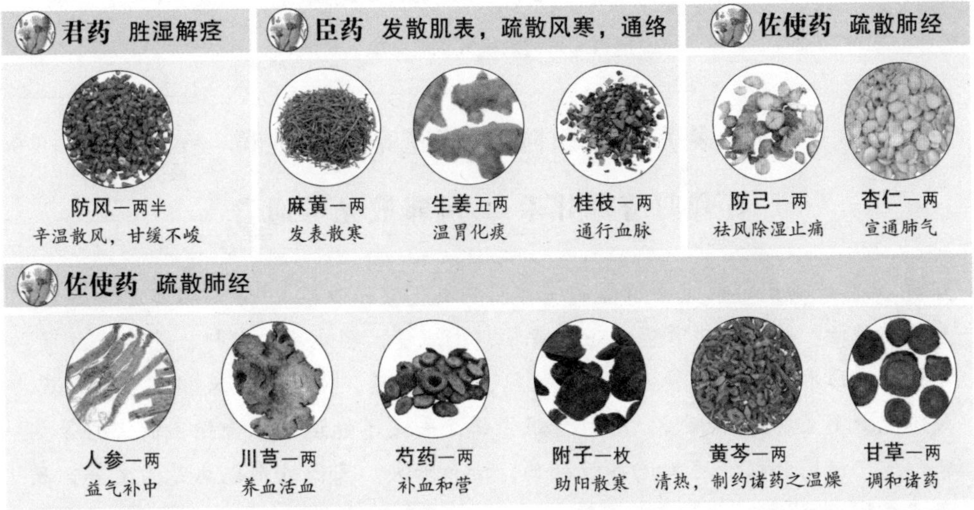
君药　胜湿解痉
臣药　发散肌表，疏散风寒，通络
佐使药　疏散肺经
防风一两半
辛温散风，甘缓不峻
麻黄一两
发表散寒
生姜五两
温胃化痰
桂枝一两
通行血脉
防己一两
祛风除湿止痛
杏仁一两
宣通肺气
佐使药　疏散肺经
人参一两
益气补中
川芎一两
养血活血
芍药一两
补血和营
附子一枚
助阳散寒
黄芩一两
清热，制约诸药之温燥
甘草一两
调和诸药

服药时间：饭后　服药次数：日一服　服药温度：温

※ 1斤≈500g　1两≈31.25g　1钱≈3.125g　1分≈0.3125g

◆ 组成

桂心（《保命集》作桂枝）、川芎、麻黄、人参、芍药、杏仁、黄芩、甘草、防己各一两，附子一枚，防风一两半，生姜五两。

◆ 用法

水煎，分三次温服。

◆ 功效

祛风散寒，扶正除湿。

◆ 主治

六经中风。症见不省人事，筋脉拘急，半身不遂，口眼歪斜，语言謇涩（即语言困难，说话不流利），或神气混乱等，即刚柔二痉、风湿痹痛等。

◆ 临证加减

筋急语迟脉弦者，加大人参用量，加薏仁、当归；去芍药，以避中寒；烦躁大便不利，去桂枝、附子，加倍芍药用量，且加竹沥；日久不大便，胸中不快，加枳壳、大黄；脏寒下利，去黄芩、防己、麻黄，倍附子，加白术；呕逆加半夏；语言謇涩，手足不利，加石菖蒲、竹沥；身痛发搐，加羌活；口渴加花粉、麦冬；烦渴多惊，加羚羊角、犀角；汗多去麻黄、杏仁，易为白术；舌燥去桂枝、附子，加石膏。

◆ 现代运用

临床常用于治疗面部神经麻痹、缺血性脑卒中、风湿性及类风湿关节炎等属外风致病者。以中风昏迷，半身不遂，口眼歪斜，语言謇涩为辨证要点。现代药理研究表明，本方既可改善脑部血液供应，对缺血脑组织起到明显的保护作用，也可抗关节炎、镇静、解热。

大秦艽汤

出自《素问病机气宜保命集》

大秦艽汤羌独防　芎芷辛芩二地黄

石膏归芍苓甘术　风邪散见可通尝

通：普遍，全。

方解 大秦艽汤出自刘完素所著的《素问病机气宜保命集》，方剂由秦艽、石膏、羌活、独活、防风、川芎、白芷、黄芩、生地黄、熟地黄、当归、茯苓、白芍、炙甘草、白术、细辛组成。可祛风清热，养血荣筋，用于治疗风邪初入经络证。人体气血不足，风邪入侵，则致口眼歪斜，手足不能运动，舌强不能言语等病证。方中诸药相配，可搜逐各经风邪，活血降火。又因方剂以秦艽为主药，故名“大秦艽汤”。

大秦艽汤方解

君药 通行经络

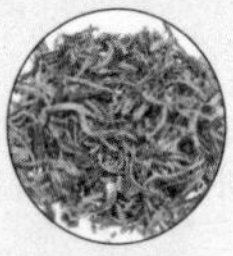

秦艽二两
祛散风邪

臣药 解表疏风，驱散风邪

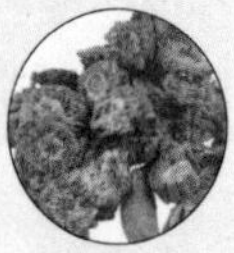

羌活一两
散足太阳膀胱经风邪

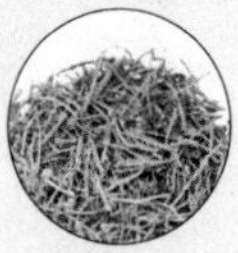

细辛半两
散足少阴肾经风邪

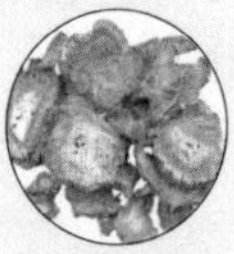

独活一两
散足少阴肾经风邪

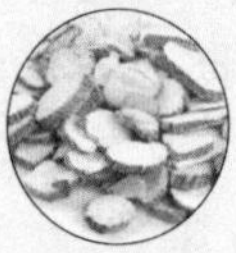

白芷一两
散足阳明胃经风邪

臣药

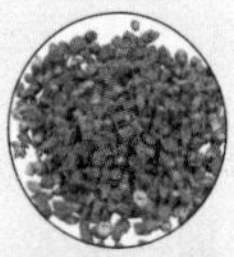

防风一两
随诸药搜逐各经风邪

佐使药 分清上中下三焦之火，防止风邪郁而化热

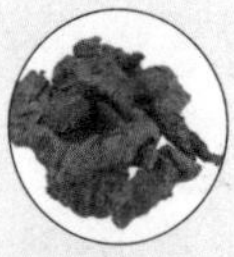

熟地黄一两
滋阴补血

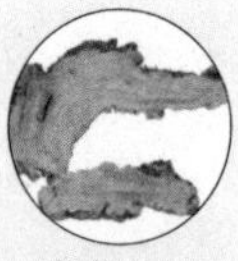

当归一两
补血活血

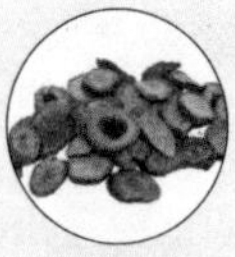

白芍一两
补血荣筋

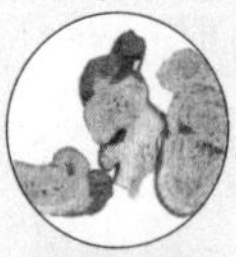

白术一两
健脾益气

佐使药 分清上中下三焦之火，防止风邪郁而化热

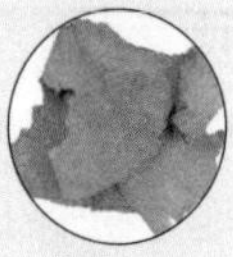

茯苓一两
健脾和胃

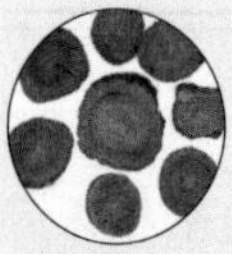

炙甘草一两
益气健脾

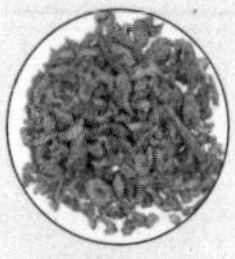

黄芩一两
清热燥湿

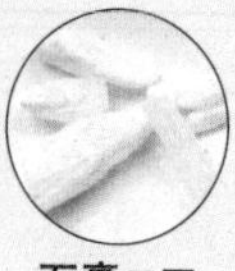

石膏二两
清热止渴

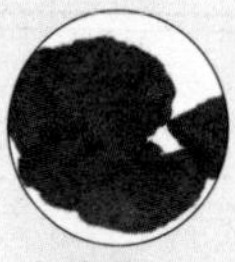

生地黄一两
凉血养阴

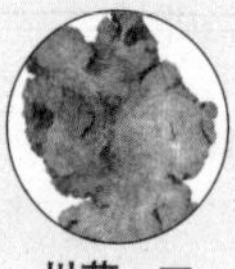

川芎一两
行气散风

服药时间：饭后 服药次数：一升分三次服 服药温度：温

※ 1斤≈500g　1两≈31.25g　1钱≈3.125g　1分≈0.3125g

◆ **组成**

秦艽、石膏各二两，羌活、独活、防风、川芎、白芷、黄芩、生地黄、熟地黄、当归、白芍、茯苓、炙甘草、白术各一两，细辛半两。

◆ **用法**

上述十六味药，共研粗末，每次服用一两，水煎服。

◆ **功效**

祛风清热，活血养血。

◆ **主治**

风邪初中经络。症见手足不能运动，舌强不能语，口眼歪斜，风邪散见，血虚不能养筋者。

◆ **临证加减**

无内热，可减石膏，黄芩等清热之品。

◆ **现代运用**

主要用于缺血性脑卒中、面部神经麻痹等属风邪初中经络者，也可酌情加减用于风湿性关节炎属风湿热弊者。

◆ **使用注意**

风中脏腑证属内风所致者忌用，服药时宜微煎。

顺风匀气散

出自《奇效良方》

顺风匀气术乌沉　白芷天麻苏叶参

木瓜甘草青皮合　㖞僻偏枯口舌喑

舌喑：即舌强不能说话。

㖞僻：即口眼㖞斜。

偏枯：即半身不遂。

方解 顺风匀气散出自丁尧臣所著的《奇效良方》，方剂由白术、乌药、天麻、人参、苏叶、白芷、木瓜、青皮、炙甘草、沉香组成。用时与姜同煎，可用于治疗中风。邪之所凑，其气必虚，气血虚则气血运行不畅，所以气滞，气滞是本证的主症。方中诸药配伍，散风足气，并能调匀气机，诸证皆除，故名“顺风匀气散”。

顺风匀气散方解

君药 疏散风邪

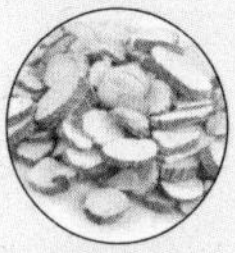

白芷三分
疏散风邪

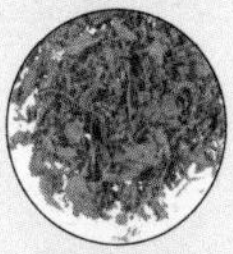

苏叶三分
理气宽中

臣药 扶助正气，疏散外风

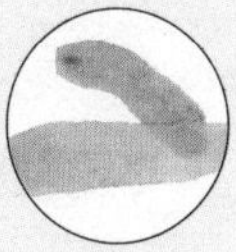

天麻五分
平肝熄风

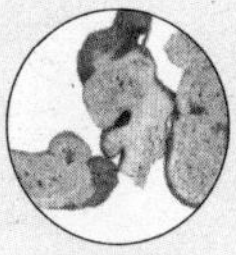

白术二钱
益气补脾

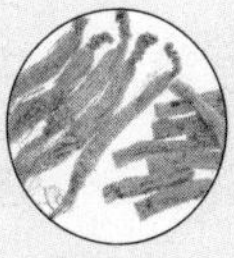

人参五分
益气扶正

佐使药 平肝舒筋

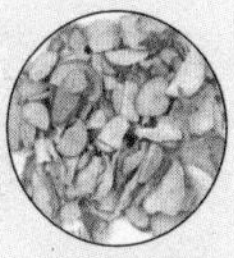

乌药一钱半
行气止痛

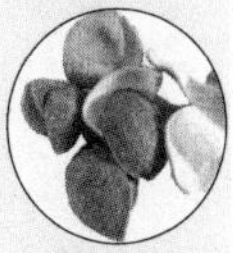

青皮三分
消积化滞

佐使药 平肝舒筋

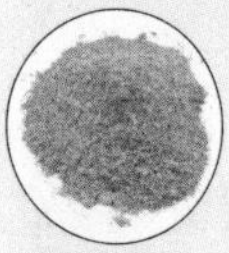

沉香三分
行气以行血

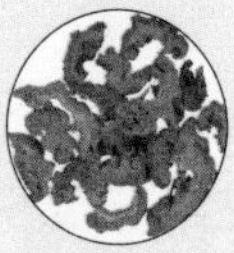

木瓜三分
味酸入肝

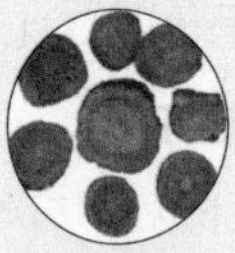

炙甘草三分
益气补脾扶正

服药时间：饭后服用 服药次数：日一服 服药温度：温　※1斤≈500g 1两≈31.25g 1钱≈3.125g 1分≈0.3125g

◆ 组成

白术二钱，乌药一钱半，沉香、白芷、苏叶、木瓜、炙甘草、青皮各三分，天麻、人参各五分。

◆ 用法

上述十味药。加生姜三片，水煎服。

◆ 功效

顺风匀气。

◆ 主治

中风。症见半身不遂，行动不利，口眼㖞斜，舌强不能言等。

独活汤

出自《丹溪心法》

独活汤中羌独防　芎归辛桂参夏菖
茯神远志白薇草　瘛疭昏愦力能匡

昏愦：神识昏乱，不明事理的症状。

匡：纠正，挽救。

方解 独活汤出自朱震亨所著的《丹溪心法》，方剂由羌活、独活、防风、当归、川芎、细辛、桂心、人参、半夏、菖蒲、茯神、远志、白薇、炙甘草组成。可补肝宁心，血活神宁，主治瘛疭证。瘛疭由肝虚外感风邪所致。若肝虚外感风邪，痰滞经络，则四肢屈伸不能自已；痰滞上蒙则神志昏厥，风邪外袭则恶寒发热。方中诸药配伍，风静火熄，开窍安神，诸证愈。

独活汤方解

君药 疏散风邪

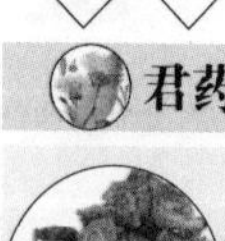

羌活五钱
止风疼

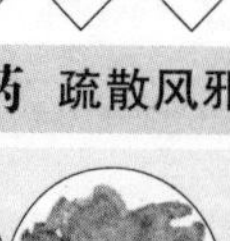

独活五钱
祛风除湿

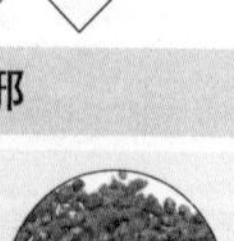

防风五钱
解表疏风

臣药 温经活络

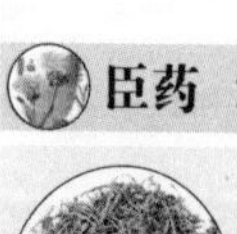

细辛五钱
搜少阴之风

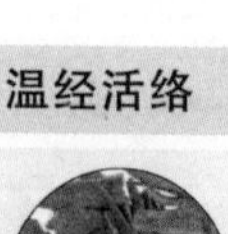

桂心五钱
散风寒

佐使药 补血活血

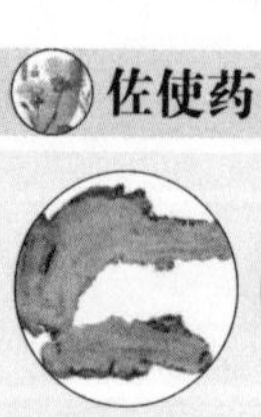

当归五钱
养血活血

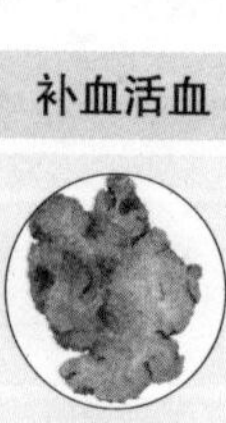

川芎五钱
辛散疏风

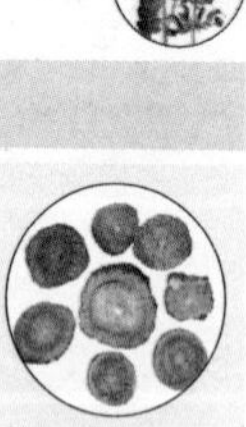

炙甘草二钱半
调和诸药

佐使药 补血活血

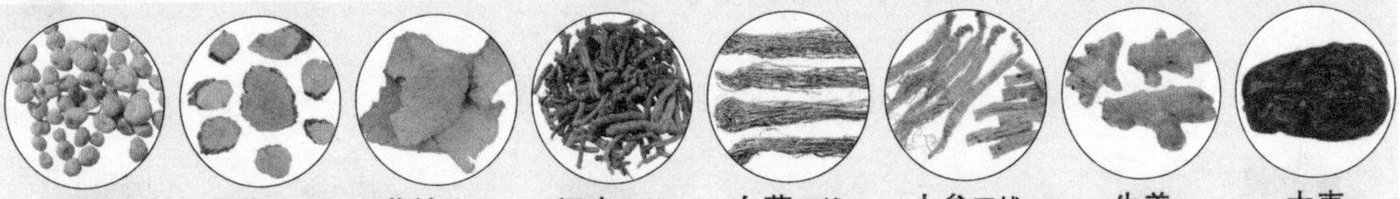

半夏五钱 燥湿化痰 | 菖蒲五钱 开窍化痰 | 茯神五钱 宁心安神 | 远志五钱 安神志 | 白薇五钱 清热散风 | 人参五钱 益气补脾 | 生姜 调和营卫 | 大枣 调和营卫

服药时间：饭后 服药次数：日一服 服药温度：温

※ 1斤≈500g 1两≈31.25g 1钱≈3.125g 1分≈0.3125g

◆ 组成

独活、羌活、防风、川芎、当归、细辛、桂心、人参、半夏、菖蒲、茯神、远志、白薇各五钱，炙甘草二钱半。

◆ 用法

上述十四味药共研成粗末，每次服用一两，用时加生姜、大枣，水煎服。

◆ 功效

疏风散邪，补肝宁心，开窍。

◆ 主治

肝虚受风（即肝虚外风乘虚而侵入）。症见瘛疭，恶寒发热或神志昏愦等。

上中下通用痛风方

出自《丹溪心法》

黄檗苍术天南星　桂枝防己及威灵
桃仁红花龙胆草　羌芷川芎神曲停
痛风湿热与痰血　上中下通用之听

痛风：病名。外风挟湿热侵入人体，使瘀阻血滞，经络不通，因此周身上下关节疼痛。此处指痹证游走不定，疼痛剧烈。

方解 上中下通用痛风方出自朱丹溪所著的《丹溪心法》，方剂由酒炒黄檗、苍术、南星、防己、桃仁、胆草、白芷、川芎、炒神曲、桂枝、威灵仙、红花、羌活组成。可疏风清热，祛湿化痰，活血止痛，用于治疗痛风。症见上中下周身关节疼痛。方中诸药相配，通治各处，既疏散风邪于上，泻热利湿于下，活血化痰消滞以调中，故名“上中下通用痛风方”。

上中下通用痛风方方解

君药 祛风散寒燥湿

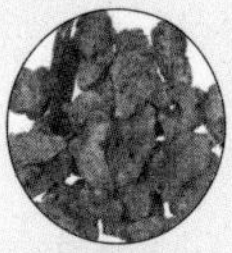
苍术二两
燥湿健脾

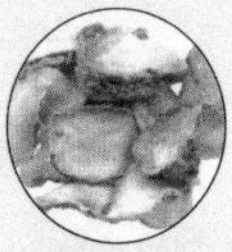
天南星二两
燥湿化痰散风

臣药 通经络，祛风通经

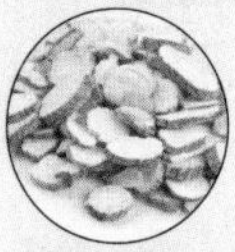
白芷五钱
祛头面之风湿

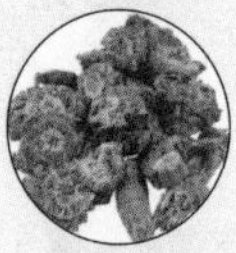
羌活三钱
祛骨节之风湿

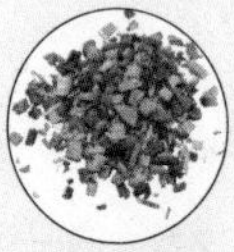
桂枝三钱
祛手臂之风湿

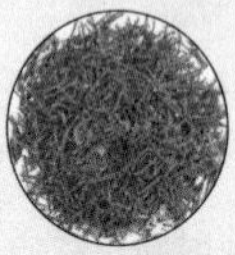
威灵仙三钱
祛风除湿

佐使药 祛瘀止痛，理中焦之气滞

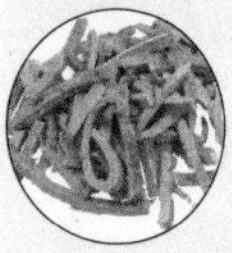
酒炒黄檗二两
清热燥湿

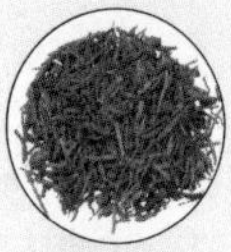
龙胆草五分
清热燥湿

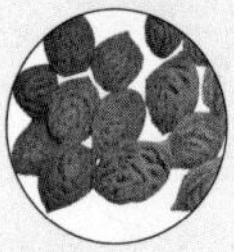
桃仁五钱
活血祛瘀

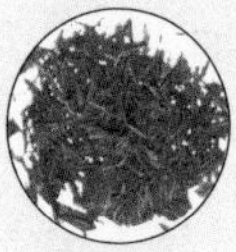
红花一钱半
活血祛瘀

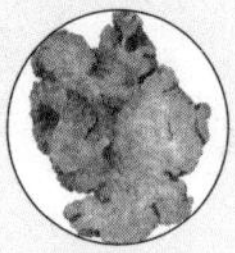
川芎二两
行气活血

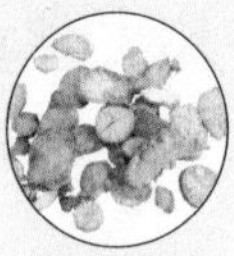
防己半钱
利水清热

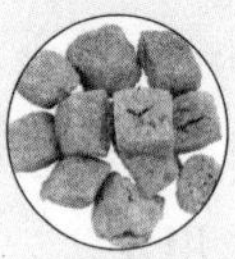
炒神曲一两
消食健脾

服药时间：饭后 服药次数：日一服 服药温度：凉

※ 1斤≈500g 1两≈31.25g 1钱≈3.125g 1分≈0.3125g

◇ 组成

酒炒黄檗、苍术、天南星各二两，桂枝、威灵仙、羌活各三钱，防己半钱、桃仁、白芷各五钱，龙胆草五分，川芎二两，炒神曲一两，红花一钱半。

◇ 用法

上述十三味药共研为细末，用神曲煮糊为丸，做丸如梧桐子大，每次服用一百丸，服用时以白开水送下。

◇ 功效

疏风清热，祛湿化痰，活血止痛。

◇ 主治

痛风证。症见上中下周身关节疼痛。

◇ 现代运用

临床不仅可以用于治疗慢性胃炎、贫血、肝炎等其他慢性疾病；出血后、肉芽生成不全、自主神经功能失调等气血两虚者；还可以用于慢性支气管炎、肺结核、失眠等气血两虚兼寒象者，以气短乏力，舌淡红，口干唇燥，心悸失眠，脉细弱为辨证要点。现代药理研究表明，本方不仅可以改善气血两虚的状态，还可安神、镇咳、祛痰。

天南星 草部 毒草类
祛风止痉 化痰散结

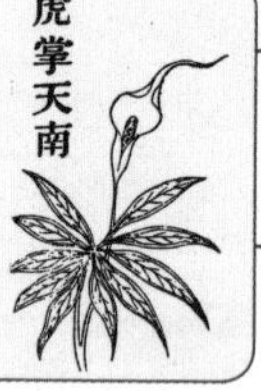
虎掌天南

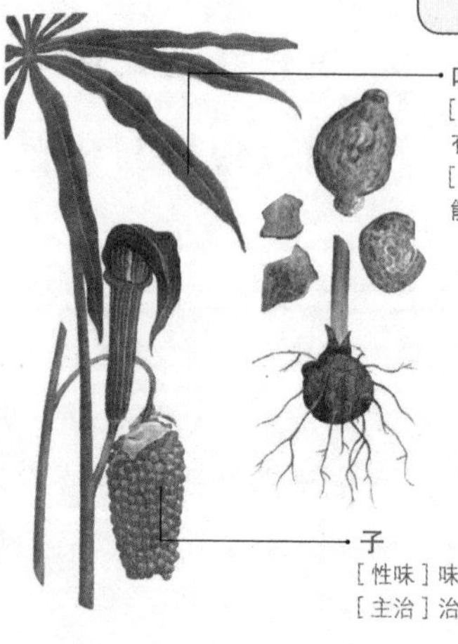
叶
[性味] 味苦，性温，有大毒。
[主治] 主中风麻痹，能除痰下气。
子
[性味] 味苦，性温，有大毒。
[主治] 治心痛，寒热结气。

独活寄生汤

出自《备急千金要方》

独活寄生艽防辛　芎归地芍桂苓均
杜仲牛膝人参草　治风顽痹屈能伸
若去寄生加芪续　汤名三痹古方珍

均：调和。

顽痹：痹者，闭也，为血气凝涩不行之病。多由风、寒、湿三气杂至，壅闭经络所致。顽痹为痹证日久不愈。

方解 独活寄生汤出自孙思邈所著的《备急千金要方》，方剂由独活、桑寄生、秦艽、防风、细辛、川芎、当归、芍药、干地黄、肉桂心、茯苓、杜仲、牛膝、人参、甘草组成。可祛风湿，止痹痛，补肝肾，益气血，用于治疗痹证日久，肝肾两虚，气血不足证。感受风寒湿三气而致痹证，痹证日久，损肝肾，伤筋骨。方中诸药相配，祛邪扶正，除风寒，补气血，诸证得解。

独活寄生汤方解

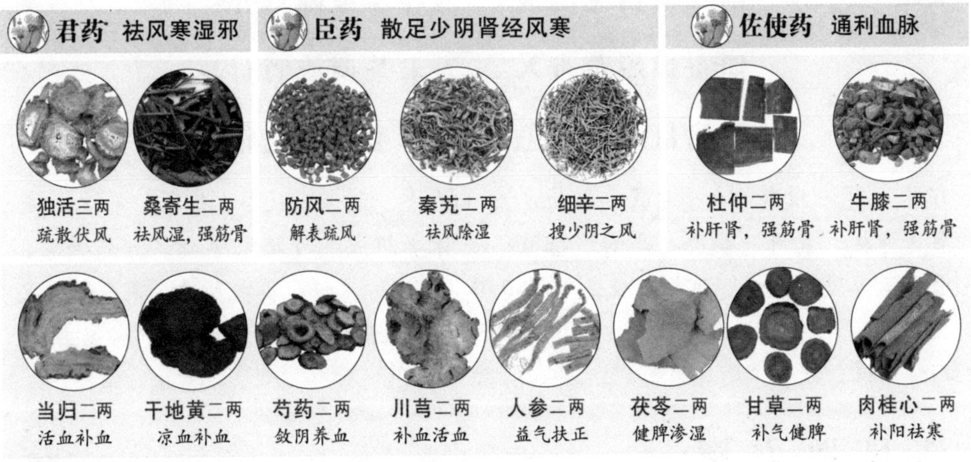
君药 祛风寒湿邪
臣药 散足少阴肾经风寒
佐使药 通利血脉
独活三两
疏散伏风
桑寄生二两
祛风湿，强筋骨
防风二两
解表疏风
秦艽二两
祛风除湿
细辛二两
搜少阴之风
杜仲二两
补肝肾，强筋骨
牛膝二两
补肝肾，强筋骨
当归二两
活血补血
干地黄二两
凉血补血
芍药二两
敛阴养血
川芎二两
补血活血
人参二两
益气扶正
茯苓二两
健脾渗湿
甘草二两
补气健脾
肉桂心二两
补阳祛寒

服药时间：饭后 服药次数：一煎分三次饮 服药温度：凉　※ 1斤≈500g 1两≈31.25g 1钱≈3.125g 1分≈0.3125g

◆ 组成

独活三两，桑寄生、秦艽、防风、细辛、川芎、当归、干地黄、芍药、肉桂心、茯苓、杜仲、牛膝、人参、甘草各二两。

◆ 用法

上述十五味药，水煎，分三次服。

◆ 功效

祛风湿，止痹痛，益肝肾，补气血。

◆ 主治

风寒湿痹，肝肾两亏，气血不足。症见腰膝疼痛，肢节屈伸不利，或肢体麻木，畏寒喜温，心悸气短，舌淡苔白，脉象细弱等。

◆ 临证加减

痹证疼痛甚者，加制草乌、制川乌、白花蛇、地龙、红花等以搜风通经，化瘀止痛；寒邪甚，加附子、干姜以温阳逐寒；湿邪盛，去地黄，加防己、薏苡仁、苍术以祛湿之力；正虚不甚，去人参。

◆ 现代运用

主要用于慢性风湿性关节炎、坐骨神经痛、腰肌劳损、骨质增生症等病属肝肾亏损，气血不足者。

◆ 使用注意

湿热实证之痹证，不宜服用本方。

消风散

出自《太平惠民和剂局方》

消风：本方有消风散热之功，故名消风散。

消风散内羌防荆　芎朴参苓陈草并
僵蚕蝉蜕藿香入　为末茶调或酒行
头痛目昏项背急　顽麻瘾疹服之清

方解 消风散出自《太平惠民和剂局方》，由人参、防风、茯苓、川芎、羌活、僵蚕、蝉蜕、藿香、荆芥、厚朴、陈皮、炙甘草组成。可疏风养血，清热除湿，用于治疗风热上攻。风热上攻，邪滞清阳，为本方主证。邪之所凑，其气必虚，故正气不足为本方的兼证。方中诸药相配，清风散热，理气健脾，解风热上攻而致诸证，故名“消风散”。

消风散方解

君药 疏散风热止痒

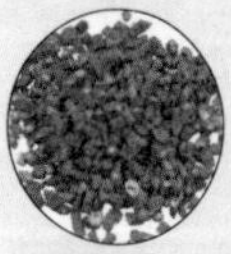

防风二两
祛风解表

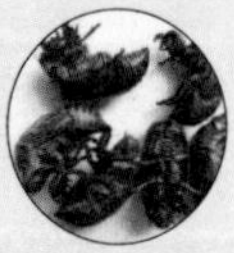

蝉蜕二两
散热止痒

臣药 助君药疏散风邪，止痛止痒

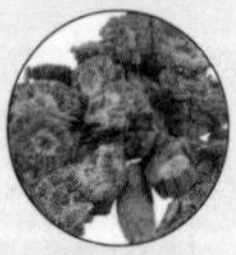

羌活二两
解表散风

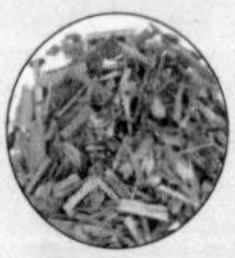

荆芥二两
疏风止痛

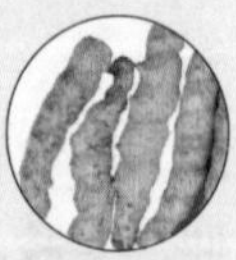

僵蚕二两
祛风解痉

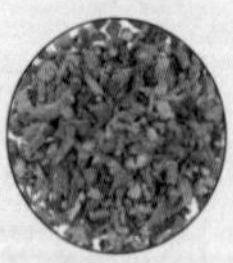

藿香二两
散邪辟秽

佐使药　**辛散疏风，益气健脾，助脾运，生化有源**

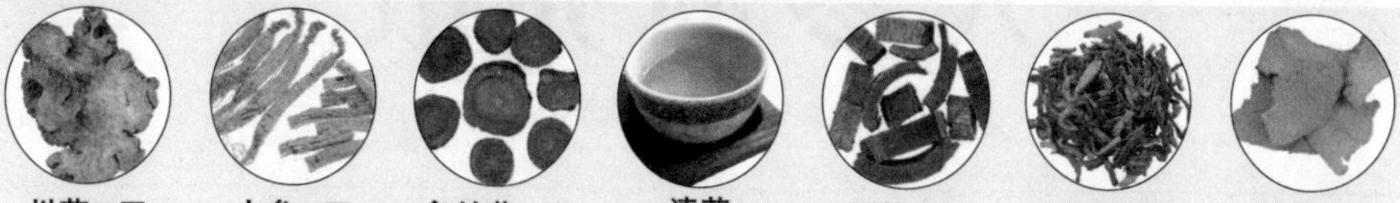

川芎二两
行气活血止痛
人参二两
益气健脾
炙甘草二两
补脾益气
清茶
清风热，制约升散太过耗伤肺气
厚朴半两
行气散满
陈皮半两
行气散满，祛风邪
茯苓二两
健脾渗湿

服药时间：饭前　服药次数：日两服　服药温度：温　　※ 1斤≈500g　1两≈31.25g　1钱≈3.125g　1分≈0.3125g

◆ 组成

羌活、防风、川芎、人参、茯苓、僵蚕、蝉蜕、藿香、荆芥、炙甘草各二两，厚朴、陈皮各半两。

◆ 用法

上述十二味药共研成细末，每次服用二钱，服用时以茶水调下，或者用酒调下。

◆ 功效

消风散热，理气健脾。

◆ 主治

风热上攻。症见头痛目昏，项背痉挛，鼻嚏声重，以及瘾疹瘙痒、皮肤顽麻等，又治妇人血风。

◆ 临证加减

湿热偏盛，加地肤子、车前子以利湿清热；风热偏盛，加银花、连翘以清热疏风解毒；血分热甚，加赤芍、紫草以凉血清热。

◆ 现代运用

主要用于湿疹、荨麻疹、过敏性皮炎、药物性皮炎、神经性皮炎等风挟湿热所致之症。

◆ 使用注意

服药期间，忌食辛辣、烟酒、鱼腥、浓茶等刺激性食物；血虚生风证，不宜服用本方。

防风　草部 山草类

解表祛风，胜湿，止痉

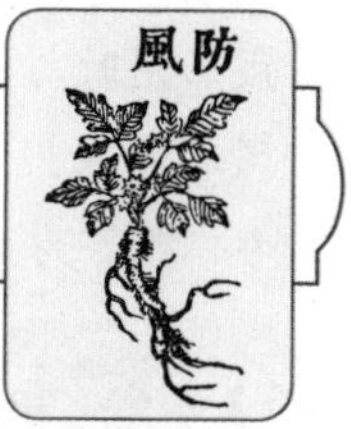

風防

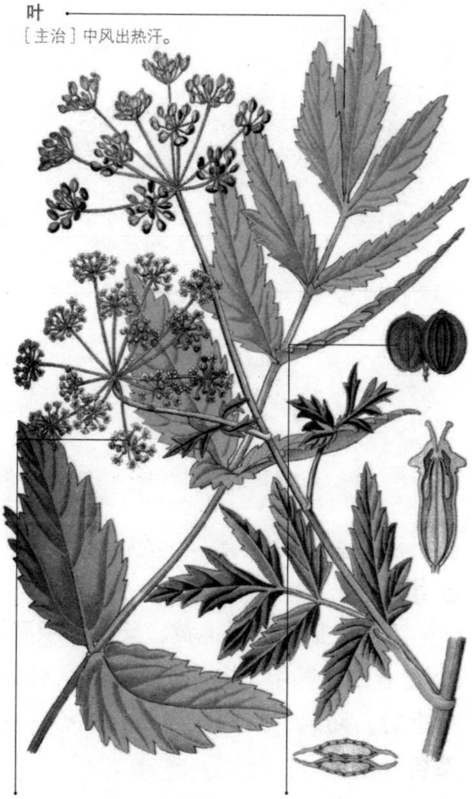

叶
［主治］中风出热汗。
花
［主治］治四肢拘急，不能走路，经脉虚羸，骨节间痛，心腹痛。
子
［主治］治风证力强，可调配食用。

人参荆芥散

出自《妇人大全良方》

血风劳：指妇人血脉空虚，感受风邪，而致寒热盗汗，长期不愈，成劳病（即虚劳）。

人参荆芥散熟地　防风柴枳芎归比
酸枣鳖羚桂术甘　血风劳作风虚治

风虚：指虚人（气血俱虚）受风。

方解 人参荆芥散出自陈自明所著的《妇人大全良方》，方剂由人参、荆芥、干地黄、柴胡、枳壳、炒酸枣仁、鳖甲、羚羊角、白术、防风、甘草、当归、川芎、桂心组成。用时与姜煎，可散风清热，养血益气。用于治疗妇女血风劳。妇女长期劳倦，风邪趁入，日久成劳。方中诸药配合，益气养脾养血，疏风清热。又因方剂以人参、荆芥为主药，故名“人参荆芥散”。

人参荆芥散方解

君药 疏散血热风邪

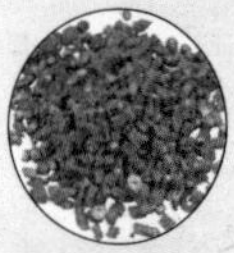
防风五分
祛风解表

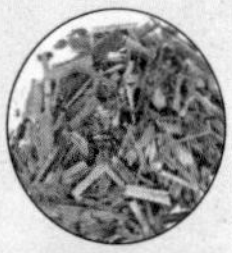
荆芥七分
疏通血热

臣药 疏风清热

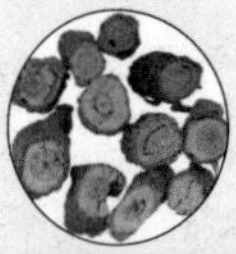
柴胡七分
疏风清热

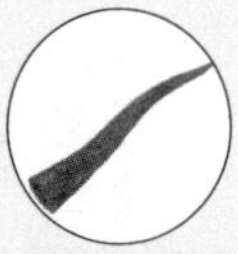
羚羊角七分
清肝明目，平肝熄风

佐使药 使气血生化有源

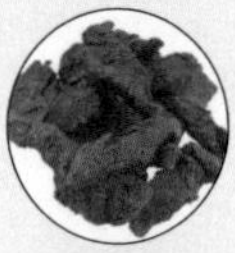
干地黄七分
大补阴血

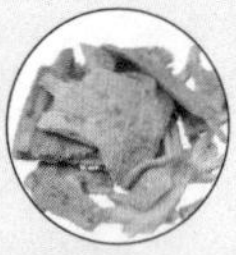
炙鳖甲七分
滋阴清热

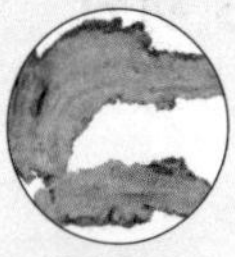
当归五分
养血和血调经

佐使药 使气血生化有源

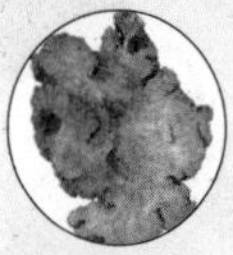
川芎五分
养血和血调经

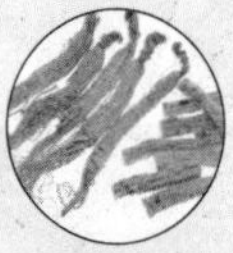
人参七分
补气健脾

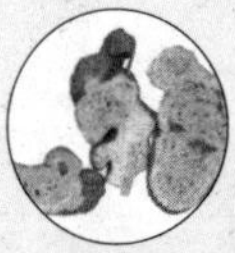
白术七分
补气健脾

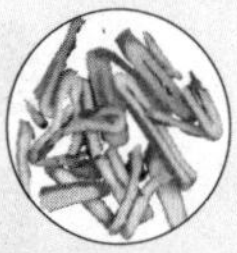
枳壳七分
行气，调畅气机

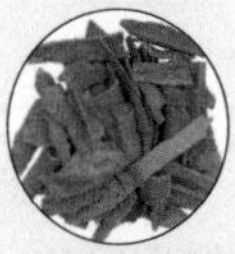
桂心五分
温通经脉

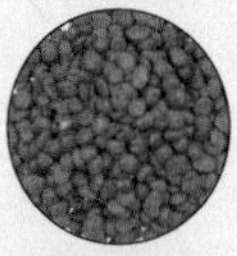
炒酸枣仁七分
补肝养心敛汗

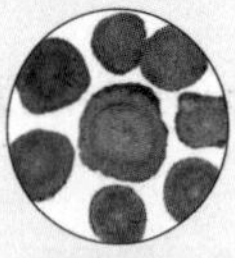
甘草五分
调和诸药

服药时间：饭后　服药次数：不拘次服　服药温度：温

※ 1斤≈500g　1两≈31.25g　1钱≈3.125g　1分≈0.3125g

◇ 组成

人参、荆芥、干地黄、柴胡、枳壳、炒酸枣仁、鳖甲（炙）、羚羊角、白术各七分，防风、川芎、当归、桂心、甘草各五分。

◇ 用法

上述十四味药，加生姜三片，水煎服。

◇ 功效

散风清热，补气养血。

◇ 主治

妇女血风劳。症见周身疼痛，头昏目涩，颊赤口干，寒热盗汗，妇人月经不调，面黄肌瘦，腹痛等。

第十一章

祛寒之剂

祛寒法，又名温法。是使用温药回阳救逆，温中散寒以祛里寒的方法。所用的方剂，即是祛寒之剂，用于治疗里寒症。其形成原因，多由素体阳虚，寒自内生；或表寒未解而传内；或外邪直中于内；或误治伤阳等。临证运用时，须辨证而治。

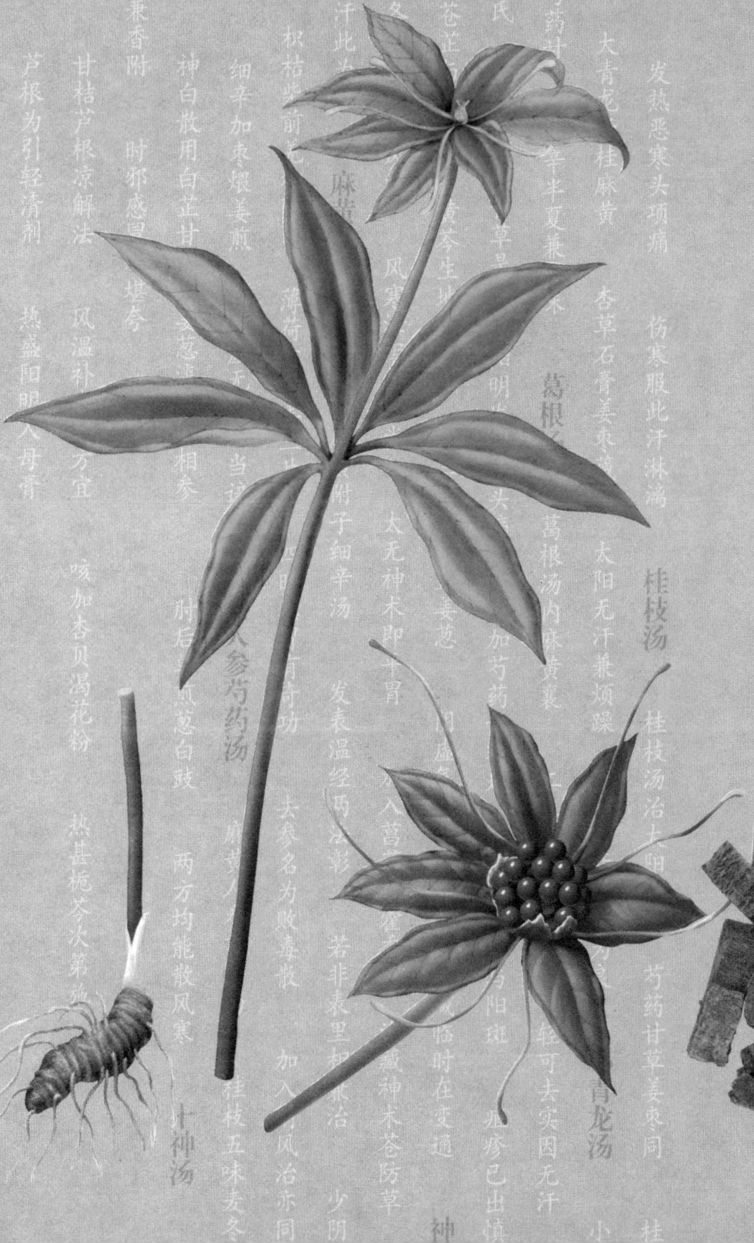

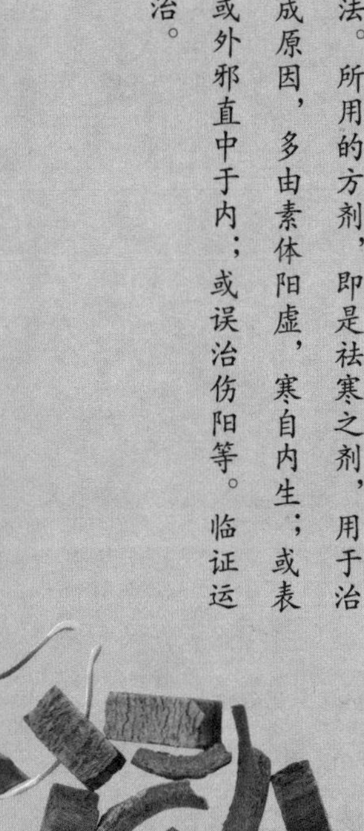

理中汤

出自《伤寒论》

理中：指本方有调理中焦脾胃的作用。

理中汤主理中乡　甘草人参术黑姜

呕利腹痛阴寒盛　或加附子总回阳

黑姜：干姜慢火煨至极黑，故名。

方解 理中汤出自张仲景所著的《伤寒论》，方剂由人参、炙甘草、白术、干姜组成。有温中补气健脾之功，用于治疗脾胃虚寒证。脾胃位于中焦，主运化，若脾胃湿寒，则运化不利。方中诸药相配，祛中焦之寒，甘温脾胃之虚，升清阳，降浊阴，健运化，则诸证除。“中”指脾胃，因此方有调理脾胃之功，故名“理中汤”。

理中汤方解

服药时间	服药次数	服药温度
饭后服用	日两三服	温

※ 1斤≈500g　1两≈31.25g　1钱≈3.125g　1分≈0.3125g

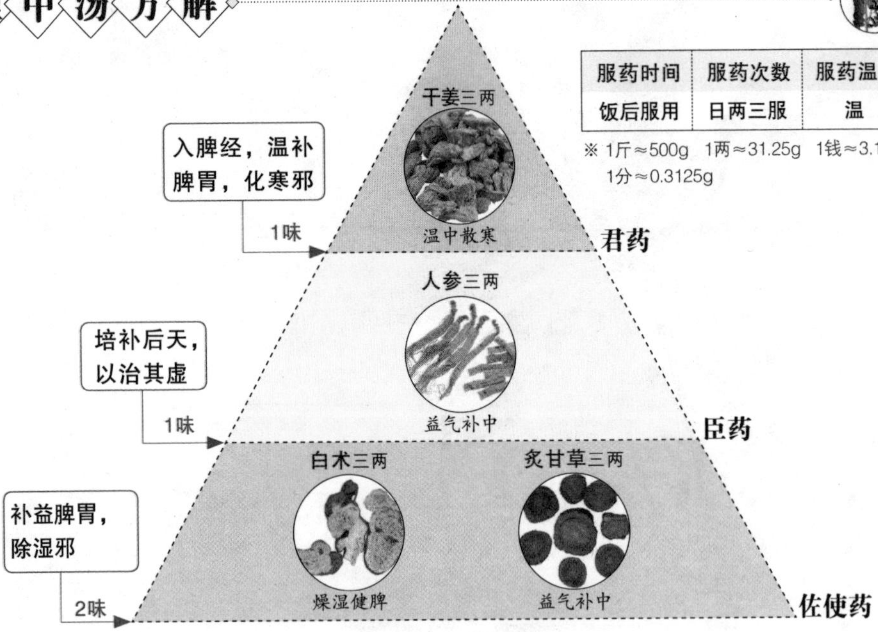

干姜三两
温中散寒
入脾经，温补脾胃，化寒邪
1味
君药
人参三两
益气补中
培补后天，以治其虚
1味
臣药
白术三两
燥湿健脾
炙甘草三两
益气补中
补益脾胃，除湿邪
2味
佐使药

◆ 组成

炙甘草、人参、白术、干姜各三两。

◆ 用法

上述四味药，水煎后，分三次温服。本方制成蜜丸，即“理中丸”，每丸重三钱，每次服一丸，每日服用二三次，温开水送下。

◆ 功效

温中祛寒，补气健脾。

◆ 主治

中焦虚寒（中焦阳气虚有寒）。症见呕吐、腹痛，下痢，不欲饮食，舌淡苔白或白滑，脉迟缓等。或小儿慢惊，或阳虚失血，或病后喜垂涎沫，或霍乱吐泻，以及胸痹等由中焦虚寒所致者。

◇ 现代运用

临床多用于胃及十二指肠溃疡、慢性胃肠炎、霍乱、胃下垂等胃肠功能衰弱而属脾胃虚寒者，以肢体寒而不温，舌淡苔白，脉沉细无力为辨证要点。现代药理研究表明，本方也可促进溃疡愈合，提高机体免疫力，增强体力，调节内分泌。

吴茱萸汤

出自《伤寒论》

> **吴茱萸汤人参枣　重用生姜温胃好**
> **阳明寒呕少阴利　厥阴头痛皆能保**

方解 吴茱萸汤出自张仲景所著的《伤寒论》，方剂由吴茱萸、人参、生姜、大枣组成。可温中补虚，降逆止呕，用于治疗脾胃虚寒或肝经寒气上逆。肝胃虚寒，浊阴上逆，食后泛泛欲呕或干呕，或吐清涎冷沫，胸满脘痛，头痛，肢凉，大便泄泻，烦躁不安，舌淡苔白滑，脉沉弦或迟。方中诸药配合，温中补虚，降逆止呕，诸证自愈。

吴茱萸汤方解

服药时间	服药次数	服药温度
饭后	分三次服一煎	温

※ 1斤≈500g　1两≈31.25g　1钱≈3.125g　1分≈0.3125g

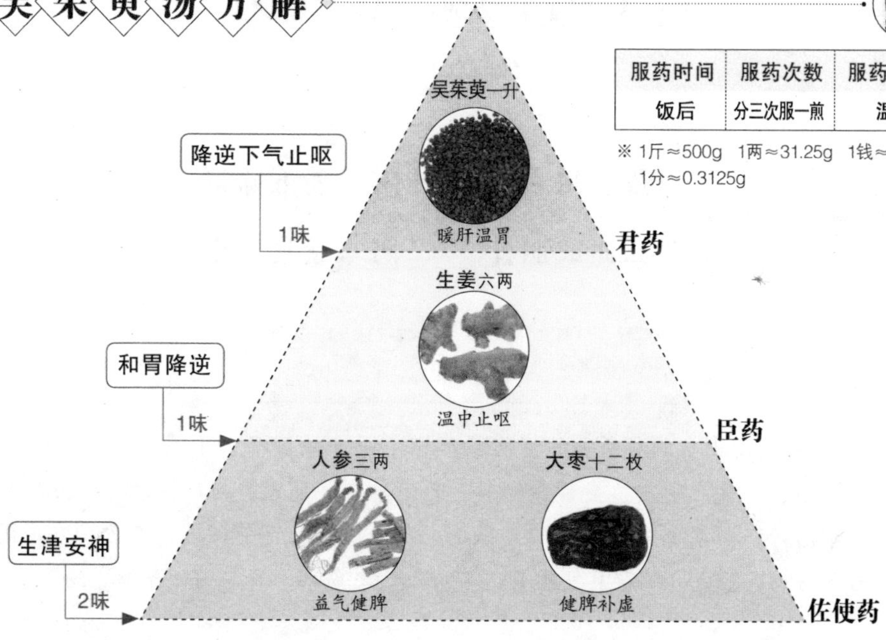
吴茱萸一升
暖肝温胃
降逆下气止呕
1味
君药
生姜六两
温中止呕
和胃降逆
1味
臣药
人参三两
益气健脾
大枣十二枚
健脾补虚
生津安神
2味
佐使药

◆ **组成**

吴茱萸一升，人参三两，大枣十二枚，生姜六两。

◆ **用法**

上述四味药，水煎分三次温服。

◆ **功效**

温中补虚，降逆止呕。

◆ **主治**

少阴吐利，手足厥冷，烦躁。胃中虚寒（阳明虚寒）。症见食欲不振，欲呕，胸膈满闷，或胃脘痛，吞酸嘈杂。

◆ **临证加减**

胃气不降，呕吐剧烈加半夏、陈皮以理气降逆；寒邪上逆，头痛明显加白芷、藁本以温经止痛；中寒不运，泄泻剧烈加炒白术、茯苓以健脾止泻。

◆ **现代运用**

主要用于胃及十二指肠溃疡、神经性呕吐、幽门梗阻、慢性非特异性结肠炎、神经性头痛、冠心病、痛经、高血压等证属肝胃虚寒者。

◆ **使用注意**

胃热呕逆或阳亢头痛，应禁用本方。

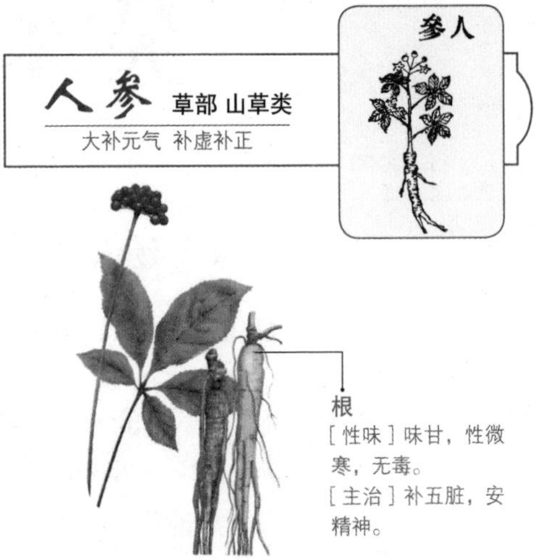
人参 草部 山草类
大补元气 补虚补正
参人
根
[性味] 味甘，性微寒，无毒。
[主治] 补五脏，安精神。

回阳救急汤

出自《伤寒六书》

回阳救急用六君　桂附干姜五味群

加麝三厘或胆汁　三阴寒厥见奇勋

六君：即“六君子汤”。由人参、白术、茯苓、炙甘草、陈皮、半夏组成。

群：会合。

三阴寒厥： 指寒邪直中三阴经（足太阴、足少阴、足厥阴），真阳衰微而出现四肢厥冷。

方解 回阳救急汤出自陶华所著的《伤寒六书》，方剂由附子、干姜、肉桂、人参、白术、茯苓、半夏、陈皮、炙甘草组成。用时与生姜同煎，可回阳救急，益气生脉，用于治疗三阴寒邪内盛，真阳衰微证。寒为阴邪，可伤阳气。本方由四逆汤和六君子汤加减而成，既解真气虚衰，又消散亡之危象，故名“回阳救急汤”。

回阳救急汤方解

君药 祛寒救逆

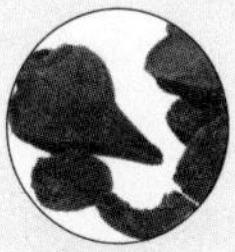

附子
峻补元阳

臣药 温壮元阳

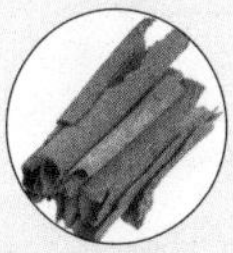

肉桂
散寒止痛

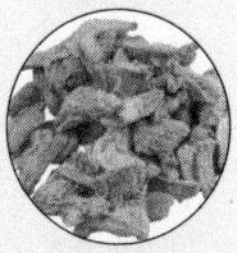

干姜
温中散寒

佐使药 除阳虚水湿不化所生之痰

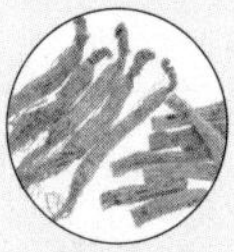

人参
大补元气

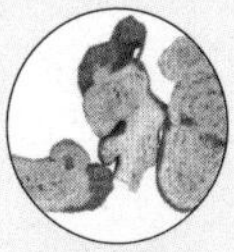

白术
健脾运湿

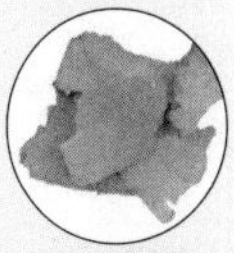

茯苓
健脾渗湿

佐使药 除阳虚水湿不化所生之痰

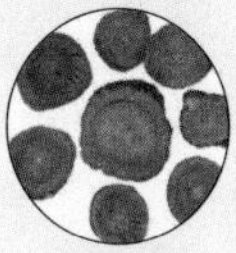

炙甘草
益脾温中

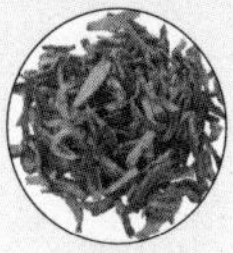

陈皮
理气化痰

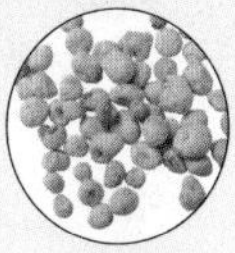

半夏
燥湿化痰

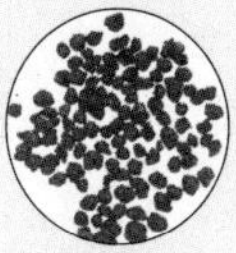

五味子
收敛微阳

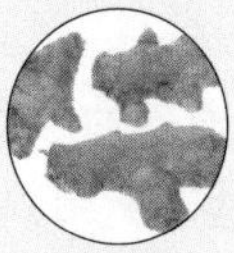

生姜
温中散寒

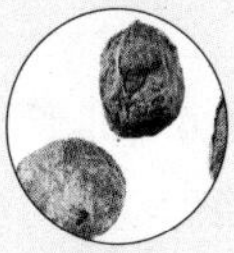

麝香
通十二经血脉

服药时间：饭后 服药次数：日两服 服药温度：温

※ 1斤≈500g 1两≈31.25g 1钱≈3.125g 1分≈0.3125g 1厘≈0.03125g

◆ 组成

人参、白术、茯苓、甘草（炙）、陈皮、半夏、肉桂、熟附子、干姜、五味子（共十味药，原书无药量）。

◆ 用法

上述十味药加生姜三片水煎，临服时加麝香三厘调服。

◆ 功效

回阳救急，益气生脉。

◆ 主治

寒邪直中三阴，真阳衰微。症见恶寒嗜卧，吐泻腹痛，四肢厥冷，口不渴，神衰欲寐，或身寒战栗，或吐涎沫，或指甲口唇青紫，脉沉微，舌淡苔白，甚或无脉等。

◆ 现代运用

临床常用于食物中毒、急性胃肠炎等吐泻剧烈所致的虚脱、血压下降者，以四肢厥冷，下利清谷，脉微，神衰欲寐为辨证要点。

蚤休 草部 毒草类
清热解毒 消肿止痛

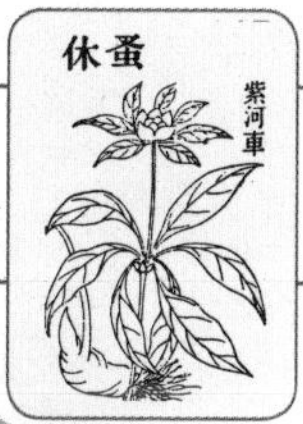
休蚤
紫河車

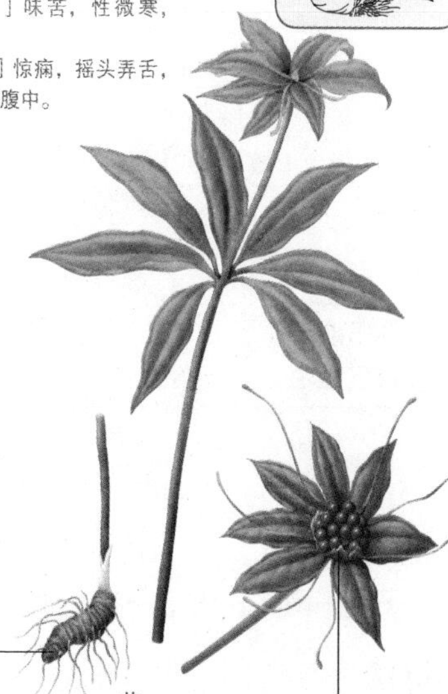
根
［性味］味苦，性微寒，有毒。
［主治］惊痫，摇头弄舌，热气在腹中。
花
［性味］味苦，性微寒，有毒。
［主治］治胎风搐手足，能吐泻瘰疬。

四逆汤

出自《伤寒论》

三阴：即指足太阴脾、足少阴肾、足厥阴肝。

四逆：四肢温和为顺，不温为逆。本方能治肾阳衰微，阴寒太盛的四肢厥逆，故名四逆汤。

四逆汤中姜附草　三阴厥逆太阳沉

或益姜葱参芍桔　通阳复脉力能任

太阳沉：指太阳证脉沉者亦用此方。

厥逆：即指四肢逆冷，手冷可过肘，足冷可过膝。由阳气内衰，阴寒独盛所致。此属阴证厥逆。

方解 四逆汤出自张仲景所著的《伤寒论》，方剂由附子、干姜、炙甘草组成。用于治疗肾阳衰微，寒邪内盛。太阳病误汗伤阳，以及阳明、太阴、少阴、厥阴病、霍乱等病证，概括说来，诸证均由阳气虚衰，阴寒内盛所致。方中诸药配合，温中祛寒，回阳救逆，可治疗阳虚阴寒内盛之厥逆，又因方剂为汤剂，故名“四逆汤”。

四逆汤方解

服药时间	服药次数	服药温度
饭后服用	分两次饮一煎	温

※ 1斤≈500g　1两≈31.25g　1钱≈3.125g　1分≈0.3125g

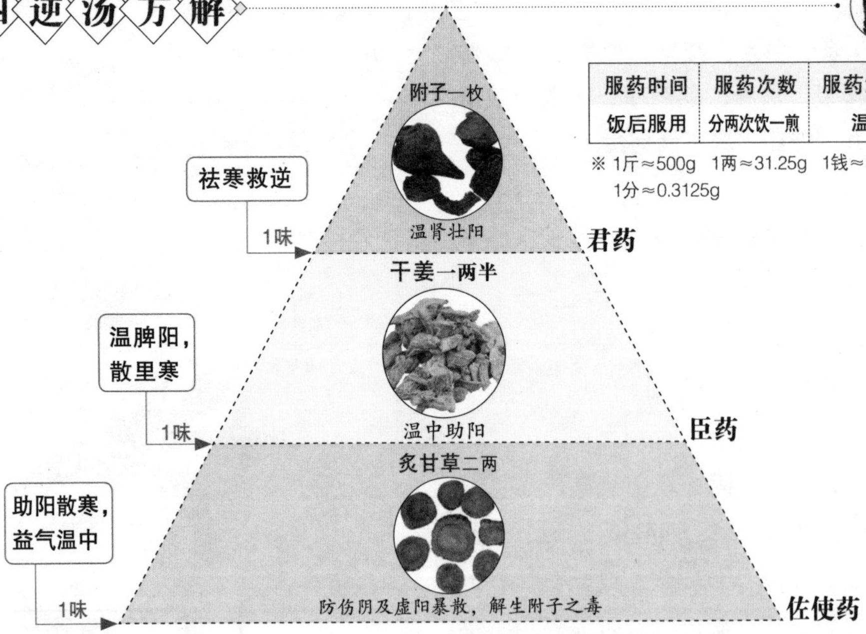
附子一枚
温肾壮阳
祛寒救逆
1味
君药
干姜一两半
温中助阳
温脾阳，散里寒
1味
臣药
炙甘草二两
防伤阴及虚阳暴散，解生附子之毒
助阳散寒，益气温中
1味
佐使药

◇ 组成

干姜一两半，附子一枚，炙甘草二两。

◇ 用法

上述三味药，附子先煎一小时，再加余药同煎，取汁分两次服。

◇ 功效

回阳救逆。

◇ 主治

阳虚寒厥证。症见四肢厥逆，恶寒嗜睡，呕吐不渴，神衰欲寐，腹痛下痢，舌苔白滑，脉微细等，或太阳病误汗亡阳脉沉者。

◇ 临证加减

阴伤口燥，加五味子、麦冬以滋液敛阴；病重寒甚，重用干姜、附子；体虚脉微，加人参、黄芪以复脉益气；肢肿尿少，加泽泻、茯苓利水消肿等；大汗淋漓，加牡蛎、龙骨以潜阳固脱；呕吐加半夏、陈皮以降逆止呕。

◇ 现代运用

主要用于风湿性心脏病、肺心病之心衰竭、慢性支气管哮喘、病态窦房结综合征、甲状腺机能低下、急慢性肠胃炎等属少阴虚寒者。

◇ 使用注意

附子生食有毒，服用时多用制附子，且需久煎；手足转温即止，勿过多服用；阴虚者禁用本方。

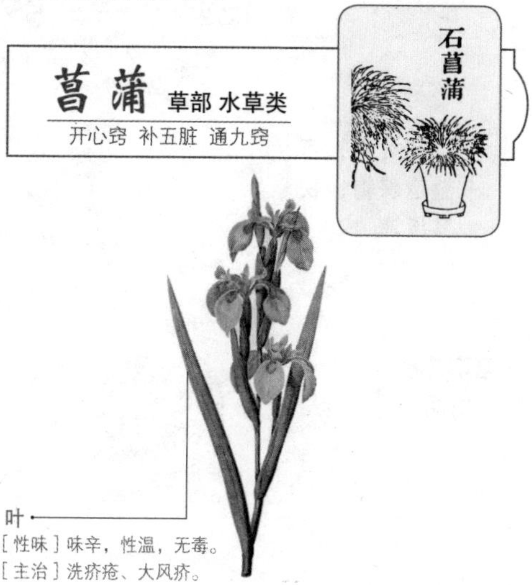
石菖蒲
菖蒲 草部 水草类
开心窍 补五脏 通九窍
叶
［性味］味辛，性温，无毒。
［主治］洗疥疮、大风疥。

真武汤

出自《伤寒论》

真武汤壮肾中阳　茯苓术芍附生姜
少阴腹痛有水气　悸眩瞤惕保安康

真武：传说真武为北方的水神。

水气：水饮。

悸眩：悸，指心下悸，乃水气上凌于心所致。眩，即头眩，清阳不升缘故。

惕：指目跳动。这里指身体肌肉跳动。惕，作恐惧解，也指筋跳动。

方解　真武汤出自张仲景所著的《伤寒论》，方剂由炮附子、白术、茯苓、白芍、生姜组成。可温阳利水，主治脾肾阳虚，水饮内停证。人体水液代谢与肺脾肾关系密切，三脏均可影响人体运化水湿。方中诸药相配，温阳利水。又因民间传说中，真武乃司水之神，方中诸方合用温肾行水，故名“真武汤”。

真武汤方解

服药时间	服药次数	服药温度
饭后服用	分三次服一饮	温

※ 1斤≈500g 1两≈31.25g 1钱≈3.125g 1分≈0.3125g

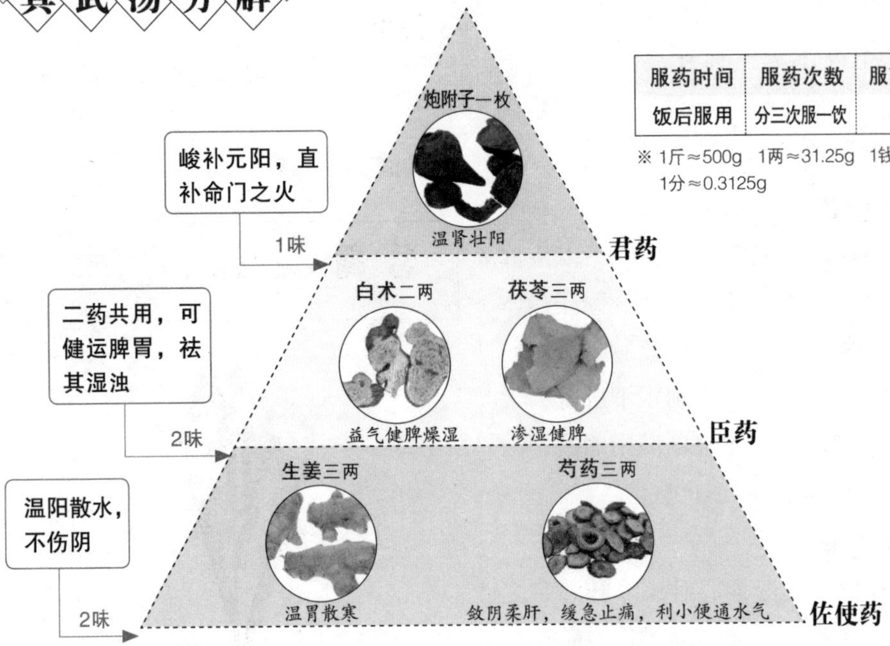
峻补元阳，直补命门之火
1味
炮附子一枚
温肾壮阳
君药
二药共用，可健运脾胃，祛其湿浊
2味
白术二两
益气健脾燥湿
茯苓三两
渗湿健脾
臣药
温阳散水，不伤阴
2味
生姜三两
温胃散寒
芍药三两
敛阴柔肝，缓急止痛，利小便通水气
佐使药

◆ 组成

茯苓、芍药、生姜各三两，白术二两，炮附子一枚。

◆ 用法

上述五味药，水煎，分三次温服。

◆ 功效

温阳利水。

◆ 主治

①太阳病发汗太过，阳虚水泛。症见汗出不解，发热，心下悸，头眩，振振欲擗地。

②脾肾阳虚，水气内停。症见小便不利，腹痛，四肢沉重疼痛，下痢，或肢体浮肿，苔白不渴，脉沉等。

◆ 临证加减

呕吐，去附子，加半夏、吴茱萸以温胃止呕；咳嗽，加细辛、干姜、五味子以温肺化饮；腹泻较重，去白芍，加干姜以温中止泻。

◆ 现代运用

主要用于慢性肾炎、肾积水、肾病综合征、尿毒症、心源性水肿、心律失常、心力衰竭、甲状腺功能低下、醛固酮增多症等属阳虚饮停者。

◆ 使用注意

湿热肿胀、阴虚停水者禁用。

四神丸

出自《证治准绳》

四神故纸吴茱萸　肉蔻五味四般须
大枣百枚姜八两　五更肾泻火衰扶

故纸：破故纸为豆科植物补骨脂的果实。

肾泻：五更泻，五更之时腹泻。

方解 四神丸出自王肯堂所著的《证治准绳》，方剂由补骨脂、吴茱萸、肉豆蔻、五味子组成。用时与大枣、生姜同煎，睡前以盐汤服下，可温肾固肠止泻，常用于治疗五更泻。肾火衰弱，致脾胃湿寒，下元不固，则久泻不愈。方中诸药配伍，温补脾肾，涩肠止泻，故肾泻自愈。

四神丸方解

服药时间	服药次数	服药温度
睡前服用	日一服	温

※ 1斤≈500g　1两≈31.25g　1钱≈3.125g　1分≈0.3125g

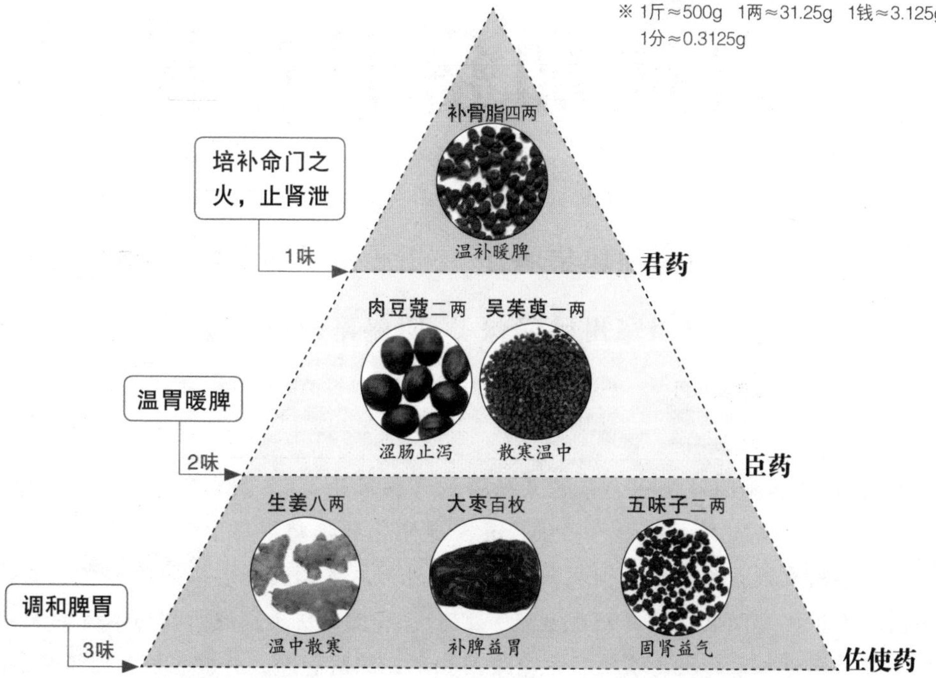
补骨脂四两
温补暖脾
培补命门之火，止肾泄
1味
君药
肉豆蔻二两
吴茱萸一两
涩肠止泻
散寒温中
温胃暖脾
2味
臣药
生姜八两
大枣百枚
五味子二两
温中散寒
补脾益胃
固肾益气
调和脾胃
3味
佐使药

◆ 组成

肉豆蔻、五味子各二两，补骨脂四两，吴茱萸一两。

◆ 用法

上述四味药共研细末，和生姜八两、大枣百枚同煮，煮熟后枣肉和药末共捣匀做成丸药，每次服二钱至三钱，临睡时白开水或淡盐汤送下。

◆ 功效

涩肠止泻，温补脾肾。

◆ 主治

脾肾虚寒。症见每日五更天时大便泄泻，不思饮食，或久泻不止，神疲乏力，腹痛腰酸肢冷，脉沉迟无力，舌淡苔白。

◆ 临证加减

久泻中气下陷而见脱肛，加黄芪、升麻；脾肾阳虚甚而见洞泄无度，畏寒肢冷，加附子、肉桂等。

◆ 现代运用

主要用于慢性结肠炎、肠结核、过敏性结肠炎、肠易激综合征之久泻或五更泄泻等属脾肾虚寒者。

白通加猪胆汁汤

出自《伤寒论》

白通加尿猪胆汁　干姜附子兼葱白
热因寒用妙义深　阴盛格阳厥无脉

白通：即“白通汤”，由葱白、干姜、生附子组成。

阴盛格阳：指体内阴寒太盛，把虚阳格拒在外，出现内真寒而外假热的症候，简称“格阳证”。

热因寒用：反治法之一。指用温热药治寒证，反佐以寒而发挥作用。例如阴寒证格热于外，服温热药常见格拒吐出，佐以少量寒药或热药凉服则不呕吐 。本方即佐以苦寒之猪胆汁，咸寒之人尿为引导，引热药入里发挥作用，功为反佐。

方解 白通加猪胆汁汤出自张仲景所著的《伤寒论》，方剂由附子、干姜、葱白组成。用时与人尿、猪胆汁同服，具有通阳复脉之功，用于治疗少阳阴盛格阳病。肾阳衰微，阴寒太盛，元阳被格拒于外为本方的主证。又因肾为水火之脏，阴阳互根，真阳衰耗，真阴也衰竭，且下利不止亦伤阴，故阴伤为本方的兼证。干呕心烦为本方的次要症状。方中诸药相配，滋阴和阳，引虚入阴，诸证自愈。

白通加猪胆汁汤方解

君药 祛寒救逆

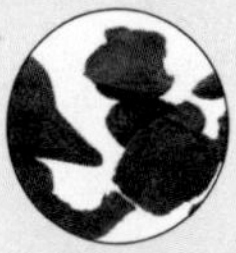

生附子一枚

回阳救逆

臣药 温脾阳散里寒

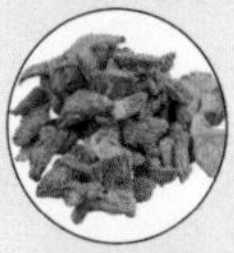

干姜一两

温中散寒

佐使药 通阳复阴

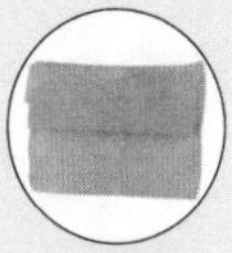

葱白四茎

通阳复脉

服药时间：饭后服用 **服药次数：**分两次服一饮 **服药温度：**温 ※1斤≈500g 1两≈31.25g 1钱≈3.125g 1分≈0.3125g

◆ 组成

葱白四茎，干姜一两，生附子一枚，人尿五合，猪胆汁一合。

◆ 用法

附子水煎一小时后，再加入干姜、葱白同煎，取汁后，放入猪胆汁、人尿，分两次温服。

◆ 功效

破阴回阳，宣通上下，兼反佐。

◆ 主治

阴盛格阳。症见四肢厥逆，下利不止，干呕心烦，无脉等。

◆ 现代运用

临床常用于治疗急慢性胃肠炎、心力衰竭、中毒性消化不良、吐泻过多或急性病大汗而休克者。现代药理研究表明，本方对中枢神经系统、垂体肾上腺系统均有兴奋作用；升压、强心作用显著。可改善循环障碍，另外还可抗菌、消炎。

葱 菜部 荤辛类

发汗解表 散寒通阳

葱胡

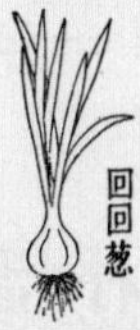
回回葱

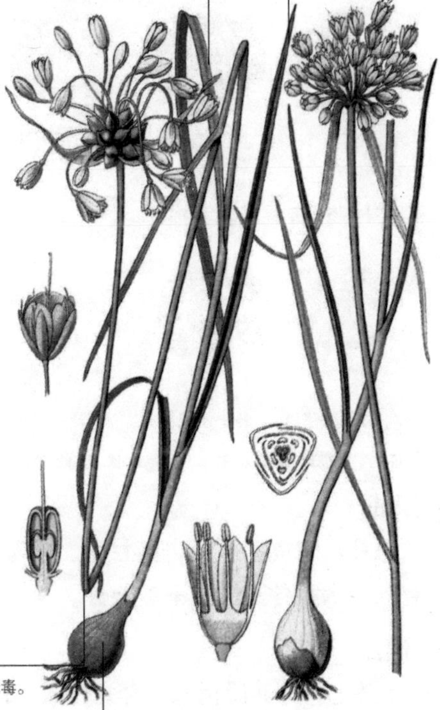
叶
[性味] 性温，无毒。
[主治] 毒蛇、毒虫咬伤。
须
[主治] 主通气。
茎
[性味] 味辛，性平，无毒。
实
[性味] 味辛，性大温，无毒。
[主治] 明目，补中气不足。

厚朴温中汤

出自《内外伤辨惑论》

厚朴温中陈草苓　干姜草蔻木香停——停：停当，完备。

煎服加姜治腹痛　虚寒胀满用皆灵

方解 厚朴温中汤出自李东垣所著的《内外伤辨惑论》，方剂由厚朴、陈皮、炙甘草、茯苓、草豆蔻、木香、干姜组成。用时与生姜同煎，可温中理气，燥湿除满，用于治疗寒湿阻于脾胃，气机阻滞证。寒湿之邪可致脾胃运化、升降失常。方中诸药配伍，可温中行气，燥湿除满。又因方中以厚朴为主药，且能温中散寒，故名“厚朴温中汤”。

厚朴温中汤方解

君药 行气宽中除满

厚朴一两
行气温中，燥湿除满

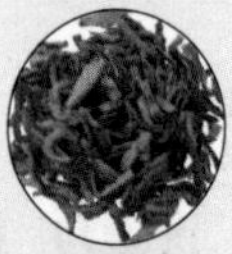

陈皮一两
理气降逆

臣药 温中散寒

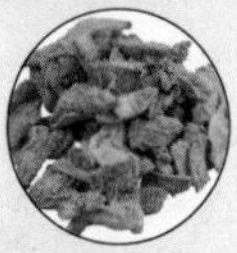

干姜七分
温中助阳

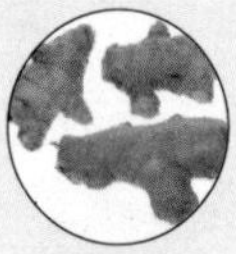

生姜三片
暖胃散寒

佐使药 理气健脾止痛

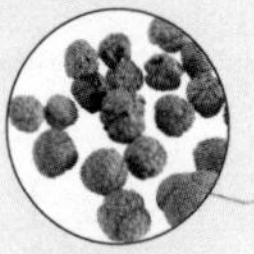

草豆蔻五钱
温中散寒，行气燥湿

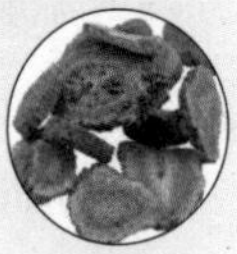

木香五钱
行气止痛

佐使药 理气健脾止痛

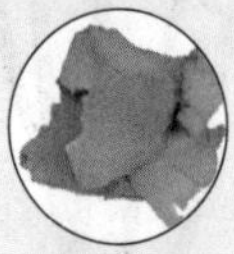

茯苓五钱
燥湿健脾

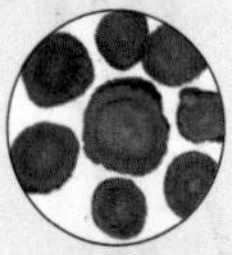

炙甘草五钱
补中益气

服药时间：饭后　服药次数：不拘次服　服药温度：温

※ 1斤≈500g　1两≈31.25g　1钱≈3.125g　1分≈0.3125g

◆ 组成

厚朴、陈皮各一两，炙甘草、茯苓、草豆蔻、木香各五钱，干姜七分。

◆ 用法

上述七味药共研粗末，合为粗散，每次服五钱匕，加生姜三片。水煎，去渣，温服。服药后忌冷食。作汤剂，加生姜三片，水煎服（用量按原方比例酌减）。

◆ 功效

温中行气，燥湿除满。

◆ 主治

脾胃伤于寒湿。症见脘腹胀满或疼痛，不欲饮食，舌苔白腻，四肢倦怠，脉沉弦等。

◇ 临证加减

兼脾虚气弱见倦怠乏力，加白术、党参以健脾益气；寒邪偏重见脘腹痛甚，加肉桂、高良姜以温中散寒止痛；湿邪偏盛见身重肢肿，加大腹皮、木瓜，以下气利水消肿。

◇ 现代运用

主要用于慢性肠炎、慢性胃炎、胃溃疡、妇女带下等属脾胃寒湿气滞者。

◇ 使用注意

阳虚气弱、阴虚内热者不宜服用本方。

橘核丸

出自《济生方》

橘核丸中川楝桂　朴实延胡藻带昆

桃仁二木酒糊合　癫疝痛顽盐酒吞

顽：顽固。这里指经久不愈。

癫疝：阴部病名，是疝的一种。指寒湿下传引起的阴囊肿大，症见睾丸肿胀偏坠，或坚硬如石，或痛引脐腹，或麻木不知痛痒等。

方解 橘核丸出自《济生方》，方剂由橘核、炒川楝子、海藻、海带、昆布、桃仁、桂心、厚朴、炒枳实、炒延胡索、木通、木香组成。行气活血，软坚散结，用于治疗癫疝。本方所治癫疝，是由肝经气滞血瘀，肾有寒湿而成。方中诸药配合，共奏行气活血，软坚散结之功，寒湿可除，诸证自愈。

橘核丸方解

君药 行气散结止痛

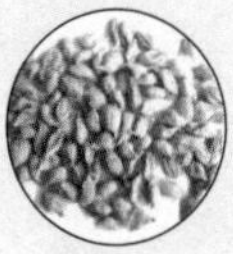

橘核一两
理气散结

臣药 活血行气止痛

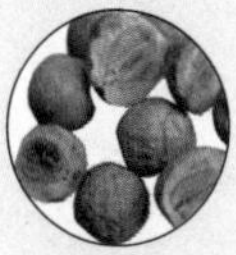

炒川楝子一两
疏肝行气止痛

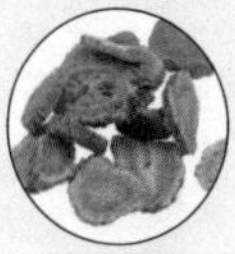

木香半两
行气解郁

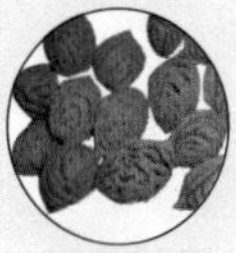

桃仁一两
活血散瘀

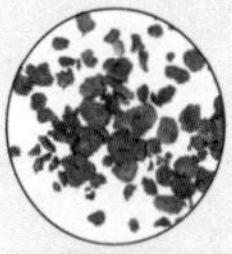

炒延胡索半两
活血行气止痛

佐使药 温散寒邪，软坚散结

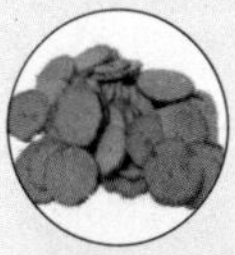

木通半两
清热利尿

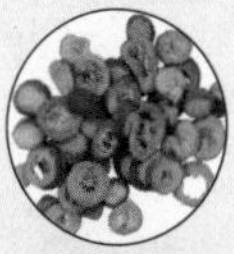

炒枳实半两
破气消积

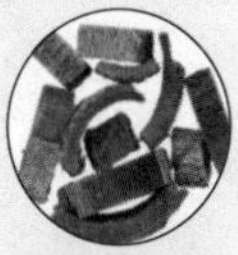

厚朴半两
燥湿下气

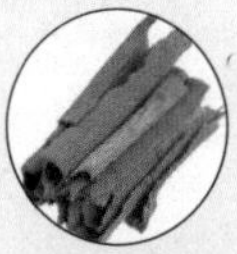

桂心半两
温肾暖肝散寒

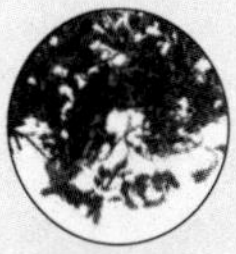

海藻一两
软坚散结

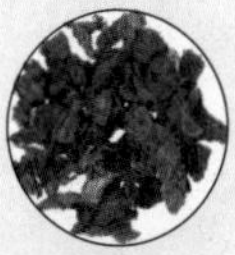

昆布一两
消痰利水

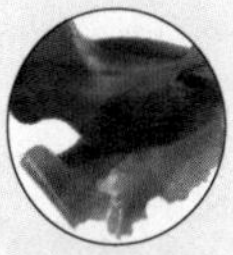

海带一两
利水

服药时间：饭前　服药次数：日一服　服药温度：温

※ 1斤≈500g　1两≈31.25g　1钱≈3.125g　1分≈0.3125g

◇ 组成

炒川楝子、橘核、海藻、海带、昆布、桃仁各一两，厚朴、炒枳实、炒延胡索、桂心、木香、木通各半两。

◇ 用法

上述十二味药共研细末，用酒煮和为丸如梧桐子大，每次服用七十粒，空腹用盐汤或温酒送下。

◇ 功效

行气止痛，软坚散结。

◇ 主治

㿗疝。症见睾丸肿胀偏坠，或坚硬如石，或痛引脐腹等。

◇ 现代运用

临床上常用于治疗鞘膜积液、附睾炎、睾丸炎、附睾结核等属气血凝滞者，寒湿侵犯厥阴，以睾丸肿胀偏坠，坚硬如石，痛引少腹为辨证要点。

酸浆 草部 隰草类

定志益气 利水道

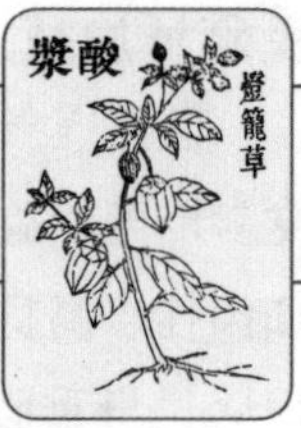
漿酸

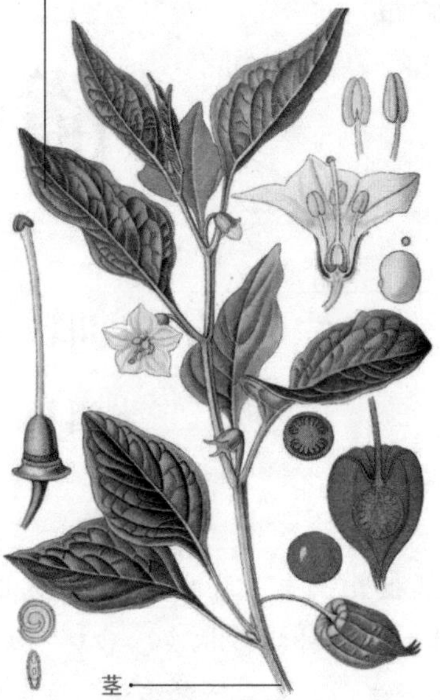
叶
[性味] 味苦，性寒，无毒。
[主治] 治热烦满，定志益气，利水道。
茎
[性味] 味苦，性寒，无毒。
[主治] 治热烦满，定志益气，利水道。

第十二章

祛暑之剂

祛暑之剂，就是清除暑邪，治疗暑病的方剂。暑邪多挟有湿邪，暑为阳邪，湿为阴邪。临床常见发热口渴，汗出心烦，倦怠少气等症。在治疗上应根据病情，辨证施治。其方剂可分为清暑、利湿、益气、发汗等法。临床使用时，当辨证选用。

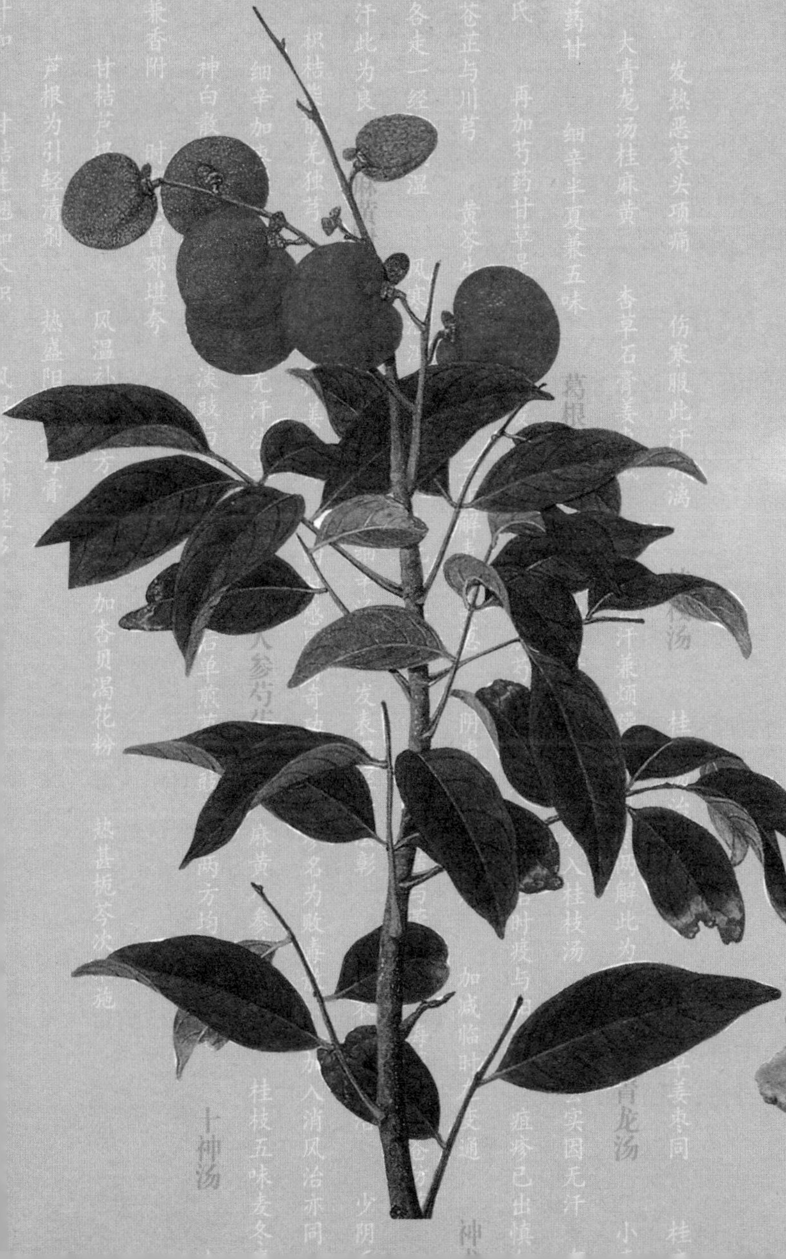

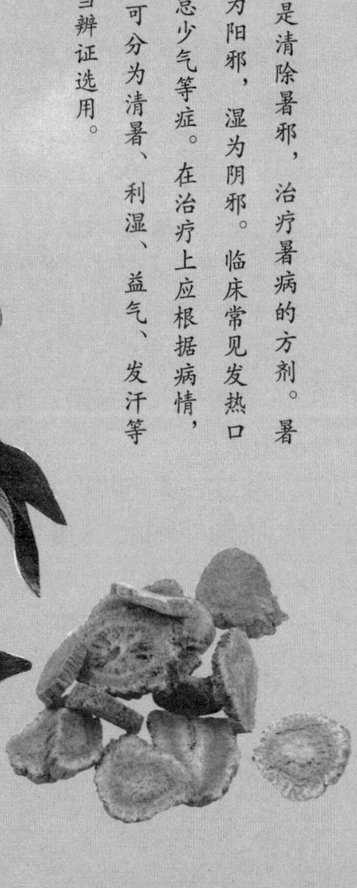

三物香薷饮

出自《太平惠民和剂局方》

三物香薷：本方由三味药组成，香薷为君药，故名“三物香薷饮”。

三物香薷豆朴先　若云热盛加黄连
或加苓草名五物　利湿祛暑木瓜宣
再加参芪与陈术　兼治内伤十味全
二香合入香苏饮　仍有藿薷香葛传

方解 三物香薷饮出自《太平惠民和剂局方》，方剂由香薷、姜制厚朴、白扁豆组成。可祛暑解表，化湿和中，用于治疗夏月外感于寒，内伤于湿证。夏令时节，天气炎热，人多喜冷饮以解暑热，以致表寒里湿。方中诸药配合，可祛暑解表，化湿和中，又因方剂是由以香薷为主药的三味药组成，故名“三物香薷饮”。

三物香薷饮方解

君药 解表散寒，祛暑和中

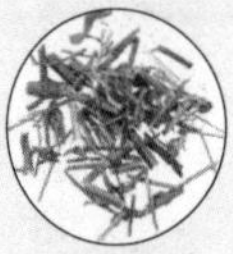

香薷一斤
发汗解表，散寒祛暑，化湿和中

臣药 行气除满，化湿除滞

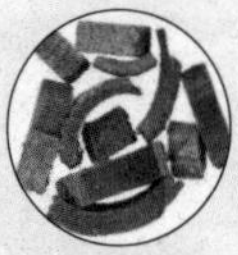

姜制厚朴半斤
行气除满

佐使药 健脾化湿，消暑

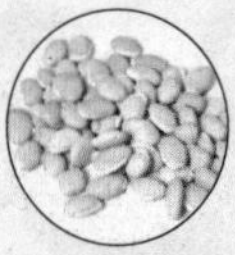

白扁豆半斤
健脾化湿

服药时间：不拘时服 服药次数：不拘次数 服药温度：冷

※ 1斤≈500g 1两≈31.25g 1钱≈3.125g 1分≈0.3125g

◆ 组成

香薷一斤，白扁豆、姜制厚朴各半斤。

◆ 用法

上述三味药共研为粗末，每次服三钱，用水和酒煎，冷服。

◆ 功效

祛暑解表，化湿和脾。

◆ 主治

夏月乘凉饮冷，内伤于湿，外感于寒。症见恶寒发热，头重身倦，无汗头痛，腹痛吐泻，舌苔白腻，胸闷，脉浮等。

◆ 现代运用

临床上常用于治疗细菌性痢疾、夏季胃肠型感冒、急性胃肠炎、流行性乙型脑炎等属暑湿外感证者。以身重头痛，胸闷，恶寒发热，无汗，苔白腻，舌淡为辨证要点。现代药理研究表明，本方可发汗、解热、止泻、止吐、调整肠胃功能、抗菌、抗病毒。

清暑益气汤

出自《脾胃论》

清暑益气参草芪　当归麦味青陈皮

曲柏葛根苍白术　升麻泽泻姜枣随

方解 清暑益气汤出自李东垣所著的《脾胃论》，方剂由人参、黄芪、炙甘草、当归身、麦冬、五味子、青皮、陈皮、炒神曲、黄檗、葛根、苍术、白术、升麻、泽泻组成。用时与生姜、大枣同煎，可清暑益气，除湿健脾，用于治疗气虚而感暑湿者。平素气虚者，又感暑邪，则气津两伤及挟湿困脾。方中诸药合用，共奏清解暑热，益气生津之功，故名“清暑益气汤”。

清暑益气汤方解

君药 补中益气

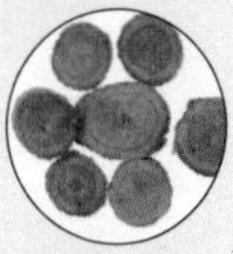

黄芪一钱
益气固表

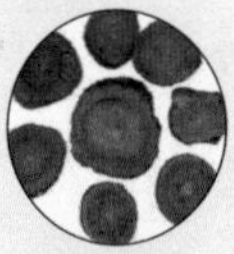

炙甘草三分
益气补脾

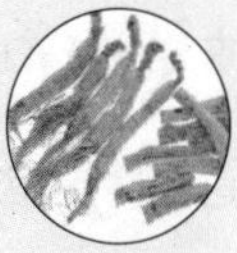

人参五分
益气健脾

臣药 燥湿健脾

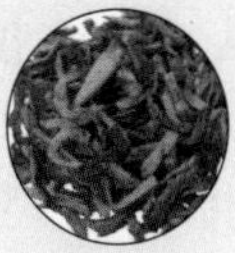

陈皮五分
理气燥湿

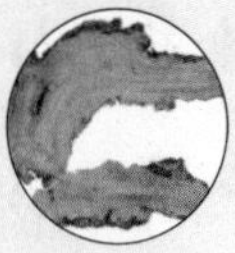

当归身三分
养血和阴

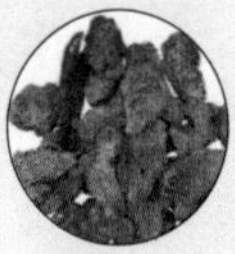

苍术一钱
健脾祛湿

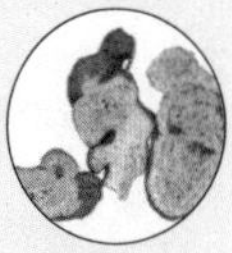

白术五分
益气健脾

佐使药 疏风散热，消食敛肺

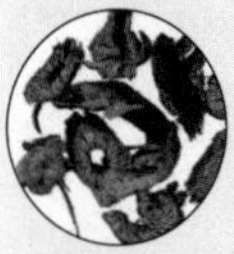

升麻一钱
升举清气

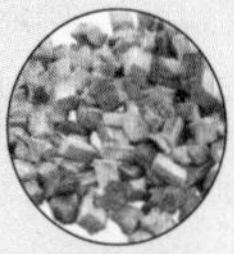

葛根二分
除烦止渴

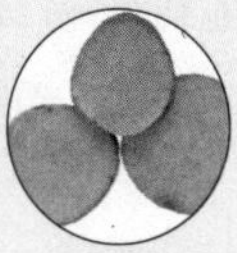

泽泻五分
淡渗利湿

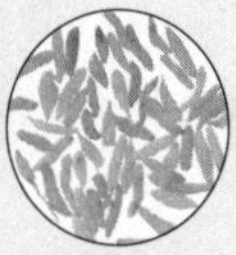

麦冬三分
润肺清心

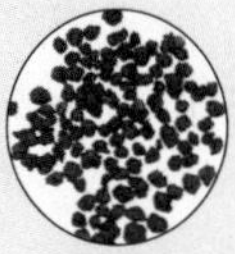

五味子九粒
敛肺养阴

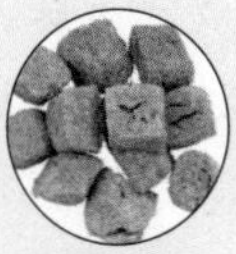

炒神曲五分
消食除满

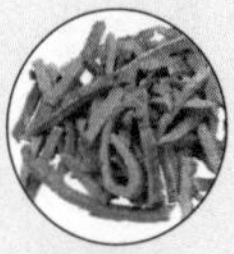

黄檗二分
清热燥湿

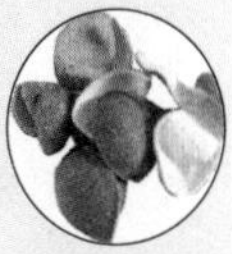

青皮二分半
疏肝理气

服药时间：饭后 服药次数：日三服 服药温度：温

※ 1斤≈500g 1两≈31.25g 1钱≈3.125g 1分≈0.3125g

◆ 组成

黄芪、苍术、升麻各一钱，人参、泽泻、陈皮、炒神曲、白术各五分，炙甘草、当归身、麦冬各三分，青皮二分半，五味子九粒，黄檗、葛根各二分。

◆ 用法

上述十五味药加生姜二片、大枣二枚同煎，温服。

◆ 功效

清暑益气，祛湿健脾。

◇ 主治

暑湿伤人，气阴两伤。症见身热心烦，自汗口渴，四肢困倦，精神减少，不思饮食，胸满气促，肢体沉重或疼痛，小便赤涩，大便溏黄，脉虚等。

◇ 临证加减

气津耗伤较重而暑邪较轻，应重用石斛、西洋参、麦冬等，或减去黄连以免苦燥伤阴；暑热较重，可加石膏；小儿夏季发热，可去知母、黄连，加地骨皮、白薇；暑热挟湿，舌苔白腻者，可去阴柔之石斛、麦冬、知母，加藿香、六一散等。

◇ 现代运用

主要用于中暑、老人及小儿夏季暑热、功能性发热、夏季哮喘、部分急性传染病恢复期内等属气阴两虚者。

◇ 使用注意

暑病挟湿，舌苔垢腻者，不宜服用本方。

生脉散

出自《内外伤辨惑论》

生脉麦味与人参　保肺清心治暑淫

气少汗多兼口渴　病危脉绝急煎斟

淫：过多，过甚。这里所说的暑淫是指暑热太过而伤人。

斟：此处指往杯子里倒煎好的药汁。

方解 生脉散出自李东垣所著的《内外伤辨惑论》，方剂由人参、麦冬、五味子组成。可益气养阴，敛汗生脉，用于治疗温热、暑热耗气伤津证。暑淫伤人，耗气伤阴，则气也随之散失。方中诸药配合，保肺清心，又因本方用后可使脉气充足，故名“生脉散”。

生脉散方解

君药 益肺生津

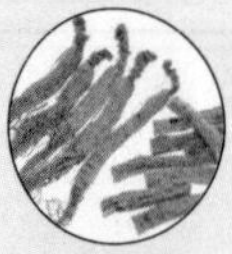

人参五分

大补肺气

臣药 清心热

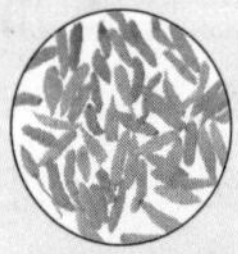

麦冬五分

润肺养阴

佐使药 固气津外泄

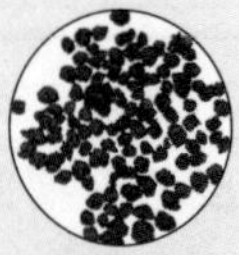

五味子七粒

敛肺止汗，益气生津

服药时间：不拘时服　服药次数：不拘次服　服药温度：温　※ 1斤≈500g　1两≈31.25g　1钱≈3.125g　1分≈0.3125g

◆ **组成**

麦冬、人参各五分，五味子七粒。

◆ **用法**

上述三味药水煎服。

◆ **功效**

益气生津，养阴保肺。

◆ **主治**

①暑淫耗伤气阴。症见体倦气短，口渴多汗，脉虚细等。

②久咳肺虚，气阴两伤。症见咳嗽少痰，口干舌燥，气短自汗，苔薄少津，脉虚数或虚细等。

◆ **现代运用**

临床常用于治疗肺结核、慢性支气管炎、神经衰弱导致的咳嗽，心烦失眠以及心脏病、心律不齐属气阴两虚者。以体倦气短，咽干，脉虚为证治要点。现代医学上将其广泛用于心血管系统疾病及休克的抢救治疗。症见神疲乏力、汗多懒言、气短喘咳、面色无华或苍白，心悸等气阴不足之证。实验表明本方还具有强心、改善心肌代谢、调节血压等作用，适用于以心肺气阴亏损为主要病因所致心衰、心律失常等症、休克的治疗。

缩脾饮

出自《太平惠民和剂局方》

缩脾饮用清暑气　砂仁草果乌梅暨
甘草葛根扁豆加　吐泻烦渴温脾胃
古人治暑多用温　暑为阴证此所谓
大顺杏仁姜桂甘　散寒燥湿斯为贵

缩：即缩砂仁。砂仁的原植物有两种：一种是姜科植物阳春砂，一种是姜科植物缩砂，若所用的为植物缩砂的干燥果实，即为缩砂仁。

暨：和，并用。

阴证：此指阴暑，伤暑之一。因暑月炎热而吹风纳凉，或饮冷无度所致。由于暑月受寒，静而得病，故名。

斯：此，这。

方解　缩脾饮出自《太平惠民和剂局方》，方剂由缩砂仁、草果、乌梅、炙甘草、白扁豆、葛根组成。温脾和中，消暑止泻，用于治疗夏月感受暑湿而从寒化证。阳气不足，湿重于暑，邪从寒化，寒湿伤脾致脾胃虚弱。方中诸药配合，可温脾和中，渗湿止泻。

缩脾饮方解

服药时间	服药次数	服药温度
不拘时服	当茶频饮	凉

※ 1斤≈500g 1两≈31.25g 1钱≈3.125g 1分≈0.3125g

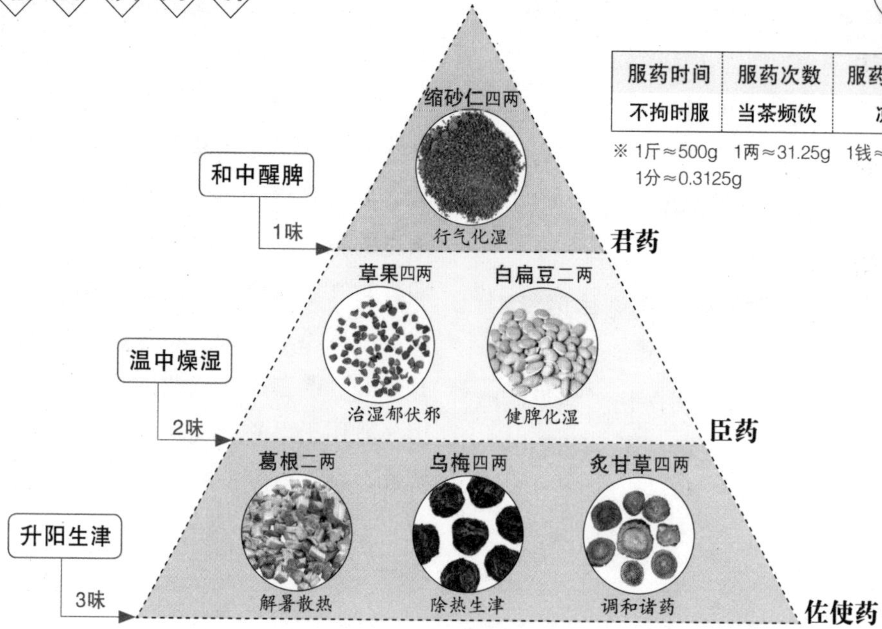

缩砂仁四两
行气化湿
和中醒脾
1味
君药
草果四两
治湿郁伏邪
白扁豆二两
健脾化湿
温中燥湿
2味
臣药
葛根二两
解暑散热
乌梅四两
除热生津
炙甘草四两
调和诸药
升阳生津
3味
佐使药

◆ 组成

缩砂仁、草果（煨）、乌梅、炙甘草各四两，葛根、白扁豆各二两。

◆ 用法

上述六味药共研粗末，每次服用四钱，水煎凉服。

◆ 功效

温脾消暑，除烦止渴。

◆ 主治

感受暑湿，湿伤脾胃。症见烦躁口渴，呕吐泄泻及暑月酒食所伤等。

第十三章

利湿之剂

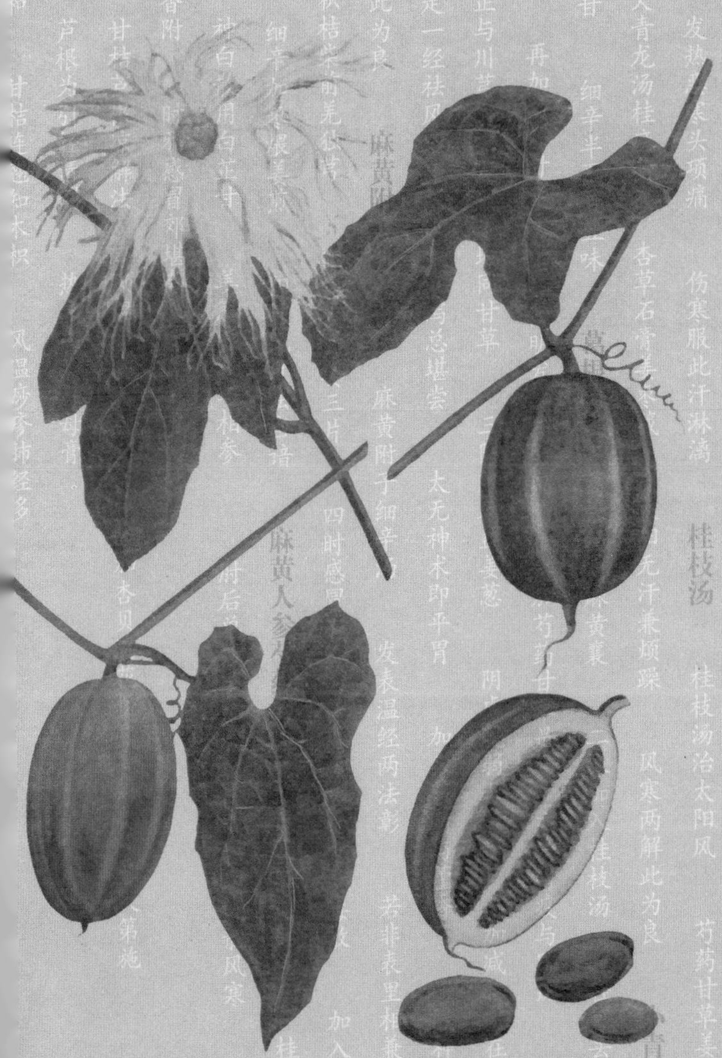

利湿之剂，即祛湿剂。以祛湿药或逐水药为主，以治疗水湿病证的方剂。可通利小便，使湿邪路利而出。湿气，有内湿、外湿。内湿，是因过食生冷，或过饮酒酪，或素体脾虚，失其健运；外湿，则是因受气候潮湿，久居湿地，或受雨露之侵。祛湿剂多由芳香温燥或甘淡渗利之药组成，易于耗伤阴津，故素体阴虚津亏，病后体弱，以及孕妇水肿者，均应慎用。

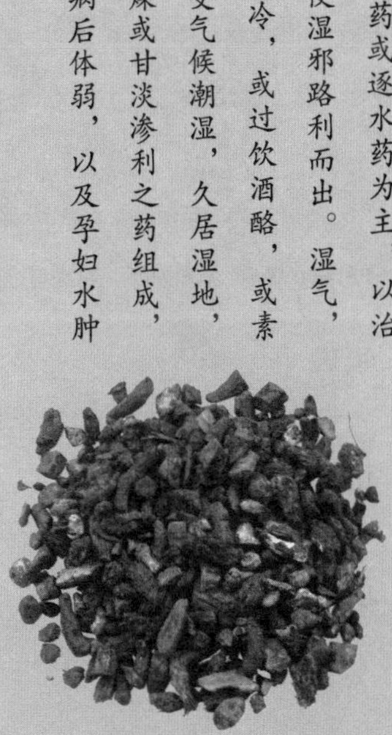

小半夏加茯苓汤

出自《金匮要略》

小半夏加茯苓汤　行水散痞有生姜

加桂除夏治悸厥　茯苓甘草汤名彰

彰：显著。

悸厥：悸，指心下悸动。厥，指寒厥，即手足厥冷。皆因水饮停于心下所致。

方解 小半夏加茯苓汤出自张仲景所著的《金匮要略》，方剂由半夏、生姜、茯苓组成。可降逆止呕，散结除痞，用于治疗水饮停留胸膈胃脘证。症见头眩心悸，心下痞满，呕吐，口不渴。水饮停于胸膈，清阳不能上升，致头晕；水饮凌心，胸阳不振，致心悸；水饮留于胃脘，气机不顺，致心下痞；阴浊上逆，致呕吐；内有水湿，致口不渴。方中诸药合用，去饮邪，除痞满，眩晕心悸则愈。

小半夏加茯苓汤方解

君药 可和胃降逆止呕

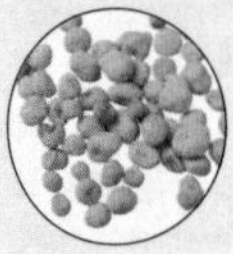

半夏一升
行散水湿，降逆止呕

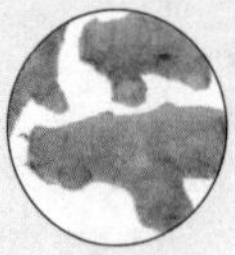

生姜半斤
暖胃祛寒，辛散水饮

臣药 使胸膈胃脘水湿从小便而去

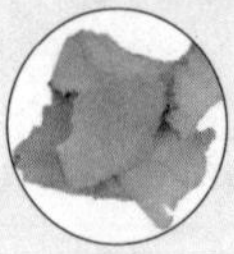

茯苓三两
淡渗利湿

服药时间：饭后　服药次数：日两服　服药温度：温

※ 1斤≈500g　1两≈31.25g　1钱≈3.125g　1分≈0.3125g

◆ 组成

半夏一升，茯苓三两，生姜半斤。

◆ 用法

上述三味药用水煎，分两次温服。

◆ 功效

行水消痞，降逆止呕。

◆ 主治

膈间停水。症见突然呕吐，头眩心悸，心下痞满、口不渴等。

◆ 现代运用

临床上常用于水饮内满引起的呕吐、心下痞满以及头眩、心下悸动。

舟车丸

出自《医方集解》

舟车：舟即船，走水道；车走谷道。本方逐水之力极峻，服后能使水热壅实之邪，从二便畅行而出，如顺水之舟，下坡之车，故名“舟车丸”。

舟车牵牛及大黄　遂戟芫花又木香
青皮橘皮加轻粉　燥实阳水却相当

阳水：水肿两大类型之一。由肺气失宣，三焦壅滞，不能通调水道，下输膀胱所致。以大便秘结，小便不利，口渴面赤，腹胀坚实，脉沉数有力等热实证为主要表现。

方解 舟车丸出自汪昂所著的《医方集解》，方剂由黑牵牛、大黄、甘遂、芫花、大戟、青皮、橘皮、木香、轻粉组成。可逐水行气破滞，用于治疗阳水证。水湿阻滞于脘腹，故水肿水胀；三焦不利，则小便短赤；水壅肠道，阻碍气机，故大便秘结。方中诸药合用，祛邪除水湿，如下行之车，顺势而下，故名“舟车丸”。

舟车丸方解

君药 峻下逐水

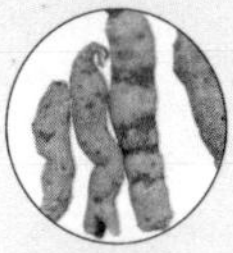
甘遂一两
泄水逐饮

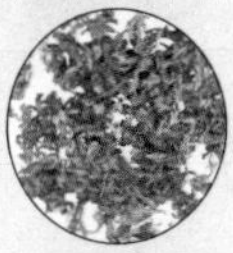
芫花一两
攻逐积水

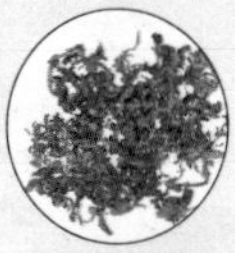
大戟一两
攻逐积水

臣药 祛水湿利二便

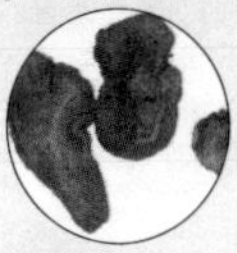
大黄二两
泻热导滞

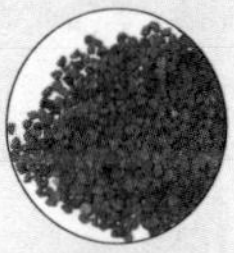
黑牵牛四两
泄水利尿

佐使药 分消下泄

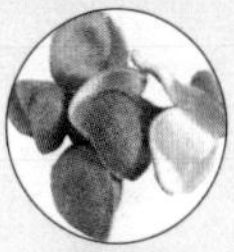
青皮一两
理气散结

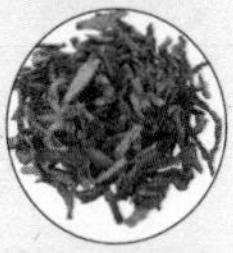
橘皮一两
理气燥湿

佐使药 分消下泄

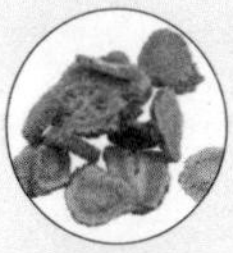
木香五钱
行气止痛

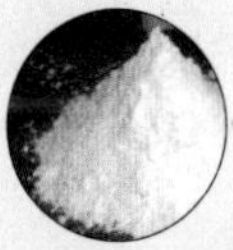
轻粉一钱
通窍利水

服药时间：早饭前　服药次数：日一服　服药温度：温

※ 1斤≈500g　1两≈31.25g　1钱≈3.125g　1分≈0.3125g

◆ 组成

黑牵牛（炒）四两，大黄（酒浸）二两，甘遂（面裹煨）一两，大戟（面裹煨）、芫花（醋炒）、青皮（炒）、橘皮各一两，木香五钱，轻粉一钱。

◆ 用法

上述九味药共研细末，水和为丸，每次服用五分，晨起后用温开水送下，以大便下利三次为愈。若仅一两次，且不通利，次日晨时再服，用六七分，渐渐加到一钱，至大便通畅下利为证。若服后大便下利四五次，或服后因下利过度而致精神萎靡不振，可减至二、三分。或隔一、二、三日服一次，到水肿水胀减轻为止。服药期间忌食盐、酱一百天。

◆ 功效

逐水消肿。

◆ 主治

阳水证。症见口渴气粗，水肿水胀，腹坚，大小便秘，脉沉数有力等。

◆ 现代运用

临床常用于治疗肝硬化腹水、胸腔积液等属水热内壅者，以腹胀、大小便秘涩、脉沉数有力为辨证要点。现代多用于治疗急性腹膜炎、慢性肾炎、肝硬化或血吸虫病晚期腹水，见有上述表现者。

牵牛子 草部 蔓草类

泄水通便 消痰涤饮

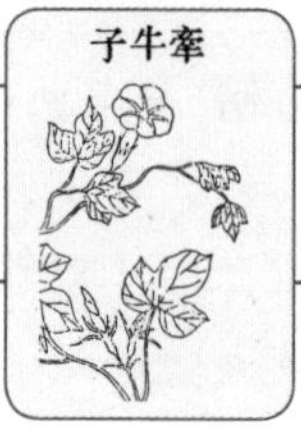
牵牛子

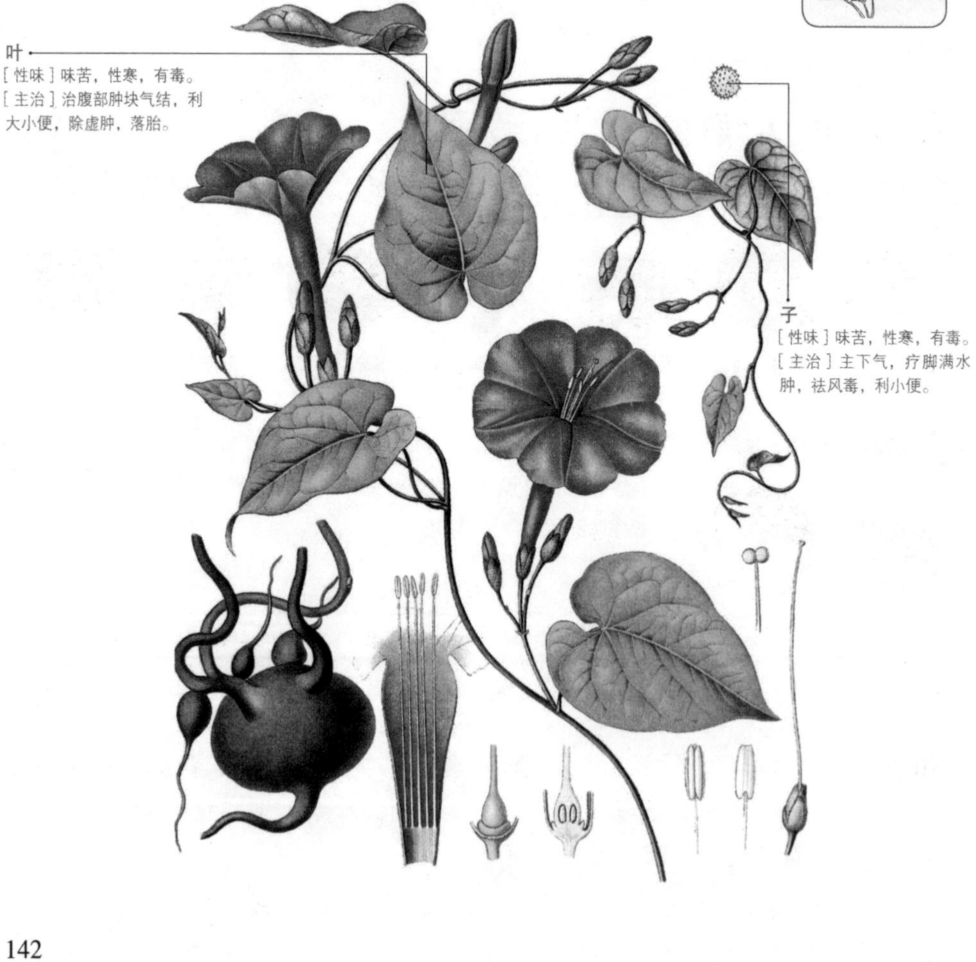
叶
[性味] 味苦，性寒，有毒。
[主治] 治腹部肿块气结，利大小便，除虚肿，落胎。
子
[性味] 味苦，性寒，有毒。
[主治] 主下气，疗脚满水肿，祛风毒，利小便。

茵陈蒿汤

出自《伤寒论》

阳黄：黄疸两大类型之一。多因湿热内蕴交蒸，热不得外越，湿不得下泄，熏蒸肝胆，胆热液泄，溢于肌肤所致。症见一身面目俱黄，黄色鲜明如橘皮色，伴有口渴，小便不利或小便短赤（如浓茶色），舌苔黄腻，脉滑数等。

疸黄：即黄疸，此是阳黄。

茵陈蒿汤治疸黄　阴阳寒热细推详
阳黄大黄栀子入　阴黄附子与干姜

阴黄：多因寒湿内郁所致。症见皮肤黄色晦暗，伴有神疲身倦，手足不温，胃呆腹胀，大便不实，舌苔白滑或腻，脉沉细迟等。是黄疸两大类型之一。

方解　茵陈蒿汤出自张仲景所著的《伤寒论》，方剂由茵陈、大黄、栀子组成。可清热、利湿、退黄，用于治疗湿热黄疸。湿热黄疸又称阳黄，由湿热壅滞中焦，土壅木郁，肝胆疏泄不调，湿不得下泄，湿热郁蒸于肌肤而发。方中诸药合用，温里散寒，利湿退黄。

茵陈蒿汤方解

君药　清利脾胃湿热退黄

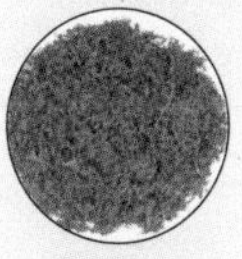

茵陈六两
清热利湿

臣药　通利三焦，祛湿热

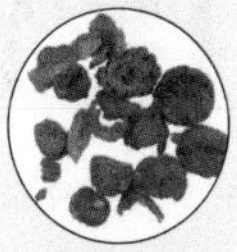

栀子十四枚
清热泻火

佐使药　通利大便除湿热

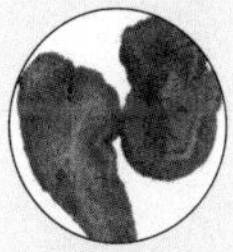

大黄二两
泻热逐瘀

服药时间：饭后　服药次数：一煎分三次服　服药温度：温　　※1斤≈500g　1两≈31.25g　1钱≈3.125g　1分≈0.3125g

◆ 组成

茵陈六两，栀子十四枚，大黄二两。

◆ 用法

水煎，分三次服。

◆ 功效

清热，利湿，退黄。

◆ 主治

湿热黄疸（阳黄）。症见一身面目俱黄，黄色鲜明如橘皮色，口干渴，腹微满，小便不利，舌苔黄腻，脉沉数等。

◆ 临证加减

少阳郁滞见胸胁苦满、寒热往来，加柴胡、黄芩以和解少阳；胃逆呕吐，加生姜、半夏以和胃降逆；黄疸重因热毒甚，加黄芩、大青叶、虎杖、黄檗以清热解毒退黄。

◆ 现代运用

主要用于急性黄疸型肝炎、乙型肝炎、胆囊炎、胆结石、肠伤寒、败血症等属湿热内蕴者。

◆ 使用注意

寒湿黄疸，不宜服用本方；孕妇慎用。

瓜蒌 草部 隰草类

补虚安中

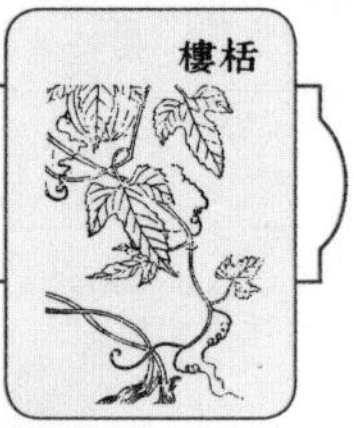

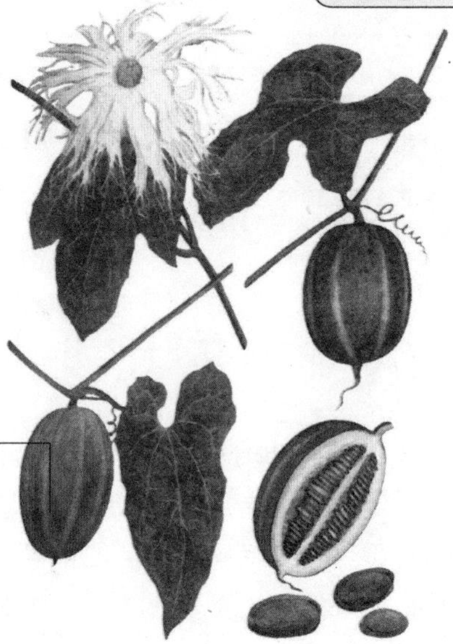

果实

［性味］味苦，性寒，无毒。

［主治］治胸痹，能使人皮肤悦泽。

五皮饮

出自《中藏经》

五皮饮用五般皮　陈茯姜桑大腹奇

或用五加易桑白　脾虚肤胀此方司

奇：奇数。本方由五味药组成，药味总数是单数。

司：即主管。

肤胀：是指寒湿留滞在皮肤之内而出现肿胀的病证。症可见全身浮肿，腹部膨大，按之肿有凹陷，皮厚而色泽无异常变化等。

方解 五皮饮出自《中藏经》，方剂由陈皮、茯苓皮、姜皮、桑白皮、大腹皮组成。可利水消肿，理气健脾，用于治疗皮水证。皮水，病名，水气泛溢皮肤而见水肿的病证。脾虚湿盛，泛溢肌肤。方中诸药相配，行气利水，作用平和，利水消肿还能健脾，故治疗轻微脾虚水肿有奇效。又因方中五药均用皮质，故名“五皮饮”。

五皮饮方解

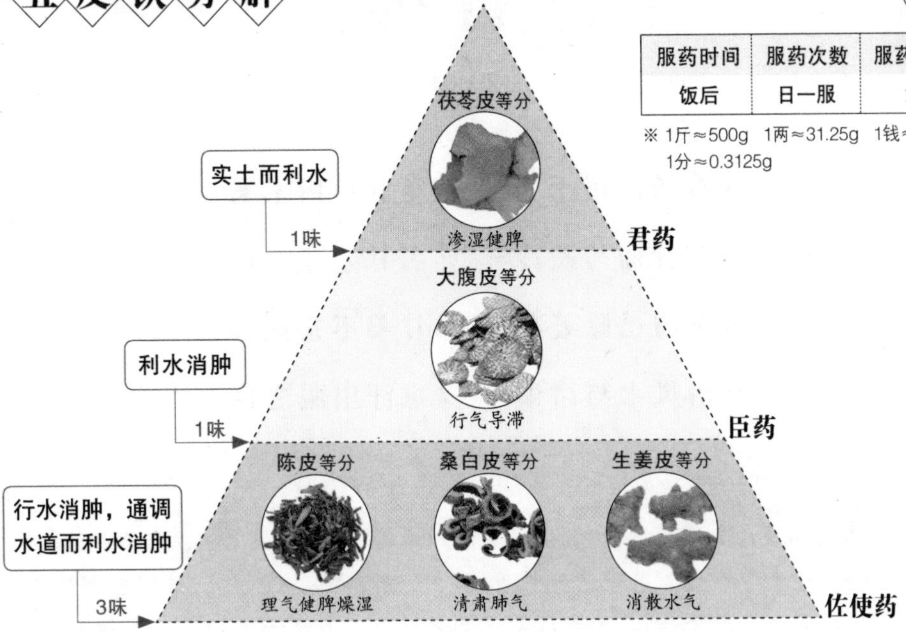
茯苓皮等分
渗湿健脾
实土而利水
1味
君药
大腹皮等分
行气导滞
利水消肿
1味
臣药
陈皮等分
理气健脾燥湿
桑白皮等分
清肃肺气
生姜皮等分
消散水气
行水消肿，通调水道而利水消肿
3味
佐使药

服药时间	服药次数	服药温度
饭后	日一服	温

※ 1斤≈500g 1两≈31.25g 1钱≈3.125g 1分≈0.3125g

◇ 组成

陈皮、茯苓皮、生姜皮、桑白皮、大腹皮各等分。

◇ 用法

上述五味药研为粗末，每次服用三钱，水煎，去渣后，温服。

◇ 功效

利水消肿，理气健脾。

◇ 主治

皮水，脾虚湿盛。症见肢体沉重，周身浮肿，上气喘急，小便不利，心腹胀满，舌苔白腻，脉沉缓等。

◇ 临证加减

腰上肿甚而兼有风邪者，加羌活、防风、苏叶散风祛湿之品；腰下肿甚兼小便短少，与五苓散共同服用；偏热，加木通、滑石以清利湿热；偏寒，加干姜、附子以温阳利水；妊娠水肿，加白术以健脾安胎；气虚，加白术、党参以益气健脾。

◇ 现代运用

主要用于心源性水肿、急慢性肾小球肾炎、妊娠水肿等属脾虚水泛者。

◇ 使用注意

药性平和，利水之力较逊，服用时多与它方合用。

肾着汤

出自《金匮要略》

肾着汤内用干姜　茯苓甘草白术襄
伤湿身痛与腰冷　亦名甘姜苓术汤
黄芪防己除姜茯　术甘姜枣共煎尝
此治风水与诸湿　身重汗出服之良

肾着：指肾着病。本方主治肾着病，故方名为“肾着汤”。肾着病是肾为寒湿之邪所伤，以腰重冷痛为主要见症。

风水：水肿病的一种。多由表虚不固，外受风邪侵袭，肺气失于宣降，不能通调水道，水湿停滞体内，郁于肌腠所致。症见发病急骤，发热恶风，面目四肢浮肿，身重，小便不利，苔白，脉浮等。

方解 肾着汤出自《金匮要略》，又名“甘姜苓术汤”，方剂由干姜、茯苓、甘草、白术组成。可温脾渗湿，用于治疗肾着病。寒湿之邪侵入人体，痹阻腰部致寒湿着肾，故称之为“肾着”。寒可收引，腰部受邪，日久血气阻滞，不通则痛。方中诸药相配，健脾祛湿，温中散寒，又因本方主治“肾着”，故名“肾着汤”。

肾着汤方解

君药 除湿通痹

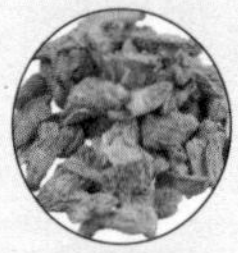

干姜四两
温中散寒

臣药 渗水利湿

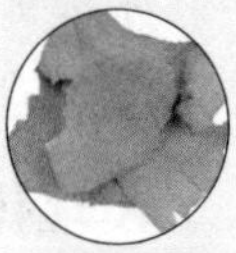

茯苓四两
渗湿健脾

佐使药 燥湿和胃，和中健脾

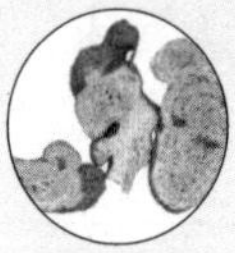

白术二两
益气健脾

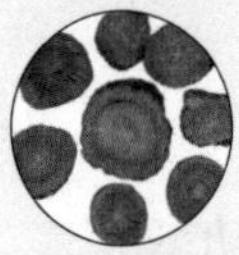

甘草二两
调和诸药

服药时间：饭后　服药次数：一煎分三服　服药温度：温　※1斤≈500g　1两≈31.25g　1钱≈3.125g　1分≈0.3125g

◇ 组成

甘草、白术各二两，干姜、茯苓各四两。

◇ 用法

上述四味药，水煎服，分三次温服。

◇ 功效

温脾祛湿。

◇ 主治

肾着病。症见身体重痛，腰重如负重物，腰下冷痛，口不渴，饮食如故，小便自利，舌淡苔白，脉沉迟或沉缓等。

◇ 现代运用

临床常用于治疗风湿性关节炎、腰肌劳损、类风湿关节炎、血栓闭塞性脉管炎、坐骨神经痛、椎管狭窄等属于寒湿痹阻经络、肌肉、关节等多种疾病，以腰痛，身重，舌苔白，脉沉缓或沉迟为辨证要点。

五苓散

出自《伤寒论》

五苓散治太阳腑　白术泽泻猪茯苓
膀胱化气添官桂　利便消暑烦渴清
除桂名为四苓散　无寒但渴服之灵
猪苓汤除桂与术　加入阿胶滑石停
此为和湿兼泻热　疸黄便闭渴呕宁

太阳腑：膀胱为太阳之腑。此指膀胱蓄水证。乃因邪入膀胱，气化不行，小便不利，致水蓄膀胱。

官桂：指肉桂。但《伤寒论》原文中所用为桂枝。

疸黄：指湿热蕴结的黄疸。

方解 五苓散出自张仲景所著的《伤寒论》，方剂由猪苓、茯苓、白术、泽泻、桂枝组成。可利水渗湿，温阳化气，用于治疗太阳蓄水证。太阳表邪未解，内传太阳膀胱腑，致膀胱气化不利，水蓄下焦，而成太阳经腑同病。方中诸药相配，表里同治，邪正兼顾，使气化水行，因本方由五味药组成，可"令"水行，故名"五苓散"。

五苓散方解

服药时间	服药次数	服药温度
饭后	日一服	温

※ 1斤≈500g　1两≈31.25g　1钱≈3.125g　1分≈0.3125g

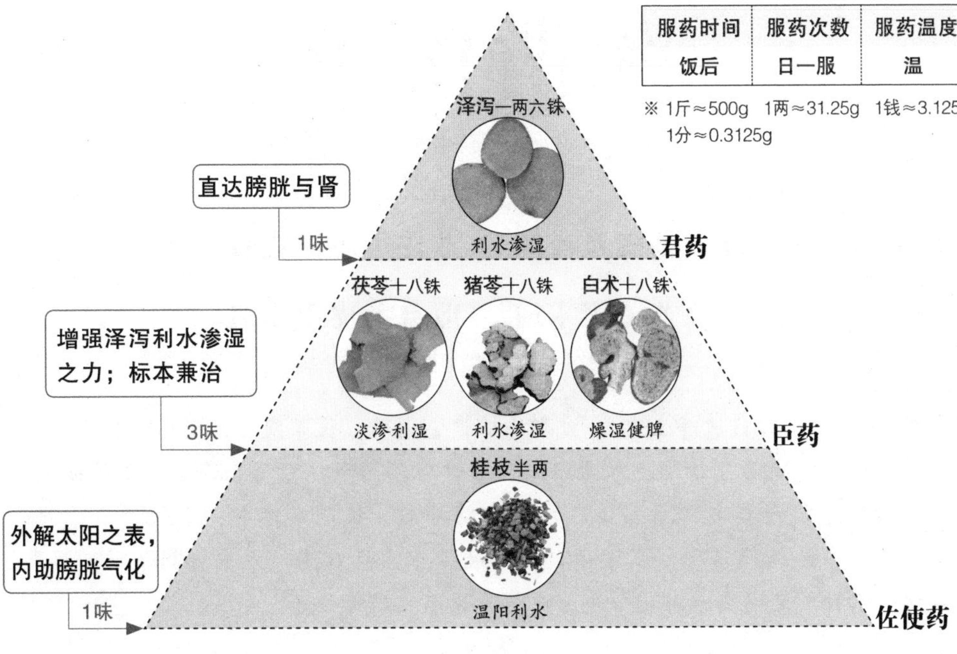
泽泻一两六铢
利水渗湿
君药
直达膀胱与肾
1味
茯苓十八铢
猪苓十八铢
白术十八铢
淡渗利湿
利水渗湿
燥湿健脾
臣药
增强泽泻利水渗湿之力；标本兼治
3味
桂枝半两
温阳利水
佐使药
外解太阳之表，内助膀胱气化
1味

◆ 组成

白术、猪苓、茯苓各十八铢，泽泻一两六铢，桂枝（也可用官桂）半两。

◆ 用法

上述五味药共研细末，每次用米汤调服二钱，日三次。

◆ 功效

利水渗湿，温阳化气。

◆ 主治

①蓄水证。症见小便不利，头痛发热，烦渴欲饮，或水入口即吐，脉浮，舌苔白。

②水湿内滞。症见水肿，泄泻，小便不利，霍乱吐泻，暑热烦渴，身重等。

③痰饮。症见脐下动悸，吐涎沫而头眩，或短气而咳喘等。

◆ 临证加减

表证明显，可与越婢汤共用；里热甚去桂枝，加知母以清热；水肿重，合五皮散以增利水消肿之效；气虚加人参（《医方集解》春泽汤）以益气健脾；大便稀溏，小便赤少者，去桂枝（《丹溪心法》四苓散）；黄疸，加茵陈蒿（《金匮要略》茵陈五苓散）以退黄利湿。

◆ 现代运用

主要用于肾小球肾炎、肝硬化所引起的水肿及肠炎、尿潴留、脑积水、泌尿系统感染、传染性肝炎、青光眼等属水湿内盛者。

◆ 使用注意

本方渗利之效明显，不宜久服；体弱及脾肾气衰者应慎用，或与补养剂共同服用。

疏凿饮子

出自《济生方》

疏凿：指本方能上下内外分消，其势犹如夏禹疏江凿河，使壅盛于表里之水湿迅速分消，故名疏凿饮子。

疏凿槟榔及商陆　苓皮大腹同椒目
赤豆艽羌泻木通　煎益姜皮阳水服

方解 疏凿饮子出自《济生方》，方剂由槟榔、商陆、茯苓皮、大腹皮、椒目、赤小豆、秦艽、羌活、泽泻、木通组成。用时与姜同煎，可泻下逐水，疏风祛湿，用于治疗水湿壅盛之阳水实证。水湿内结外溢，故周身水肿；水饮壅盛于内，运化失司，故二便不通。水湿内聚，津液不布，故口渴。方中诸药合用，解表祛湿消水肿。又因消水时犹如疏凿江河，故名“疏凿饮子”。

疏凿饮子方解

君药 泄水散结

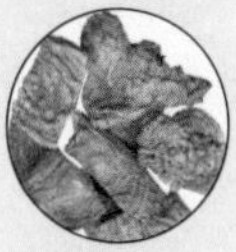

商陆等分
泻下逐水

臣药 使在表之水从肌肤而解；使在里之水从小便去

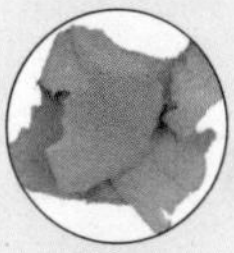

茯苓皮等分
利水消肿

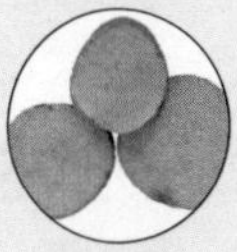

泽泻等分
利水渗湿

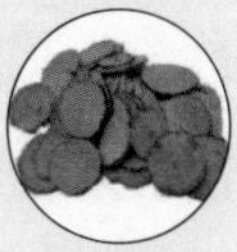

木通等分
清火利便

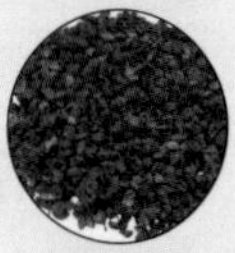

椒目等分
治水肿胀满

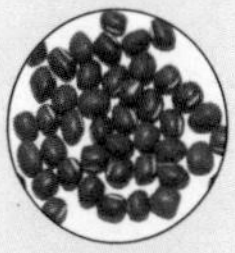

赤小豆等分
利水去湿

臣药

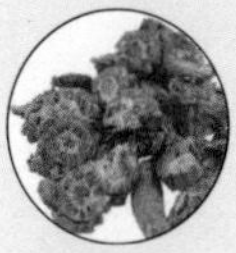

羌活等分
解表祛风

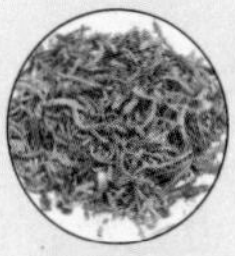

秦艽等分
祛风湿

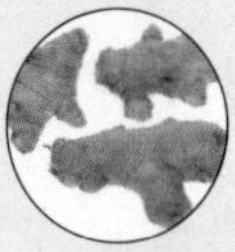

生姜等分
发散疏风

佐使药 行气导水，气行湿化则胀满消

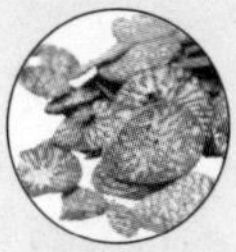

大腹皮等分
行气利湿

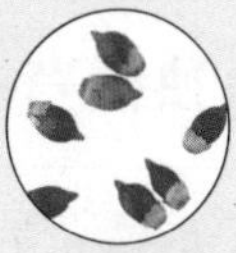

槟榔等分
利水消肿

服药时间：不拘时服　服药次数：日一服　服药温度：温

※ 1斤≈500g　1两≈31.25g　1钱≈3.125g　1分≈0.3125g

◇ 组成

槟榔、商陆、茯苓皮、大腹皮、椒目、赤小豆、秦艽、羌活、泽泻、木通各等分。

◇ 用法

上述十味药共研细末，每次服用四钱，加生姜皮后与水同煎，去渣后，温服。

◇ 功效

疏风祛湿，行水消肿。

◇ 主治

阳水证（水热壅盛）。症见周身水肿，大小便不利，口渴，胸腹胀满，脉沉数等。

◇ 现代运用

临床常用于治疗颅内压增高、急性肾炎水肿等属水湿壅盛、表里俱实者，以周身水肿，口渴，大小便不利，气喘，脉沉实为辨证要点。

秦椒 果部 味果类

祛风湿 清湿热 止痹痛

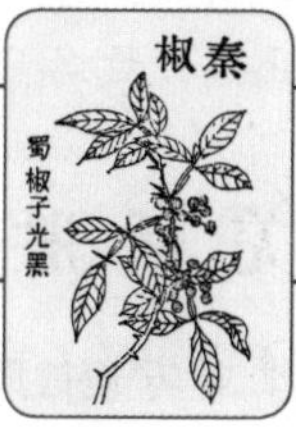

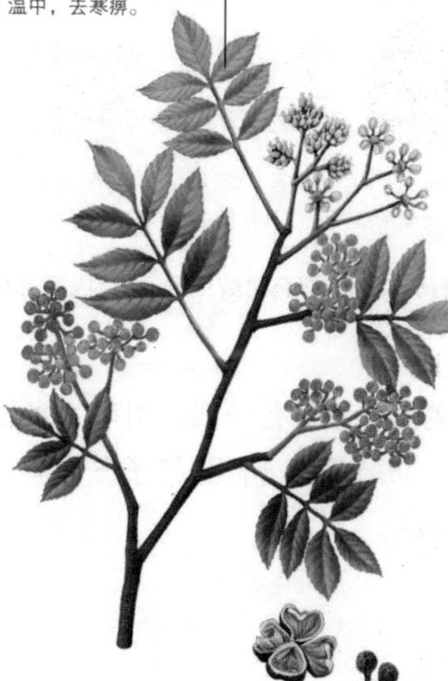

叶
[性味] 味辛，性温，有毒。
[主治] 温中，去寒痹。

果
[性味] 味辛，性温，有毒。
[主治] 祛风邪气，去寒痹。

羌活胜湿汤

出自《内外伤辨惑论》

羌活胜湿羌独芎　甘蔓藁本与防风
湿气在表头腰重　发汗升阳有异功
风能胜湿升能降　不与行水渗湿同
若除独活芎蔓草　除湿升麻苍术充

方解 羌活胜湿汤出自李东垣所著的《内外伤辨惑论》，方剂由羌活、独活、川芎、炙甘草、藁本、防风、蔓荆子组成。可祛风胜湿，用于治疗风湿在表。风湿之邪外侵肌表，清阳不升，营卫难和，故发热、恶寒、头身痛；湿性重浊，则头痛，颈肩痛。方中诸药相配，解表升阳，浊阴自降。又因方剂以羌活为主药，可除湿止痛，故名“羌活胜湿汤”。

羌活胜湿汤方解

君药 发散风寒湿邪

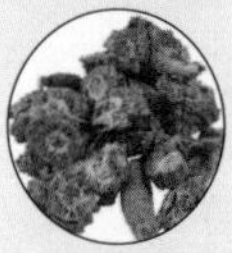
羌活一钱
善祛上部风湿

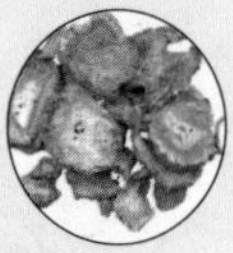
独活一钱
善行下部风湿

臣药 祛风散寒

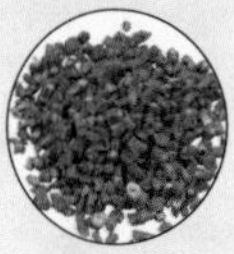
防风五分
解表祛风

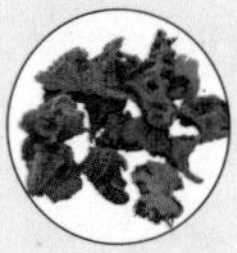
藁本五分
祛湿止痛

佐使药 祛风止痛

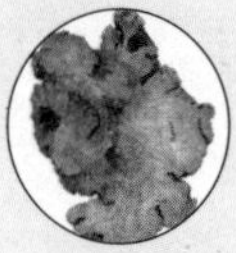
川芎五分
活血通络

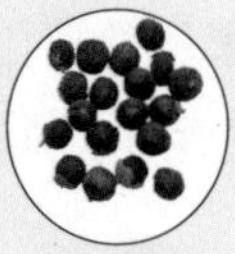
蔓荆子三分
祛风除湿止痛

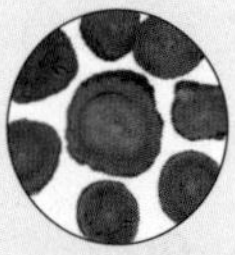
炙甘草五分
舒缓药性

服药时间：饭前　服药次数：日三服　服药温度：温

※ 1斤≈500g　1两≈31.25g　1钱≈3.125g　1分≈0.3125g

◇ 组成

羌活、独活各一钱，川芎、炙甘草、藁本、防风各五分，蔓荆子三分。

◇ 用法

上述七味药水煎服。

◇ 功效

祛风除湿。

◇ 主治

湿气在表。症见头痛头重，腰脊重痛，或周身疼痛，轻微寒热，苔白脉浮等。

◇ 临证加减

寒湿偏重，加川乌、附子等温经逐湿之品；湿热夹杂，或因邪生热，关节热痛，加苍术、黄檗、薏苡仁等以清热祛湿。

◆ 现代运用

主要用于风湿性关节炎、感冒等属风湿在表之头身疼痛者。

◆ 使用注意

服药后应避风寒，取微汗为度；素体阴虚者应慎用。

实脾饮

出自《重订严氏济生方》

实脾苓术与木瓜　甘草木香大腹加

草蔻附姜兼厚朴　虚寒阴水效堪夸

草寇：原书所用为草果仁。

阴水：凡因脾肾阳虚，不能化水运湿而致的水肿，称为阴水。临床表现多见下肢先肿，按之凹陷，肢冷神疲，口不渴，大便溏泄，舌苔白或白腻，脉沉迟等。阴水属虚、属寒、属里。

方解 实脾饮出自《重订严氏济生方》，方剂由茯苓、白术、木瓜、炙甘草、木香、大腹皮、草豆蔻、附子、干姜、厚朴组成。用时与生姜、大枣同煎，可温阳健脾，行气利水，常用于治疗阴水证。脾主运化水湿，脾肾阳虚，则肢体浮肿、手足不温、胸腹胀满、大便溏薄。方中诸药相配，温补脾阳，兼以脾肾同治，行气利水。

实脾饮方解

君药 温阳化气行水

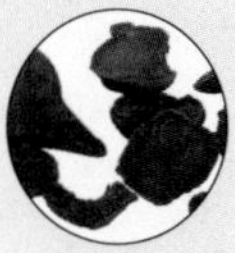

附子一两
补火助阳

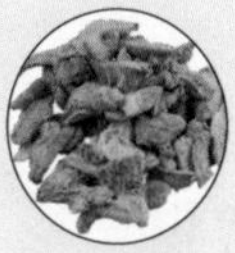

干姜一两
暖胃驱寒

臣药 除湿健脾

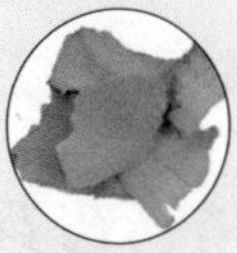

茯苓一两
健脾渗湿

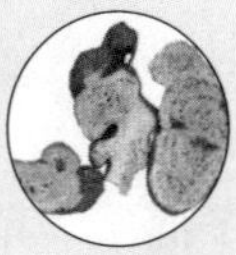

白术一两
健脾燥湿

佐使药 益脾和中，温散水气

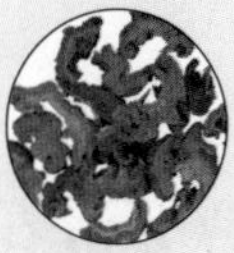

木瓜一两
祛湿醒脾和中

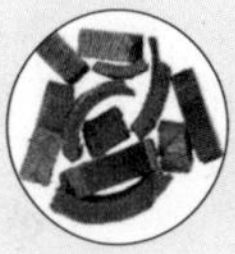

厚朴一两
行气散满

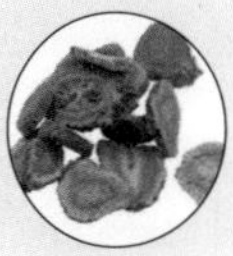

木香一两
行气除满

佐使药 益脾和中，温散水气

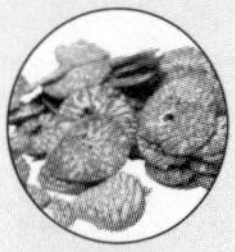

大腹皮一两
行气宽中

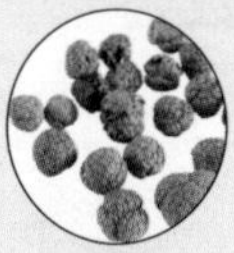

草豆蔻一两
治湿郁伏邪

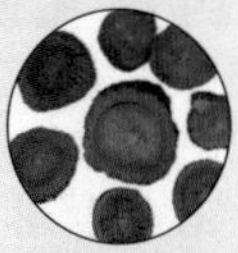

炙甘草五钱
调和诸药

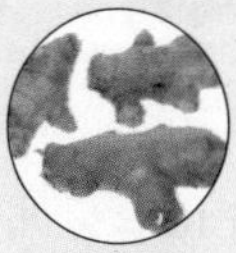

生姜五片
发汗解表

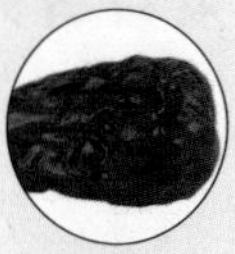

大枣一枚
健脾养胃

服药时间：不拘时服 服药次数：日一服 服药温度：温

※ 1斤≈500g　1两≈31.25g　1钱≈3.125g　1分≈0.3125g

◆ **组成**

茯苓、白术、木瓜、木香、大腹皮、草豆蔻、附子、干姜、厚朴各一两，炙甘草五钱。

◆ **用法**

上述十味药共研粗末，每次服用四钱，与生姜五片、大枣一枚共煎后服用。

◆ **功效**

温阳益脾，行气利水。

◆ **主治**

阳虚水肿。症见腰下肿甚，手足不温，口不渴，胸腹胀满，大便溏稀，舌苔厚腻，脉沉迟等。

◆ **现代运用**

临床常用于心源性水肿、慢性肾小球肾炎、肝硬化腹水等阴水证者，以身半以下肿甚、胸腹胀满、舌苔厚腻、脉沉迟为辨证要点。现代药理研究表明，本方还可促进胃肠蠕动、促进血液循环、利尿。

木瓜 果部 山果类

消食 驱虫 清热 祛风

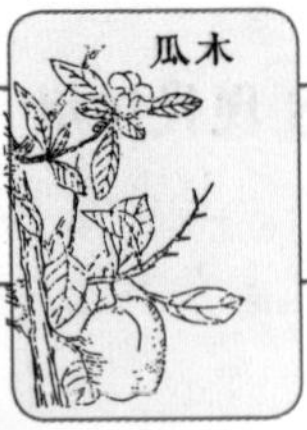

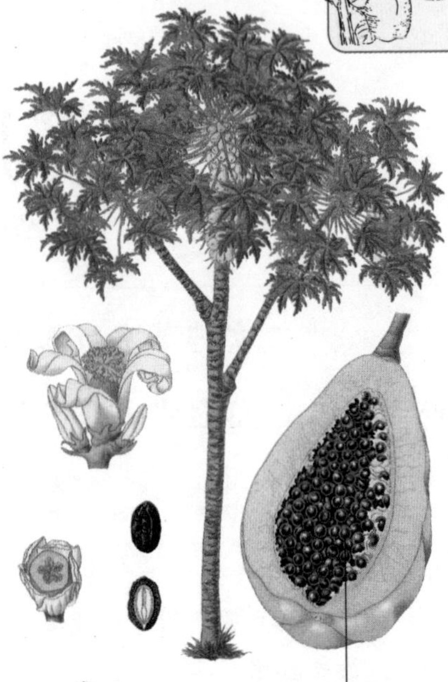

实

[性味] 味酸，性温，无毒。

[主治] 治湿痹邪气，霍乱大吐下，转筋不止。

萆薢分清饮

出自《杨氏家藏方》

萆薢分清石菖蒲	**草梢乌药益智俱**
或益茯苓盐煎服	**通心固肾浊精驱**
缩泉益智同乌药	**山药糊丸便数需**

方解 萆薢分清饮出自《杨氏家藏方》，方剂由川萆薢、石菖蒲、甘草梢、乌药、益智仁组成。可温肾利湿，分清化浊，用于治疗膏淋及白浊。肾为先天之本，主开合，若肾阳亏虚，则代谢不利，湿浊下注。方中诸药合用，温肾气，化湿浊，又因方剂以萆薢为主药，能分清化浊，故名“萆薢分清饮”。

萆薢分清饮方解

服药时间	服药次数	服药温度
饭前	日三服	温

※ 1斤≈500g 1两≈31.25g 1钱≈3.125g 1分≈0.3125g

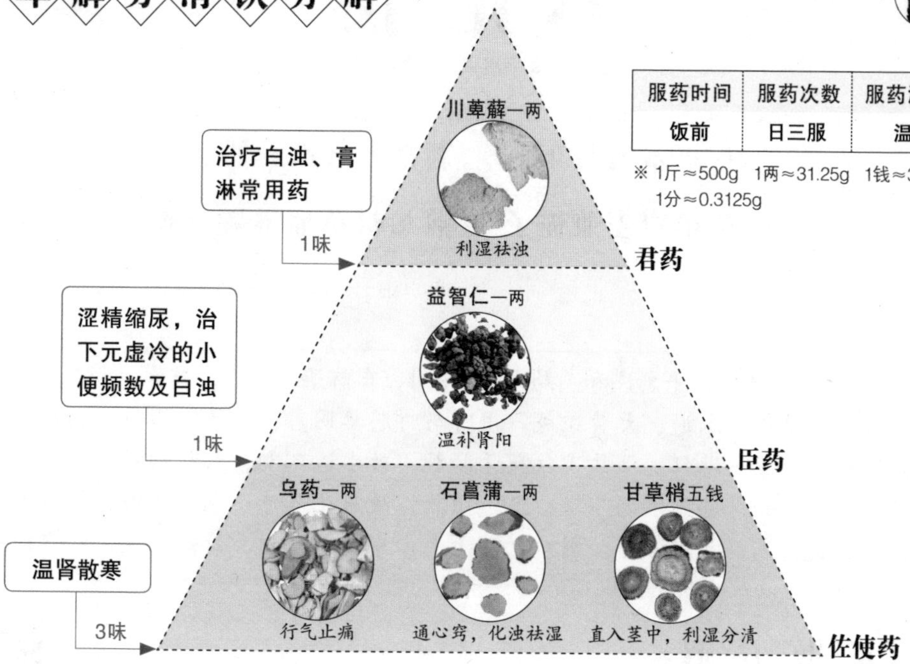
川萆薢一两
利湿祛浊
君药
治疗白浊、膏淋常用药
1味
益智仁一两
温补肾阳
臣药
涩精缩尿，治下元虚冷的小便频数及白浊
1味
乌药一两
行气止痛
石菖蒲一两
通心窍，化浊祛湿
甘草梢五钱
直入茎中，利湿分清
佐使药
温肾散寒
3味

◇ 组成

川萆薢、石菖蒲、乌药、益智仁各一两，甘草梢五钱。

◇ 用法

上述五味药共研粗末，每次服用五钱，服用时加盐一捻煎服。

◇ 功效

温暖下元，利湿化浊。

◇ 主治

下焦虚寒之膏淋、白浊。症见小便频数，凝若膏糊，色白如米泔，舌淡苔白，脉沉等。

◇ 临证加减

虚寒腹痛加肉桂、附子、盐炒茴香；气虚乏力加人参、黄芪、白术；腰膝酸软加杜仲、鹿角霜、仙茅等。

◇ 现代运用

多用于慢性肾盂肾炎、乳糜尿、慢性前列腺炎、慢性盆腔炎等属下元虚寒，寒湿下注者。

◇ 使用注意

下焦湿热之膏淋证，不宜服用本方。

八正散

出自《太平惠民和剂局方》

八正木通与车前　萹蓄大黄滑石研

草梢瞿麦兼栀子　煎加灯草痛淋蠲

八正：方由八味药组成，以泻膀胱之热（本证为湿热结于膀胱，故泻之），此为正治，故名八正散。

蠲：即免除。

淋：病证名。通常指小便淋漓不畅、急迫、涩痛等。

方解 八正散出自《太平惠民和剂局方》，方剂由车前子、瞿麦、萹蓄、滑石、山栀子仁、甘草梢、木通、大黄组成。用时与灯芯草同煎，可清热泻火，利水通淋，用于治疗湿热淋证。湿热下注蕴于膀胱，致水道不利，故尿频尿急、尿时涩痛、淋漓不畅，甚则癃闭不通；湿热蕴蒸，故尿色浑赤；湿热郁遏，气机不畅，则少腹急满；津液不布，则口燥咽干。方中诸药合用，清热泻火，利水通淋，又因本方以八味清热利水通淋药同用共为散剂，故名“八正散”。

八正散方解

君药 清热利水通淋

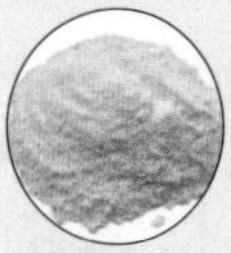

滑石一斤
滑能利窍

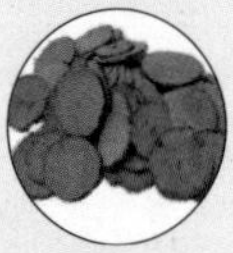

木通一斤
利热渗湿

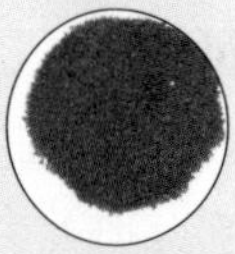

车前子一斤
清热利尿

臣药 清热泻火利水

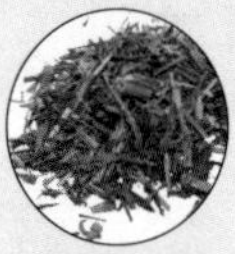

瞿麦一斤
利湿通经

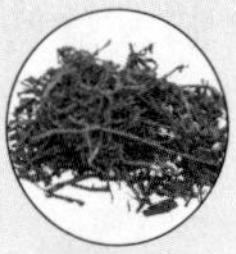

萹蓄一斤
利尿清热

佐使药 清热缓急

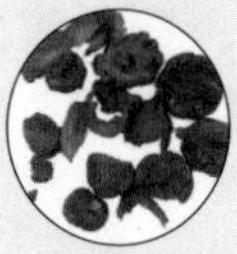

栀子一斤
清泄三焦之火

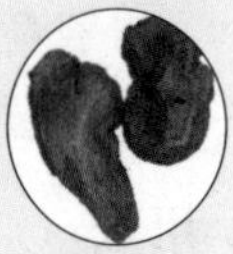

大黄一斤
荡涤邪热

佐使药 清热缓急

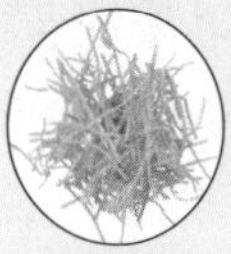

灯芯草
利湿导热下行

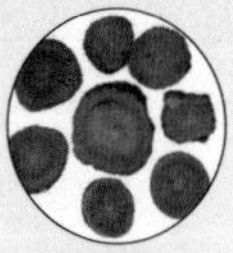

甘草梢一斤
清热缓急

服药时间：睡前　服药次数：日一服　服药温度：温

※ 1斤≈500g　1两≈31.25g　1钱≈3.125g　1分≈0.3125g

◇ 组成

木通、车前子、萹蓄、大黄、滑石、甘草梢、瞿麦、栀子各一斤。

◇ 用法

上述八味药共研粗末为散，每次服用二钱，与灯芯草同煎，去渣后，温服。

◇ 功效

利水通淋，清热泻火。

◇ 主治

湿热下注，血淋、热淋。症见尿频

尿急，淋漓不利，尿色浑赤，溺时涩痛，小腹胀急，甚者癃闭不通，咽干口燥，舌苔黄腻，脉滑数等。

◇ 临证加减

血淋，加止血、凉血之剂，如大蓟、小蓟、白茅根；石淋，加金钱草、海金沙、鸡内金、石韦、瞿麦、冬葵子（上海中医学院《方剂学》三金汤）以排石通淋；湿热瘀结，小便淋涩不利，尿中砂石或尿中带血，加琥珀、蒲黄、白茅根以祛瘀通窍；热毒甚，加蒲公英、金银花以清热解毒消结。

◇ 现代运用

主要用于尿道炎、膀胱炎、泌尿系统结石、急性前列腺炎、尿潴留、急性肾炎、乳糜尿等属湿热或热淋者。

◇ 使用注意

本方为苦寒通利之剂，体虚胃弱及孕妇不宜服用本方。

大橘皮汤

出自《奇效良方》

五苓：指五苓散。　六一：指六一散。

大橘皮汤治湿热　五苓六一二方缀（缀：连接。）
陈皮木香槟榔增　能消水肿及泄泻

方解 大橘皮汤出自《奇效良方》，方剂由茯苓、猪苓、泽泻、白术、官桂、滑石、甘草、橘皮、木香、槟榔组成。可清热燥湿，行气消肿，用于治疗湿热内结证水肿。湿热内攻，心腹胀满，小便不利，大便滑泻及水肿。方中诸药相配，利小便而实大便，水湿从小便而去，则水肿、泄泻可消除。又因方剂以橘皮为主药，故名“大橘皮汤”。

大橘皮汤方解

君药 清热利湿

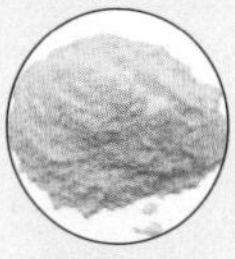

滑石四钱
利窍通水

臣药 助君药清热利湿

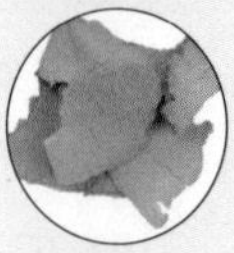

茯苓一钱半
行水利湿

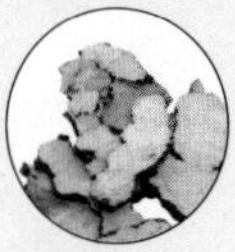

猪苓一钱
利水渗湿

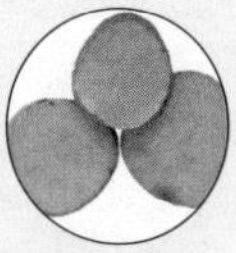

泽泻一钱
渗湿泄热

佐使药 运化水湿

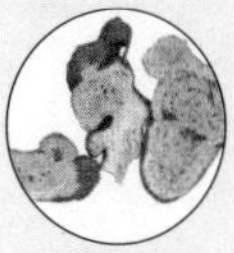

白术一钱
健脾燥湿

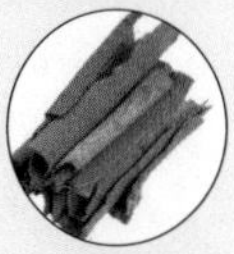

官桂半钱
温阳化气

佐使药 清热缓急

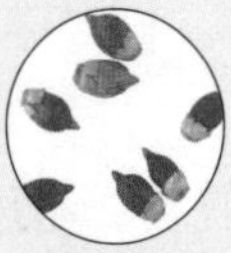

槟榔一钱
行气利水

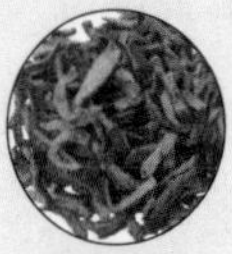

橘皮三钱
理气化湿

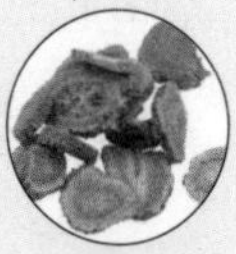

木香一钱
理气行气

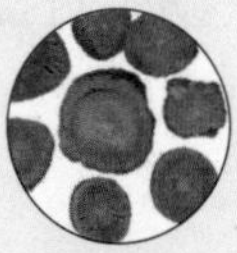

甘草三分
调和诸药

服药时间：饭后 服药次数：日一服 服药温度：温

※ 1斤≈500g 1两≈31.25g 1钱≈3.125g 1分≈0.3125g

◆ 组成

茯苓一钱半，猪苓、泽泻、白术、木香、槟榔各一钱，官桂半钱，滑石四钱，甘草三分，橘皮三钱。

◆ 用法

上述十味药，加生姜五片，水煎服。

◆ 功效

理气行水，清热利湿。

◆ 主治

湿热内盛。症见心腹满胀，小便不利，大便泄泻及水肿等。

无花果 果部 山果类

清热生津 健脾开胃 解毒消肿

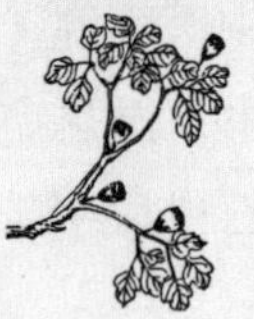

果花無

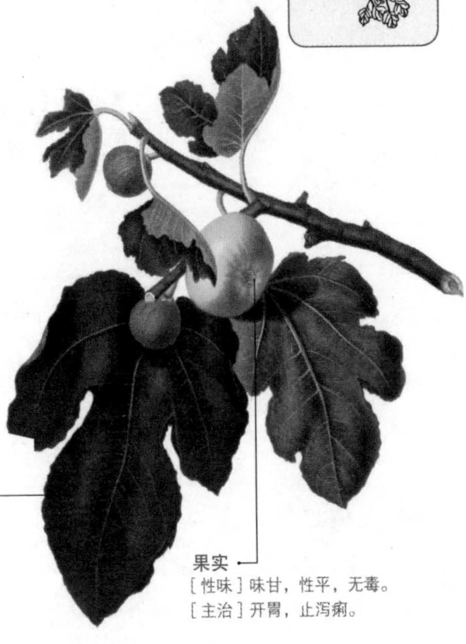
叶
[性味] 味甘，性平，无毒。
[主治] 开胃，止泻痢。
果实
[性味] 味甘，性平，无毒。
[主治] 开胃，止泻痢。

第十四章

润燥之剂

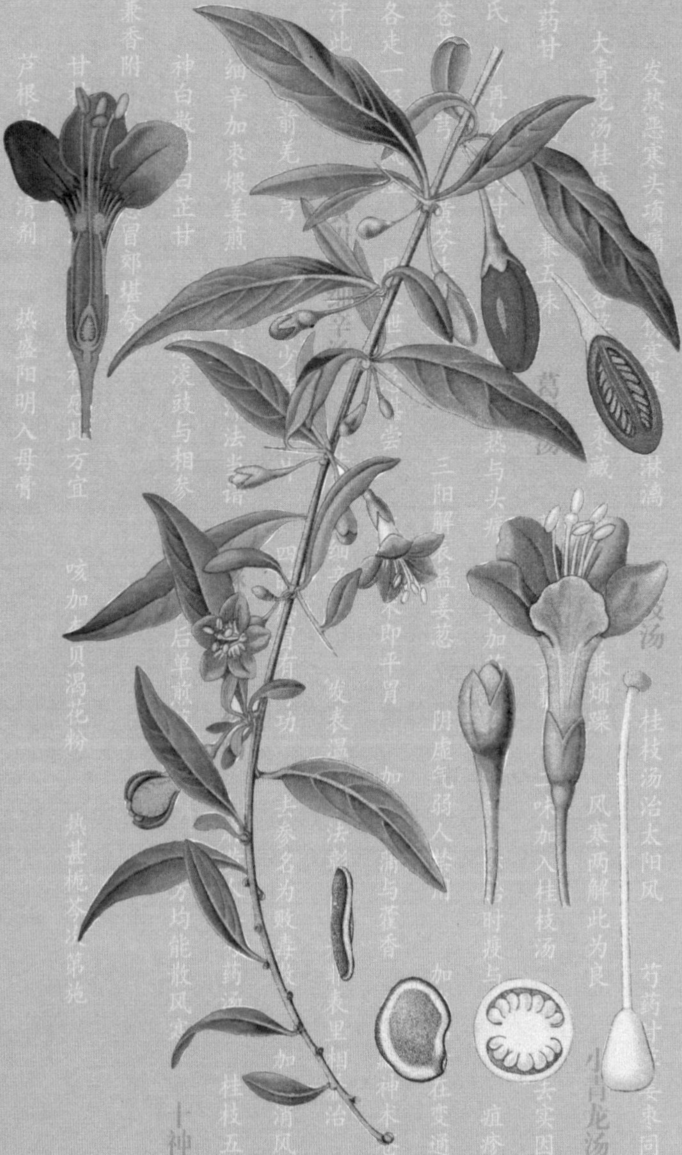

润燥之剂，就是以滋润药治疗燥证的方剂。燥证分为内燥、外燥，内燥是内脏亏损，外燥是外感燥气致病。治法可分为温润和清润两法。又可分为轻宣润燥，甘寒滋润，滑肠润燥，养血润燥，养阴润燥和苦温平燥等法。临床上多内外相兼，上下互见，治宜随证而施。

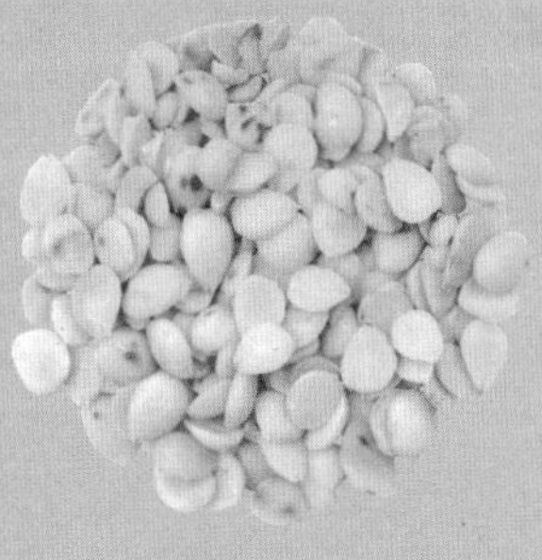

韭汁牛乳饮

出自《丹溪心法》

反胃：病名。亦称胃反、翻胃。症见食下即痛，不久吐出，或见朝食暮吐，暮食朝吐，或一、二时而吐等。

韭汁牛乳反胃滋　养营散瘀润肠奇

五汁安中姜梨藕　三般加入用随宜

营：指营血。

方解 韭汁牛乳饮出自《丹溪心法》，方剂由牛乳、韭汁组成。可养血散瘀，行气润肠，用于治疗反胃、噎膈。胃脘有瘀血阻滞，久而不去，新血不生，瘀而生热，胃肠干燥致反胃噎膈，日久则肠干。方中二药合用，去瘀血，通胃下食。又因方剂以牛乳、韭汁为主药，且为饮剂，故名“韭汁牛乳饮”。

韭汁牛乳饮方解

君药 生津润肠

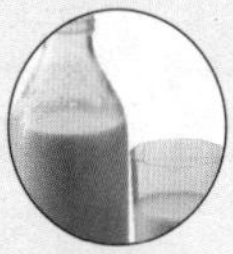

牛乳等分
补益肺胃

臣药 散瘀解毒

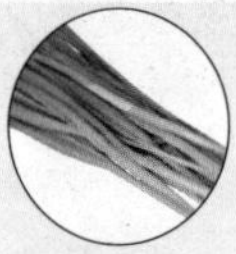

韭菜汁等分
温中行气

服药时间：饭后　服药次数：日一服　服药温度：温

※ 1斤≈500g　1两≈31.25g　1钱≈3.125g　1分≈0.3125g

◆ 组 成

韭菜汁、牛乳各等分。

◆ 用 法

上述两汁相合，小口频饮不作数。有痰阻者，加入姜汁。

◆ 功 效

滋燥养血，散瘀润肠。

◆ 主 治

胃脘有瘀血，干燥枯槁。症见食下胃脘疼痛，反胃便秘等。

滋燥养营汤

出自《赤水玄珠》

滋燥养营：本方有滋阴润燥养营血之功，故名之。

滋燥养营两地黄　　芩甘归芍及艽防
爪枯肤燥兼风秘　　火燥金伤血液亡

肤燥：皮肤干燥。

爪枯：爪甲干枯。

风秘：病证名。由于风搏于肺脏，传于大肠，而致大肠津液干燥，大便燥结，排便艰难，称“风秘证”。

方解 滋燥养营汤出自《赤水玄珠》，方剂由当归、生地黄、熟地黄、炒芍药、酒炒黄芩、秦艽、防风、甘草组成。有润燥养血之功，用于治疗血虚风燥证。风热伤肺，肺热津伤 ，阴血不足，筋爪肌肤失养，则筋脉拘挛，皮肤瘙痒，大便不通。方中诸药相配，滋阴润燥养血，清热散风，故名“滋燥养营汤”。

滋燥养营汤方解

君药 润肠通便

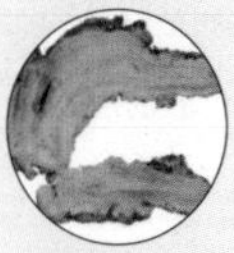

当归一钱五分
补血和血

臣药 养血滋肝

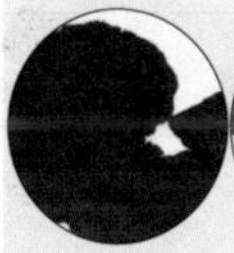

生地黄一钱五分
凉血补血

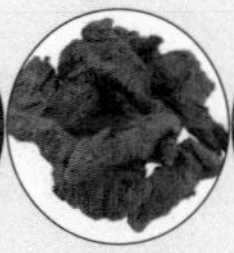

熟地黄一钱五分
滋阴养血

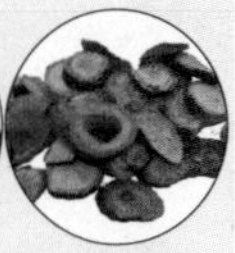

炒芍药一钱五分
兼泻肝热

佐使药 清热散风不伤阴

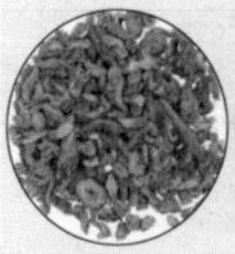

酒炒黄芩一钱五分
清肺热

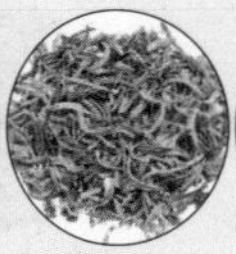

秦艽一钱五分
祛风湿，通络舒筋

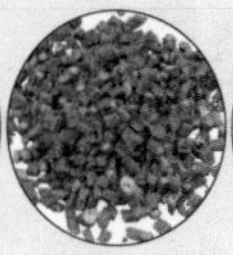

防风二钱
散风解表

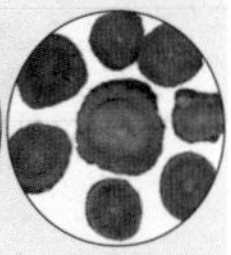

甘草五分
泻热调药

服药时间：饭后　服药次数：日一服　服药温度：温

※ 1斤≈500g　1两≈31.25g　1钱≈3.125g　1分≈0.3125g

◆ 组成

生地黄、熟地黄、酒炒黄芩、当归、炒芍药、秦艽各一钱五分，甘草五分，防风二钱。

◆ 用法

上述八味药水煎服。

◆ 功效

润燥补血。

◆ 主治

火灼肺金，血虚外燥。症见皮肤干燥而褶纹明显，爪甲枯槁，筋脉拘挛，皮肤瘙痒，大便燥结等。

炙甘草汤

出自《伤寒论》

炙甘草汤参姜桂　麦冬生地大麻仁
大枣阿胶加酒服　虚劳肺痿效如神

肺痿： 指因虚损劳伤而致阴虚肺伤，肺叶枯萎的慢性虚弱疾患。临床表现为咳垂涎沫，形瘦气短，口干舌燥，脉虚数等。

方解 炙甘草汤出自《伤寒论》，方剂由炙甘草、人参、生姜、桂枝、阿胶、生地黄、麦冬、大麻仁、大枣组成。用时加入清酒，可益气养血，通阳复脉，用于治疗，心悸脉结代及虚劳肺痿。心主血脉，若气血充足，心血充沛，则搏动有力，脉象平和；若心血不足，则脉结代；阴血不足，心失所养则心悸，阴虚津亏则舌光少苔。方中诸药相配，流通气血，通利脉道，共奏滋阴养血、益气温阳复脉之功效。

炙甘草汤方解

君药 化生气血

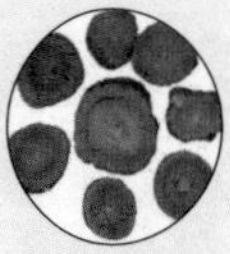

炙甘草四两
益气健脾

臣药 滋心阴，养心血，充血脉

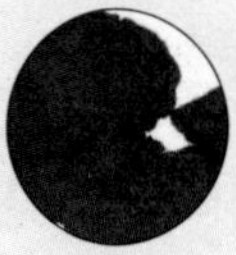

生地黄一斤
养血补心

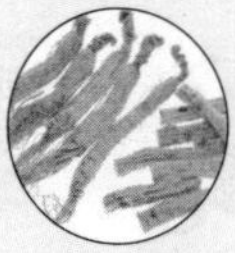

人参二两
健脾益气养心

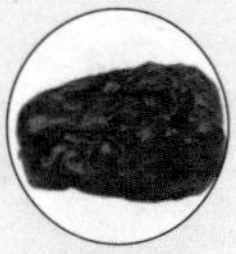

大枣三十枚
补脾益气

佐使药 温阳通脉

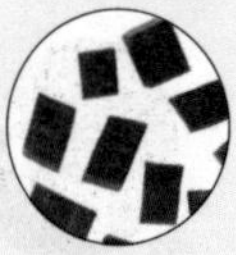

阿胶二两
补血滋阴

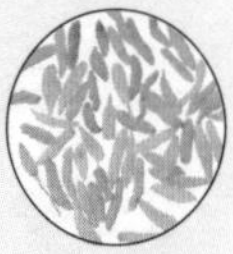

麦冬半升
养阴润肺

佐使药 温阳通脉

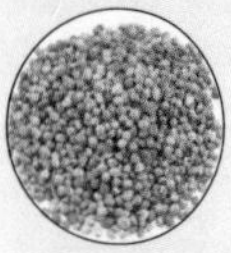

大麻仁半升
养血滋阴

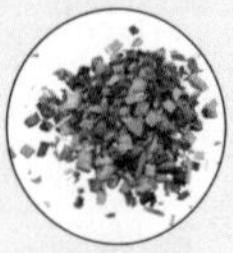

桂枝三两
通行血脉

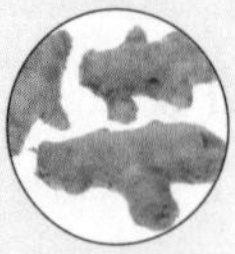

生姜三两
温阳通脉

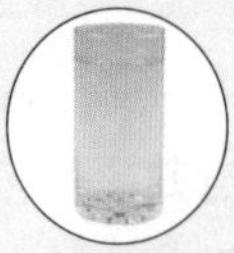

清酒七升
温通血脉

服药时间：饭后　服药次数：日三服　服药温度：温

※ 1斤≈500g　1两≈31.25g　1钱≈3.125g　1分≈0.3125g

◇ 组成

炙甘草四两，人参、阿胶各二两，生姜、桂枝各三两，麦冬、大麻仁各半升，生地黄一斤，大枣三十枚。

◇ 用法

用清酒和水先煎煮八味药（留下阿

胶），去渣取汁，内放阿胶，待胶体烊化后，分三次温服。

◆ 功效

滋阴养血，益气暖阳。

◆ 主治

①阴血不足，阳气虚弱。症见脉结代，虚羸少气，心悸，舌光少苔，或质干而瘦小者。

②虚劳肺痿。症见咳唾涎沫，虚烦失眠，形瘦短气，自汗或盗汗，咽干口干，大便燥实，脉虚数等。

◆ 临证加减

阴虚较甚，舌光且萎，将生地黄易为熟地黄；心悸怔忡较甚，加柏子仁、酸枣仁、龙齿、磁石；阴伤肺燥较甚，酌减生姜、桂枝、酒用量，以防温药耗阴劫液之弊。

◆ 现代运用

主要用于治疗功能性心律不齐、病毒性心肌炎、甲状腺功能亢进、冠心病等属阴血不足，心气虚弱症，以及老年慢性支气管炎、肺结核等属气阴两虚者。

◆ 使用注意

本方有复脉定悸之功效，方中炙甘草宜重用。阴虚内热者慎用本方；中虚湿阻，便溏胸痞者也不宜服用本方。

黄杨木 果部 灌木类

理气 止痛

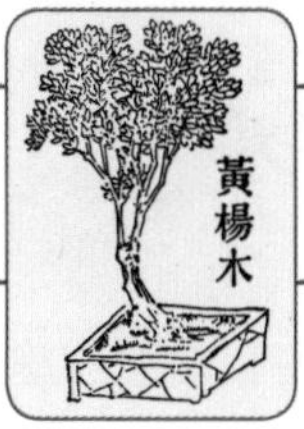

黃
楊
木

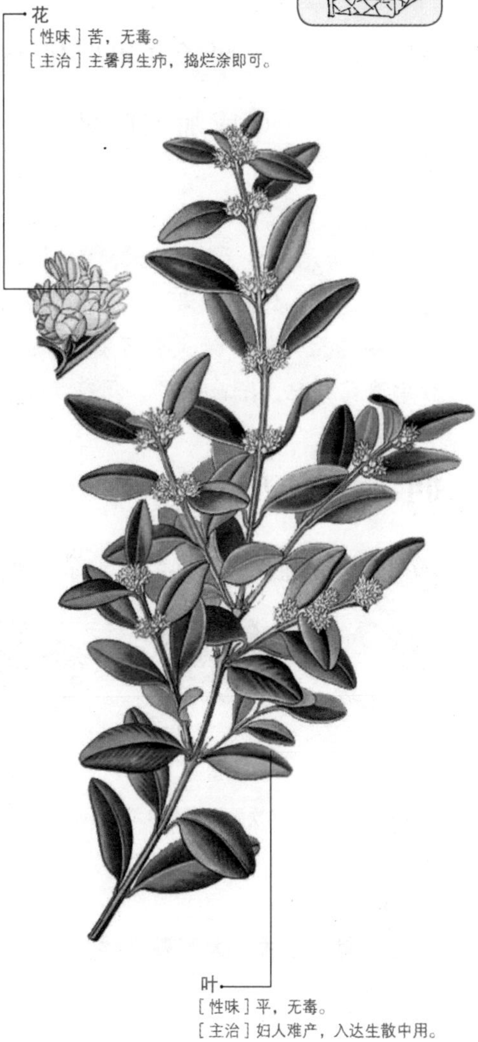

花
[性味] 苦，无毒。
[主治] 主暑月生疖，捣烂涂即可。
叶
[性味] 平，无毒。
[主治] 妇人难产，入达生散中用。

润肠丸

出自《脾胃论》

润肠：本方有润肠疏风、活血通便之功，故名润肠丸。

润肠丸用归尾羌　桃仁麻仁及大黄
或加艽防皂角子　风秘血秘善通肠

血秘：即由亡血血虚，津液不足而致大便秘结。

风秘：见滋燥养营汤。

方解 润肠丸出自《脾胃论》，方剂由当归尾、羌活、大黄、桃仁、大麻仁组成。可润肠通便，活血祛风，用于治疗风秘、血秘。风邪外袭于肺，肺与大肠相表里，邪传至大肠，故大便干燥；风热留滞，血行不畅，血虚多滞，也易生瘀。方中诸药相配，活血祛风，润肠通便，故名“润肠丸”。

润肠丸方解

君药 润肠通便，活血化瘀

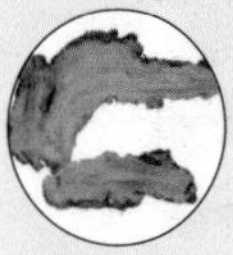

当归尾五钱
养血活血

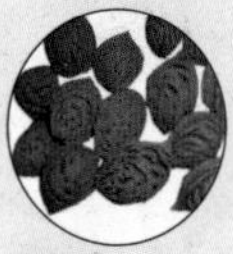

桃仁一两
润肠通便

臣药 疏风泻火

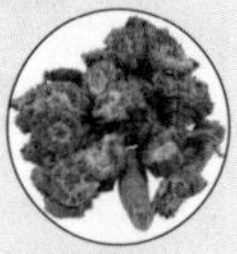

羌活五钱
祛风散邪

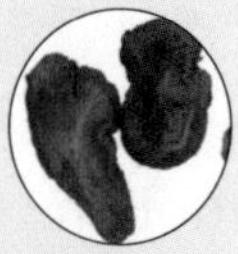

大黄五钱
泻热逐瘀

佐使药 润肠通便

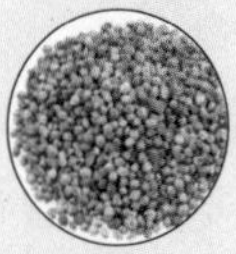

大麻仁一两
润肠通便，润燥补虚

服药时间：饭后　服药次数：不拘次服　服药温度：温

※ 1斤≈500g　1两≈31.25g　1钱≈3.125g　1分≈0.3125g

◆ 组成

当归尾、羌活、大黄各五钱，桃仁、大麻仁各一两。

◆ 用法

上述五味药捣研极细末，与白蜜炼和做成丸药，如梧桐子大，每次服三五十丸，白开水送下。

◆ 功效

润肠通便，疏风活血。

◆ 主治

风秘、血秘。症见大便燥结，不欲饮食等，以及脾胃有伏火所致便秘。

活血润燥生津饮

出自《医方集解》

活血润燥生津饮　二冬熟地兼瓜蒌
桃仁红花及归芍　利秘通幽善泽枯

通幽：幽，即指幽门，是胃之下口。通幽，即指胃肠滋润，大便通畅。

方解 活血润燥生津饮出自《医方集解》引朱丹溪方，方剂由熟地黄、当归、白芍、天冬、麦冬、瓜蒌、桃仁、红花组成，可活血生津，润肠通便，用于治疗内燥血枯证。血液亏虚，则内虚生热，热邪又灼伤阴血，血枯必血行不畅，易生瘀滞，故血瘀、大便秘结、皮肤干燥。方中诸药相配，滋阴养血，润燥生津，活血通便，基于本方的功效，故名“活血润燥生津饮”。

活血润燥生津饮方解

君药 养血通便　**佐药** 养阴生津通便

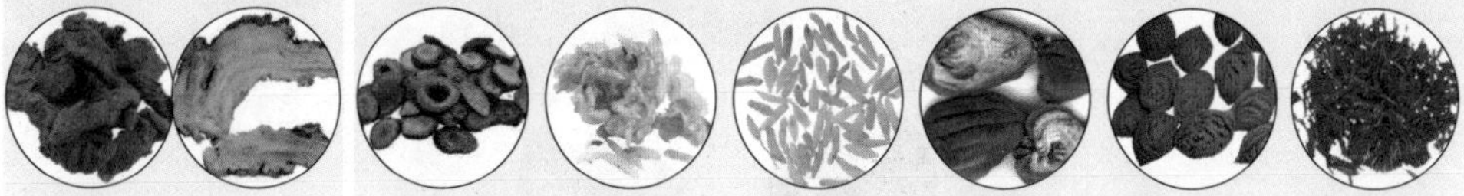

熟地黄一钱 滋阴补血　当归一钱 养血活血　白芍一钱 养血益阴　天冬八分 滋阴清热　麦冬八分 养阴润肺　瓜蒌八分 润肠通便　桃仁五分 活血润肠　红花五分 活血化瘀

服药时间：饭后　服药次数：日一服　服药温度：温

※ 1斤≈500g　1两≈31.25g　1钱≈3.125g　1分≈0.3125g

◆ 组成

天冬、麦冬、瓜蒌各八分，熟地黄、当归、白芍各一钱，桃仁、红花各五分。

◆ 用法

上述八味药，水煎服。

◆ 功效

润燥生津，活血通便。

◆ 主治

内燥血枯证。症见津液枯少，大便秘结，皮肤干燥，口干等。

通幽汤

出自《脾胃论》

通幽汤中二地俱　桃仁红花归草濡
升麻升清以降浊　噎塞便秘此方需
有加麻仁大黄者　当归润肠汤名殊

濡：濡养、滋润。
噎塞：食物堵住不下，即指噎膈。
殊：不同。

方解 通幽汤出自《脾胃论》，方剂由生地黄、熟地黄、桃仁、红花、当归身、炙甘草、升麻组成。具有滋阴养血，润燥通幽之功，用于治疗噎膈便秘。

通幽汤方解

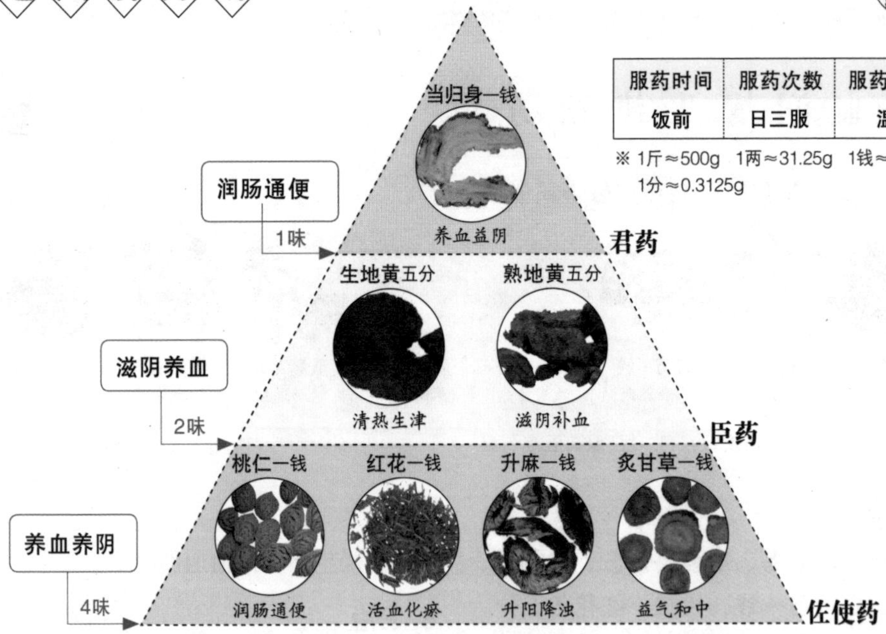

当归身一钱
养血益阴
润肠通便
1味
君药
生地黄五分
熟地黄五分
清热生津
滋阴补血
滋阴养血
2味
臣药
桃仁一钱
红花一钱
升麻一钱
炙甘草一钱
润肠通便
活血化瘀
升阳降浊
益气和中
养血养阴
4味
佐使药

服药时间	服药次数	服药温度
饭前	日三服	温

※ 1斤≈500g　1两≈31.25g　1钱≈3.125g　1分≈0.3125g

◆ 组成

生地黄、熟地黄各五分，桃仁（研）、红花、当归、炙甘草、升麻各一钱。

◆ 用法

上面七味药，水煎温服。

◆ 功效

养血润燥，活血通幽。

◆ 主治

幽门不通而上攻，吸门闭塞（吸门即会厌）。症见噎塞，气不得上下，大便艰涩等。

猪肾荠苨汤

出自《备急千金要方》

猪肾荠苨参茯神　知芩葛草石膏因

磁石天花同黑豆　强中消渴此方珍

荠苨：即甜桔梗，又名杏叶沙参。

强中：指阴茎挺举，不交而精自流出。此多因误服、久服壮阳的金石药，热毒积在肾内，消灼肾阴，造成消渴并见强中。

方解 猪肾荠苨汤出自《备急千金要方》，方剂由猪肾、黑大豆、荠苨、人参、石膏、磁石、茯神、知母、黄芩、葛根、甘草、天花粉组成。可补肾固气，泻火解毒，生津止渴，用于治疗消渴强中。久服壮阳金石药，热毒积于肾中，消灼肾阴所致，肾阴耗伤，热毒蓄积。方中诸药相配，补肾固气，泻火解毒，生津止渴，又因方剂以猪肾、荠苨为主药，故名“猪肾荠苨汤”。

猪肾荠汤方解

君药 清热燥湿

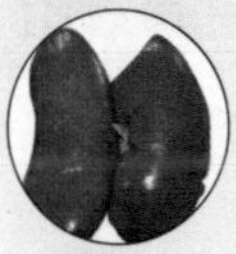

猪肾一具
利水补肾

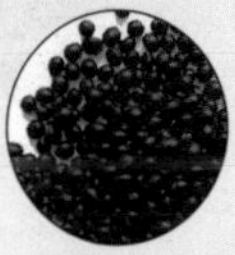

黑大豆一升
解毒利尿

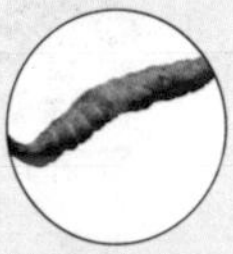

荠苨三两
解毒生津

臣药 祛浊导湿热

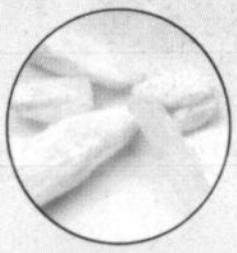

石膏三两
清热止渴

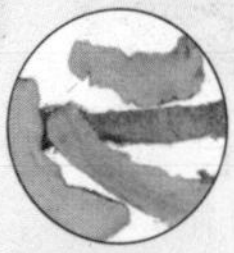

知母二两
清热泻火

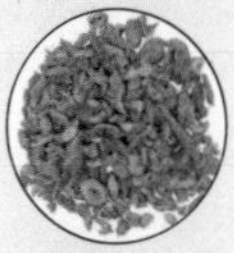

黄芩二两
清热泻火解毒

佐使药 行气祛湿，畅气行湿

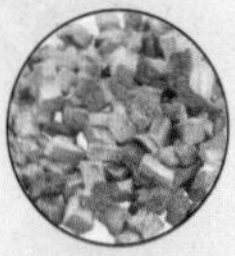

葛根二两
除烦止渴

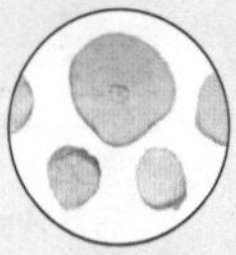

天花粉二两
生津止渴

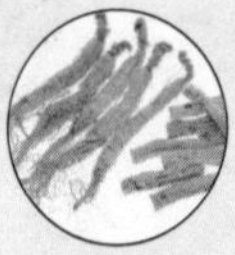

人参二两
益气健脾

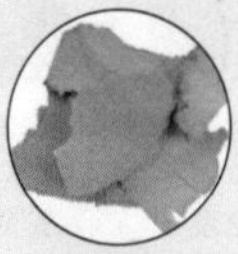

茯神二两
补益正气

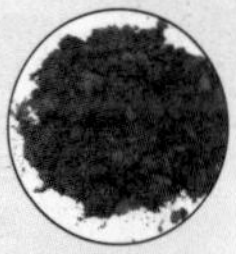

磁石二两
补肾，引药入肾经

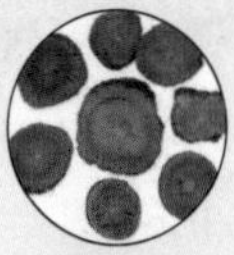

甘草二两
调和诸药

服药时间：饭后服用 服药次数：一煎分三饮 服药温度：温　※ 1斤≈500g　1两≈31.25g　1钱≈3.125g　1分≈0.3125g

◆ 组成

猪肾一具，荠苨、石膏各三两，人参、茯神、知母、黄芩、葛根、甘草、磁石、天花粉各二两，黑大豆一升。

◆ 用法

上述十二味药，用水先煮猪肾、黑

大豆后取汁，用汁煎余药，分三次服用。

◆ 功效

补肾生津，泻火败毒。

◆ 主治

肾消强中。症见小便频数，唇焦口干，多饮，强中，或发痈疽等。

清燥汤

出自《脾胃论》

> **清燥二术与黄芪　参苓连檗草陈皮**
> **猪泽升柴五味曲　麦冬归地痿方推**

痿：以四肢软弱无力为主症，尤其以下肢痿软瘫痪，足不能行为多见，故亦称“痿躄”

方解 清燥汤出自《脾胃论》，方剂由黄芪、苍术、白术、陈皮、泽泻、人参、白茯苓、升麻、当归身、生地、麦冬、炙甘草、神曲、黄檗、猪苓、柴胡、黄连、五味子组成。可清肺润燥，健脾祛湿，用于治疗湿热所致的痿证。方中诸药相配，清热燥湿，益气养阴，标本兼顾，诸证自愈。

清燥汤方解

君药 气阴双补

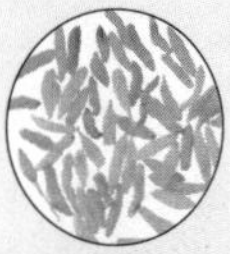

麦冬二分
滋养肺胃

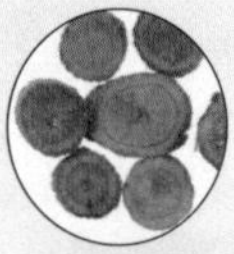

黄芪一钱半
补脾益肺

臣药 滋阴清热燥湿

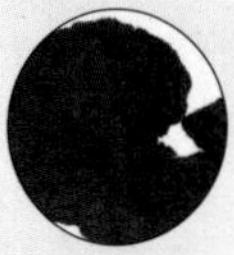

生地黄二分
滋阴养血

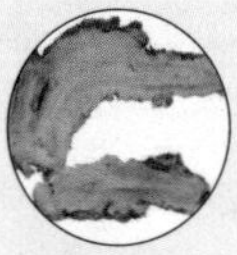

当归身二分
补血活血

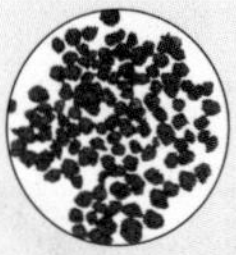

五味子九粒
益气生津，保肺金，滋肾水

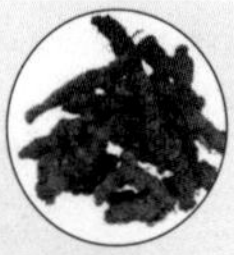

黄连一分
清热燥湿

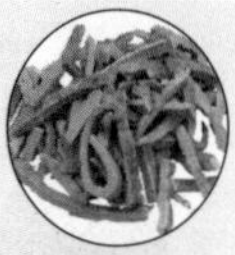

黄檗一分
清热燥湿

臣药

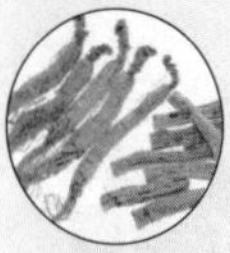

人参三分
大补元气

佐使药 健脾渗湿，导湿热

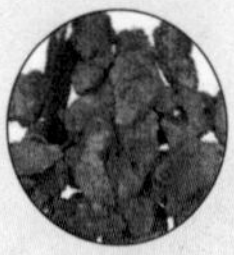

苍术一钱
燥湿健脾

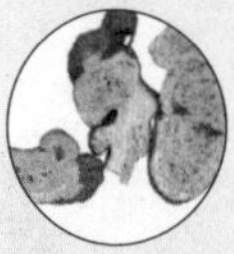

白术五分
健脾运湿

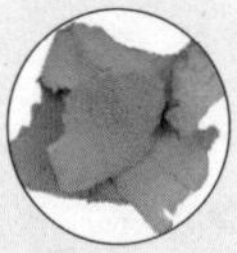

白茯苓三分
健脾渗湿

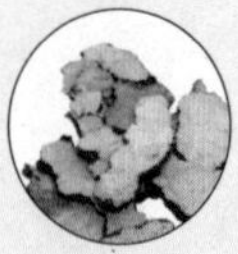

猪苓二分
利水渗湿

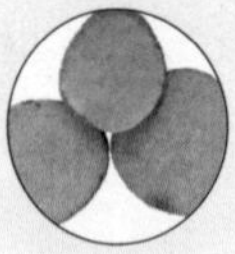

泽泻五分
利湿清热

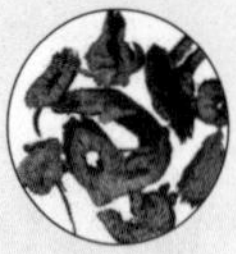

升麻三分
升举阳气

佐使药 健脾渗湿，导湿热

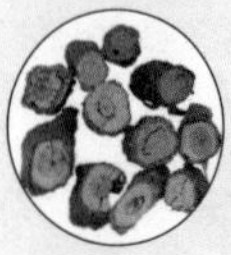

柴胡一分
舒畅气机

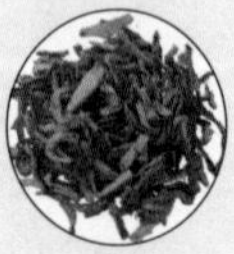

陈皮五分
理气健脾

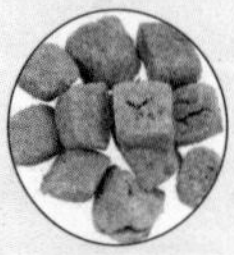

神曲二分
消食化滞

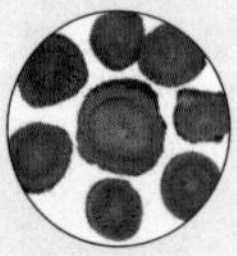

炙甘草二分
调和诸药

服药时间：饭后 服药次数：日一服 服药温度：温

※ 1斤≈500g 1两≈31.25g 1钱≈3.125g 1分≈0.3125g

◆ **组成**

苍术一钱，白术五分，黄芪一钱半，人参、白茯苓、升麻各三分，黄连、黄檗、柴胡各一分，炙甘草、猪苓、神曲、麦冬、当归身、生地黄各二分，陈皮、泽泻各五分，五味子九粒。

◆ **用法**

上述十八味药共研粗末，每次服用五钱，水煎服。

◆ **功效**

清肺润燥，健脾祛湿。

◆ **主治**

肺脏受湿热之邪。症见痿躄喘促，色白毛败，头眩身重，胸满少食，口渴便秘等。

白茯苓丸

出自《太平圣惠方》

白茯苓丸治肾消　花粉黄连萆薢调
二参熟地覆盆子　石斛蛇床膍胵要

肾消：即下消。多因肾水亏竭，蒸化失常所致。症见腰脚无力，饮一溲二，溲似淋浊，如膏如油等。

膍胵：膍，音皮；鸡膍胵，即鸡内金。

方解 白茯苓丸出自《太平圣惠方》，方剂由白茯苓、天花粉、黄连、萆薢、人参、玄参、熟地黄、覆盆子、石斛、蛇床子、鸡内金组成。服药时以磁石煎汤送服，具有补肾生津，清热利湿之功，用于治疗肾消。肾消由下消胃热不解，胃热入肾，消灼肾阴，肾阴不足所致。肾阴虚则小便频数，口渴多饮，腰膝酸软等。方中诸药相配，补肾生津，清热利湿，又因方剂以白茯苓为主药，故名“白茯苓丸”。

白茯苓丸方解

君药 清利湿热而化浊

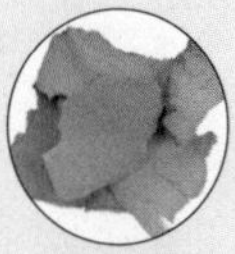

白茯苓一两
健脾渗湿

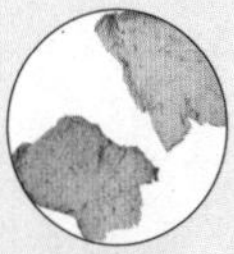

萆薢一两
利湿去浊

臣药 滋阴清热

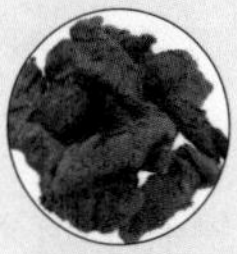

熟地黄一两
滋阴补肾

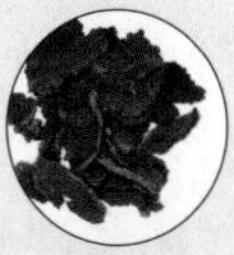

玄参一两
滋阴清热

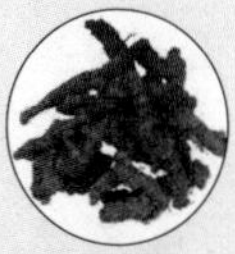

黄连一两
清泻胃热

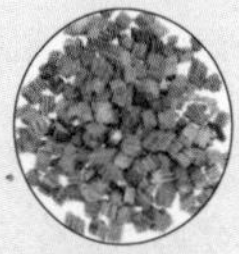

石斛七钱五分
益胃生津

佐使药 补肾益精，健脾生津

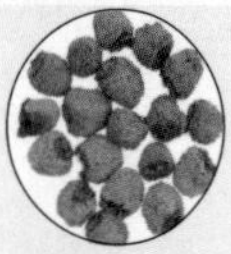
覆盆子一两
益肾固精

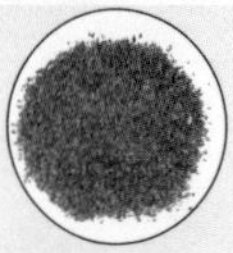
蛇床子七钱五分
益肾固精

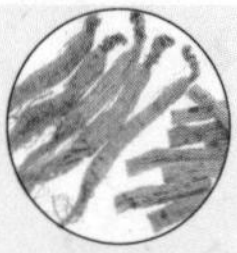
人参一两
健脾益气

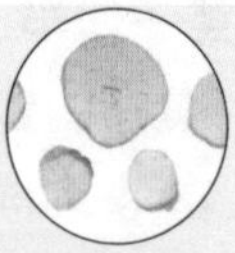
天花粉一两
生津止渴，消食除热

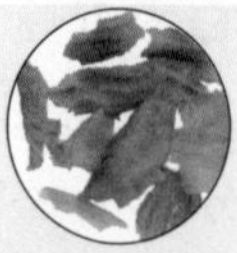
鸡内金三十具
健运脾胃

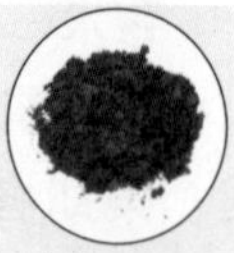
磁石
取其色黑重坠，引药入肾

服药时间：饭后 服药次数：日一服 服药温度：凉

※ 1斤≈500g 1两≈31.25g 1钱≈3.125g 1分≈0.3125g

◇ 组成

白茯苓、天花粉、黄连、萆薢、人参、玄参、熟地黄、覆盆子各一两，石斛、蛇床子各七钱五分，鸡内金三十具，微炒。

◇ 用法

上述十一味药共研细末，以白蜜共成丸药，如梧桐子大，每服三十丸，用磁石煎汤送下。

◇ 功效

补肾清热，生津润燥。

◇ 主治

肾消。症见形体消瘦，腿脚无力，口渴频饮，小便频数，尿浑如膏脂，味甘等。

地黄饮子

出自《卫生易简方》

地黄饮子参芪草　二地二冬枇斛参

泽泻枳实疏二腑　躁烦消渴血枯含

饮子：汤剂不规定时间冷服的称饮子。

参（shēn）：人参。

二腑：即指大肠和膀胱二腑。

方解 地黄饮子出自《卫生易简方》，方剂由人参、黄芪、甘草、天冬、麦冬、生地黄、熟地黄、枇杷叶、石斛、泽泻、枳实组成。可养血益阴，泻火除烦，用于治疗消渴证。阴虚火旺，血枯津乏，易致上中下消之证，症见多饮、多尿、多食、虚火上扰。方中诸药相配，补阴血，清内热，除烦躁，诸证自愈。

地黄饮子方解

君药 滋阴补血润燥

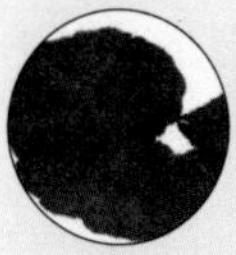
生地黄等分
清热生津

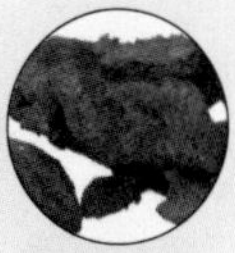
熟地黄等分
滋阴补血

臣药 滋阴清热

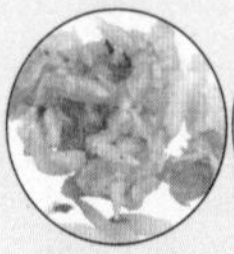
天冬等分
滋阴清热

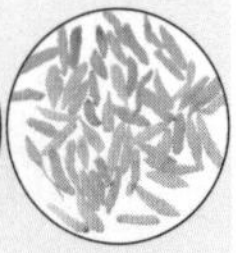
麦冬等分
滋肺益胃

佐使药 补脾气，气旺生水泻肾浊，通利大肠

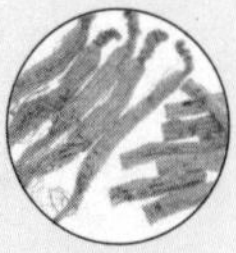
人参等分
益气补脾

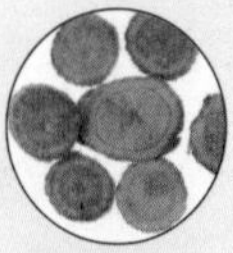
黄芪等分
补脾益气

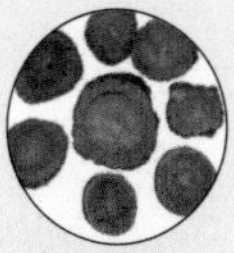
炙甘草等分
调和诸药

佐使药 补脾气，气旺生水泻肾浊，通利大肠

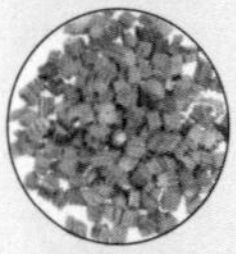
石斛等分
养胃生津

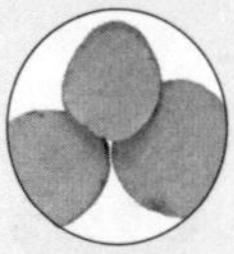
泽泻等分
淡渗利湿

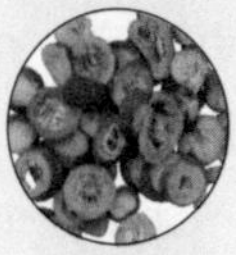
枳实等分
行气除满

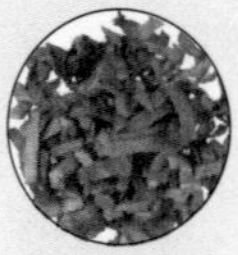
枇杷叶等分
清降肺胃之热

服药时间：不拘时服 服药次数：日一服 服药温度：凉

※ 1斤≈500g 1两≈31.25g 1钱≈3.125g 1分≈0.3125g

◇ 组成

人参、黄芪、炙甘草、生地黄、熟地黄、天冬、麦冬、枇杷叶、石斛、泽泻、枳实各等分。

◇ 用法

上述十一味药共研粗末，每次服用三钱，水煎服。亦可用作汤剂，水煎服。

◇ 功效

滋阴补血，消烦止渴。

◇ 主治

消渴证。症见咽干口渴，频饮，烦躁，面赤，小便频数且量多等。

◇ 临证加减

肾虚为主，宜去泽泻等宣通开窍之品；阴虚，而痰火盛者酌加川贝母、竹沥、陈胆星、天竺黄等清热化痰；气虚神疲倦息，酌加人参、黄芪益气补虚之品。

枸杞 果部 灌木类

补肾益精 养肝明目

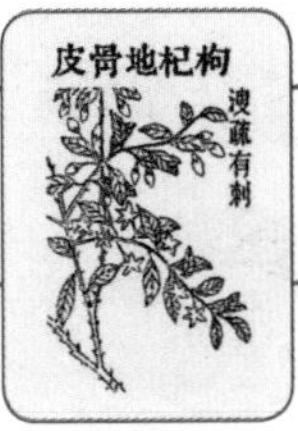
皮骨地杞枸
溲疏有刺

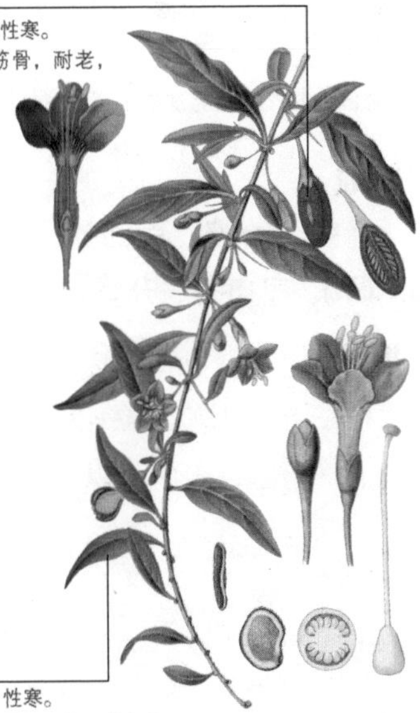
子
[性味] 味苦，性寒。
[主治] 有壮筋骨，耐老，祛风，去虚劳，补精气。
叶
[性味] 味苦，性寒。
[主治] 主除烦益智，补五劳七伤。

酥蜜膏酒

出自《备急千金要方》

酥蜜膏酒用饴糖　二汁百部及生姜

杏枣补脾兼润肺　声嘶气惫酒喝尝

酥：指牛羊奶乳所熬之油，有润燥调营的作用。

声嘶：声音嘶哑。

惫：疲惫，劳累。

方解 酥蜜膏酒出自《备急千金要方》，方剂由酥蜜、饴糖、枣肉、杏仁、百部汁、生姜汁组成，共煎成膏，可滋阴润肺。肺脾两虚，风寒所袭肺窍而致喘咳上气，语声嘶塞。方中诸药相配，滋补肺阴，肺得濡润，宣降正常，声嘶气惫自愈。方中用酒辛散温行，能助药力上行于胸膈之间，又使滋补不腻。

酥蜜膏酒方解

君药 补脾润肺

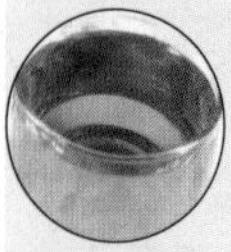

酥蜜一升
补脾润肺

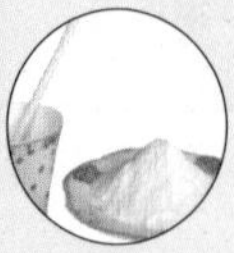

饴糖一升
补中润燥

臣药 润肺止咳

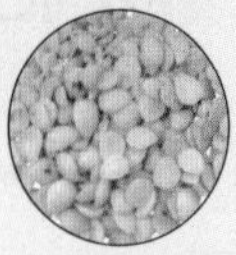

杏仁一升
降利肺气

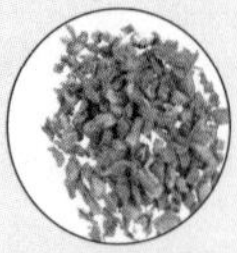

百部汁一升
下气止咳

佐使药 调理脾胃

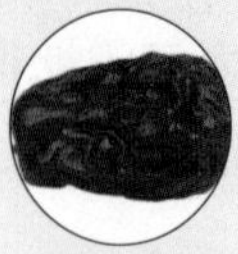

枣肉一升
补脾养血

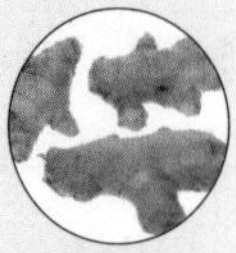

生姜汁一升
散寒化痰

服药时间：饭后　服药次数：日三服　服药温度：温

※ 1斤≈500g　1两≈31.25g　1钱≈3.125g　1分≈0.3125g

◇ 组成

酥蜜、饴糖、百部汁、生姜汁、杏仁（研）、枣肉各一升。

◇ 用法

上述诸药用微火缓缓煎熬成膏，每次服下一汤匙，服药时以酒送下。

◇ 功效

补脾润肺。

◇ 主治

阴虚肺燥。症见气短乏力，声音嘶哑，咽喉干燥，口吐涎沫，咳喘等。

第十五章

泻火之剂

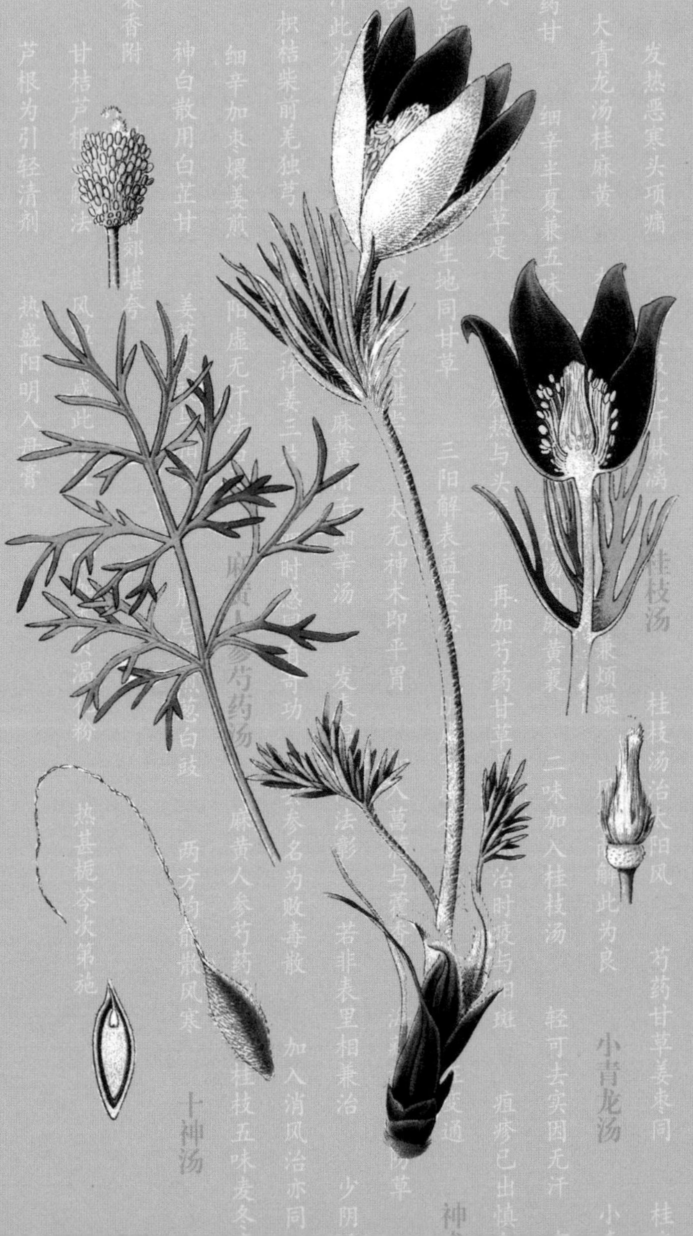

清热泻火、凉血解毒的方剂都为泻火之剂，也可名为清热之剂。治热(泻火)之剂具有清热、泻火、凉血、祛暑、生津、解毒的功效。泻火之剂主要采取清热法，以苦寒清热法祛实热，甘温清热法治疗虚热。本法不宜常用，应用时需分清虚实，辨明脏腑。

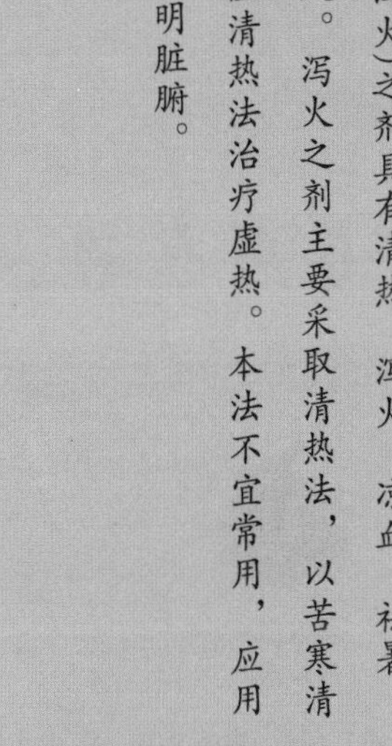

黄连解毒汤

出自《肘后备急方》

黄连解毒汤四味　黄檗黄芩栀子备

躁狂大热呕不眠　吐衄斑黄均可使

若云三黄石膏汤　再加麻黄及淡豉

此为伤寒温毒盛　三焦表里相兼治

栀子金花加大黄　润肠泻热真堪倚

吐衄：吐，即吐血。衄，即鼻孔出血。

斑黄：斑，即发斑，指血溢肌肤形成的瘀斑。黄，即黄疸。

倚：即倚重。

方解 黄连解毒汤出自《肘后备急方》，但有方无名，名见《外台秘要》引崔氏方，方剂由黄芩、黄连、栀子、黄檗组成。可解毒泻火，用于治疗三焦实热火毒证。外感六淫之邪，郁而化热，热甚成毒。实热火毒，三焦热盛为本方主证。方中诸药相配，上下之火皆消，内外兼顾，又因方剂以黄连为主药，故名“黄连解毒汤”。

黄连解毒汤方解

君药 兼泻中焦火

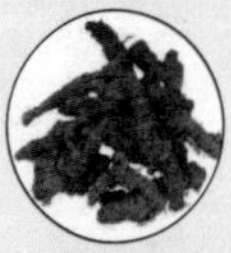

黄连三两
泻火解毒

臣药 清心安神

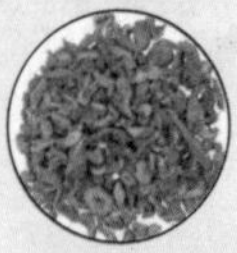

黄芩二两
泻肺及上焦之火

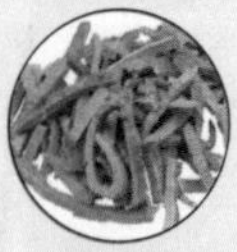

黄檗二两
泻下焦之火

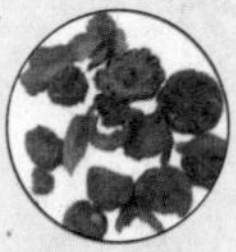

栀子十四枚
泻三焦之火

服药时间：饭后　服药次数：不拘次服　服药温度：温

※1斤≈500g　1两≈31.25g　1钱≈3.125g　1分≈0.3125g

◆ 组成

黄连三两，黄芩、黄檗各二两，栀子十四枚。

◆ 用法

水煎服。

◆ 功效

泻火解毒。

◆ 主治

实热火毒，三焦热盛。症见大热烦躁，口燥咽干，失眠；或热病吐血，衄血；或热甚发斑，身热下痢，湿热黄疸；外科痈疽疔毒；舌红苔黄，小便黄赤，脉数有力。

◇ 临证加减

便秘，加大黄以通便泻火；吐血、衄血、发斑，酌加生地、玄参、丹皮以清热凉血；瘀热、发黄，加大黄、茵陈以清热祛湿祛黄。

◇ 现代运用

主要用于急性肠炎、急性细菌性痢疾、急性黄疸型肝炎脓毒血症、流行性脑脊髓膜炎及感染其他炎症等属热毒为患者。

◇ 使用注意

本方大苦大寒，不可多服，也不可久服；津液受损较重者，不宜服用本方。

玄参 草部 山草类

凉血滋阴　泻火解毒

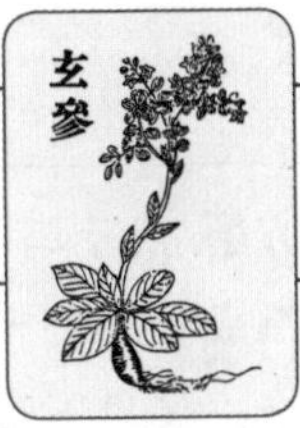
玄参

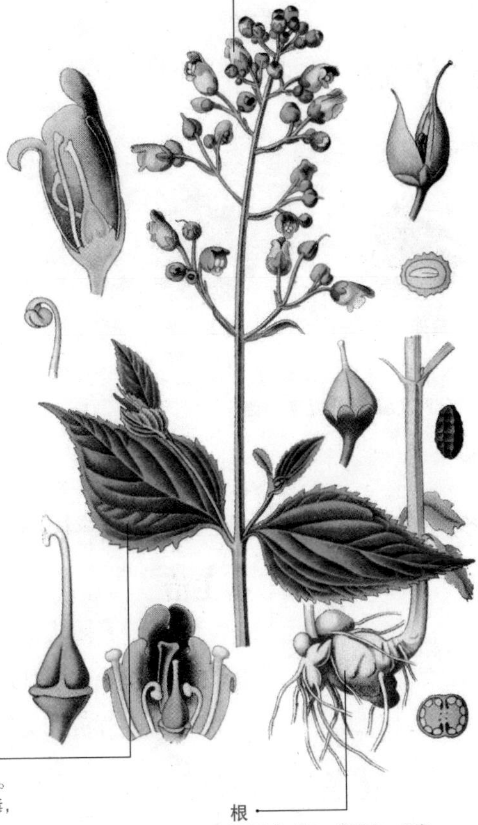
花
[性味] 味苦，性微寒，无毒。
[主治] 疗热风头痛，伤寒劳复。
叶
[性味] 味苦，性微寒，无毒。
[主治] 滋阴降火，解斑毒，利咽喉，通小便血滞。
根
[性味] 味苦，性微寒，无毒。
[主治] 疗腹中寒热积聚，女子产后余疾，令人目明。

附子泻心汤

出自《伤寒论》

附子泻心用三黄　寒加热药以维阳

痞乃热邪寒药治　恶寒加附治相当

大黄附子汤同意　温药下之妙异常

三黄：黄芩、黄连、大黄。

维阳：维，维系。此为助阳。

相当：合适，适宜。

方解 附子泻心汤出自张仲景所著的《伤寒论》，方剂由黄芩、黄连、大黄、附子组成。具有清热温里，散结消痞之功，用于治疗热痞兼表阳虚证。伤寒体表之症，误用下法，邪传入内，滞于胸中，化而为热郁。方中诸药相配，热邪得除。因方剂主要用于治疗心下痞，又在方剂中加入附子，故名“附子泻心汤”。

附子泻心汤方解

君药 清泻上部邪热而消痞

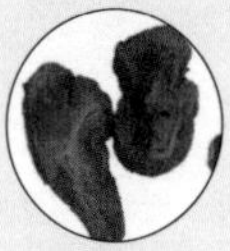

大黄二两
清泻邪热

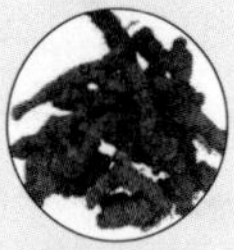

黄连一两
清热消痞

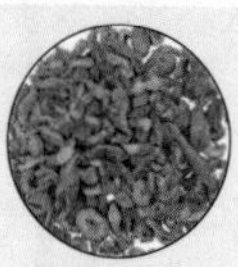

黄芩一两
清热燥湿

佐使药 温经扶阳

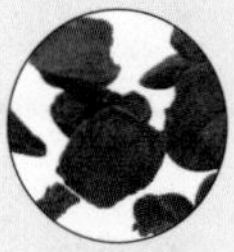

附子一两
辛热醇厚

服药时间：不拘时服 服药次数：分两次服 服药温度：温

※ 1斤≈500g 1两≈31.25g 1钱≈3.125g 1分≈0.3125g

◆ 组成

大黄二两，黄连、黄芩、附子各一两。

◆ 用法

水煎服，附子另煎。

◆ 功效

泻热除痞，固表助阳。

◆ 主治

热痞兼表阳虚。症见心下痞塞不通，按之柔软不痛，胸口烦热，口干，而后恶寒汗出，苔黄，关脉浮盛。

升阳散火汤

出自《脾胃论》

升阳散火葛升柴　羌独防风参芍侪

生炙二草加姜枣　阳经火郁发之佳

侪：同辈，同类。

火郁发之：治则之一。出自《素问·六元正纪大论》。王冰注："火郁发之，谓汗令疏散也。"火郁，指热邪郁而内伏；发，发泄、发散。指火热之邪内伏的病证通过发散的方法来解除。

方解 升阳散火汤出自李东垣《脾胃论》，方剂由柴胡、葛根、升麻、羌活、独活、人参、白芍、防风、炙甘草、生甘草组成。用时与生姜、大枣同煎，具有升阳解郁，散火清热之功，用于治疗阳经火郁证。过食生冷之物，抑遏阳气于脾胃，阳气郁而化热，致阳经火郁，方中诸药相配，发中有收，散中有补，诸证自愈。

升阳散火汤方解

君药 疏散少阳之火

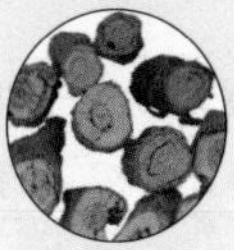

柴胡八钱
升阳散火

臣药 三焦舒畅，阳气升腾，火郁得解

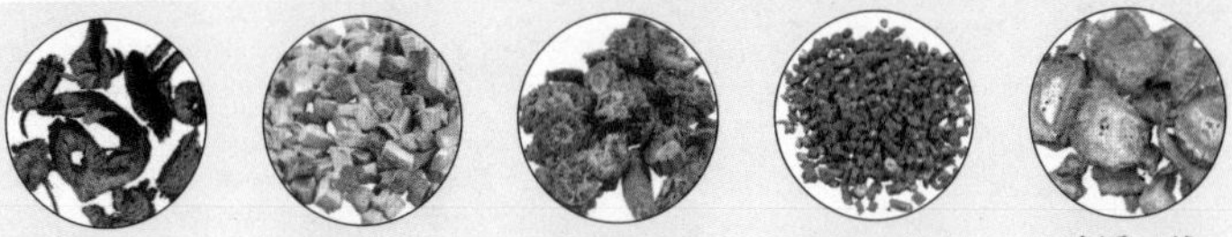

升麻五钱　发散阳明之火
葛根五钱　发散阳明之火
羌活五钱　发散太阳之火
防风二钱半　发散太阳之火
独活五钱　发散少阴之火

佐使药 酸敛甘缓，散中有收

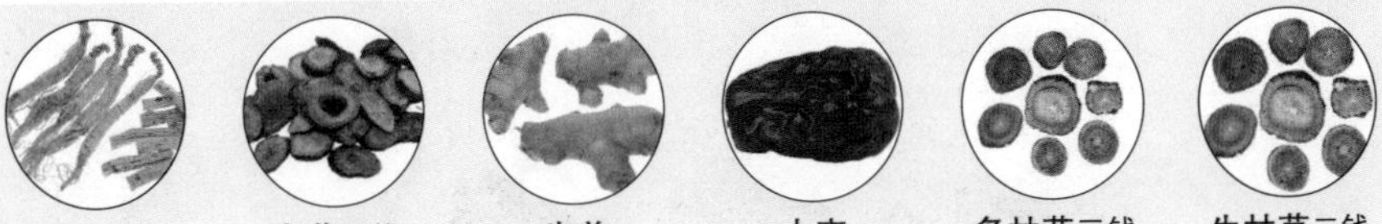

人参五钱　益气健脾
白芍五钱　敛阴清热
生姜　调和脾胃
大枣　调和脾胃
炙甘草三钱　调和诸药
生甘草二钱　调和诸药

服药时间：饭后　服药次数：日一服　服药温度：温

※ 1斤≈500g　1两≈31.25g　1钱≈3.125g　1分≈0.3125g

◇ 组成

葛根、升麻、羌活、独活、人参、白芍各五钱，柴胡八钱，生甘草二钱，炙甘草三钱，防风二钱半。

◇ 用法

加生姜、大枣，水煎服。

◇ 功效

升脾胃阳气，散中焦郁火。

◇ 主治

胃虚且过食冷物，抑遏阳气，火郁脾胃。症见肌热，四肢热，骨髓热，热如火燎，扪之烙手。

半夏泻心汤

出自《伤寒论》

半夏泻心黄连芩　干姜甘草与人参
大枣和之治虚痞　法在降阳而和阴

和：调和，即调和诸药。

降阳而和阴：和，和谐，使阴阳升降相和谐，上下相交通。

虚痞：病证名。指无物无滞的痞证。多由饮食伤中，劳倦过度，或脏腑阴阳亏损，气机斡旋无力所致。

方解 半夏泻心汤出自张仲景的《伤寒论》，方剂由半夏、黄连、黄芩、干姜、人参、大枣、炙甘草组成。可散结消痞，寒热平调，用于治疗寒热错杂之痞证。病者中气受伤，脾胃、大小肠功能紊乱，寒热互结其中，清浊升降失常，故心下痞满、干呕、肠鸣下利。本方是由小柴胡汤化裁得到，即去柴胡、生姜，而加川连、干姜。方中诸药相配，辛开苦降，补泻兼施，寒热并用，以半夏为主药，主治心下痞，故名“半夏泻心汤”。

半夏泻心汤方解

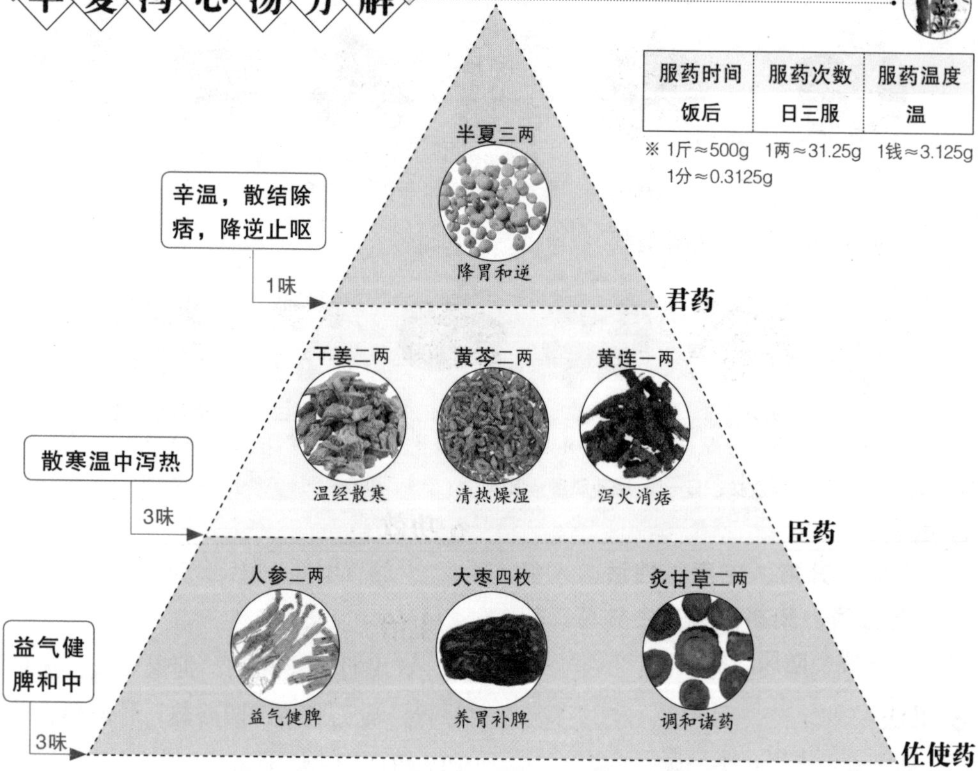
半夏三两
降胃和逆
辛温，散结除痞，降逆止呕
1味
君药
干姜二两
温经散寒
黄芩二两
清热燥湿
黄连一两
泻火消痞
散寒温中泻热
3味
臣药
人参二两
益气健脾
大枣四枚
养胃补脾
炙甘草二两
调和诸药
益气健脾和中
3味
佐使药

服药时间	服药次数	服药温度
饭后	日三服	温

※ 1斤≈500g　1两≈31.25g　1钱≈3.125g　1分≈0.3125g

◆ **组成**

半夏三两，黄连一两，黄芩、干姜、炙甘草、人参各二两，大枣四枚。

◆ **用法**

水煎服。

◆ **功效**

泻热散痞，健脾益气。

◆ **主治**

胸闷痞满，饮食不下，发热而呕。

◆ **临证加减**

热多寒少，重用黄芩、黄连；寒多热少，重用干姜；中气不虚，或舌苔厚腻者，可减人参、大枣，易苍术、厚朴以行气燥湿；气结重而心下痞甚者，加枳实、生姜以散结消滞。

◆ **现代运用**

主要用于急慢性胃炎、胃及十二指肠溃疡、慢性肠炎、神经性呕吐、消化不良早期肝硬化、慢性肝炎等属中气虚弱，寒热交错者。

◆ **使用注意**

食积、气滞或痰浊内结所致的心下痞满者，不宜服用本方。

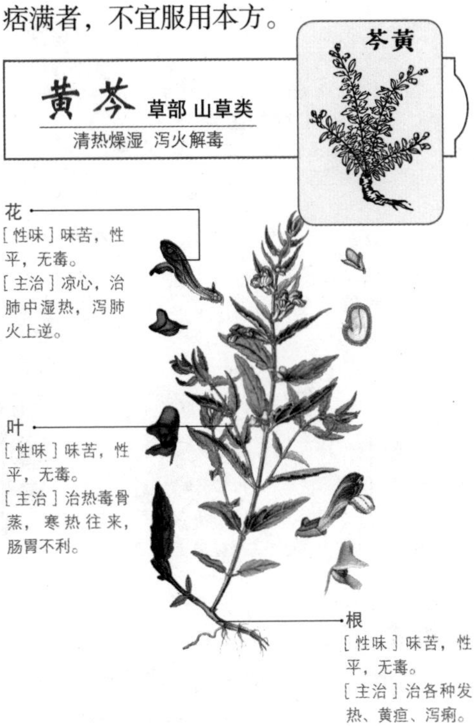
芩黄
黄芩 草部 山草类
清热燥湿 泻火解毒
花
[性味] 味苦，性平，无毒。
[主治] 凉心，治肺中湿热，泻肺火上逆。
叶
[性味] 味苦，性平，无毒。
[主治] 治热毒骨蒸，寒热往来，肠胃不利。
根
[性味] 味苦，性平，无毒。
[主治] 治各种发热、黄疸、泻痢。

竹叶石膏汤

出自《伤寒论》

竹叶石膏汤人参　麦冬半夏竹叶灵

甘草生姜兼粳米　暑烦热渴脉虚寻

寻：找，搜求，引申为选用。

方解 竹叶石膏汤出自张仲景所著的《伤寒论》，方剂由竹叶、石膏、制半夏、麦冬、人参、甘草、粳米组成。可益气和胃，清热生津。热病后期，伤寒愈后，余热未清，或暑热伤人，气津两伤，心胸烦闷，气逆欲呕，虚烦不寐。方中诸药相配，清热和胃，清余热，复气津，又因方剂以竹叶、石膏为主药，故名“竹叶石膏汤”。

竹叶石膏汤方解

服药时间	服药次数	服药温度
饭后	日三服	温

※ 1斤≈500g　1两≈31.25g　1钱≈3.125g　1分≈0.3125g

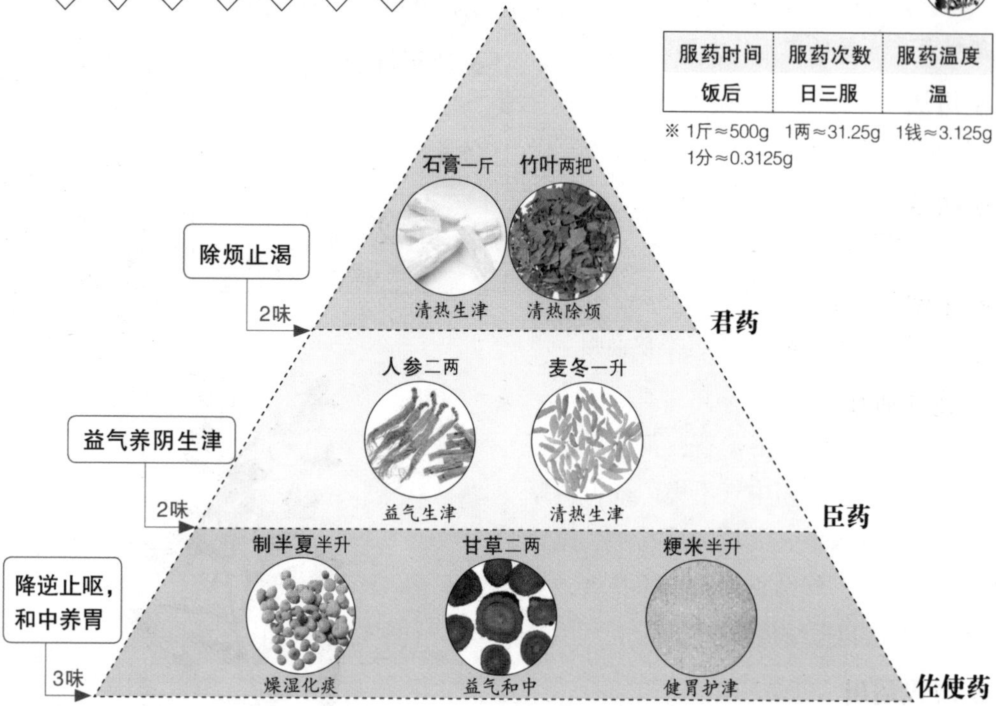

石膏一斤
竹叶两把
除烦止渴
2味
清热生津
清热除烦
君药
人参二两
麦冬一升
益气养阴生津
2味
益气生津
清热生津
臣药
制半夏半升
甘草二两
粳米半升
降逆止呕，和中养胃
3味
燥湿化痰
益气和中
健胃护津
佐使药

◇ 组成

竹叶二把，石膏一斤，半夏、粳米各半升，麦冬一升，人参、甘草各二两。

◇ 用法

以水一斗，煮取六升，去渣后，入粳米，煮至米熟，汤成去米，温服一升，日三服。（现代用法：水煎服）

◇ 功效

清热生津，益气和胃。

◇ 主治

温病、伤寒、暑病之后，余热未尽，气津两伤。症见气逆欲呕，身热多汗，心胸烦闷，口干欲饮，或虚羸少气，虚烦失眠，脉虚，舌红苔少。

◇ 临证加减

阴虚火逆，唇口糜烂，舌红且干，加石斛、沙参、天花粉以清热养阴；胃火炽盛，消谷善饥，舌红脉数，可加黄连、知母、玄参以清热生津。

◇ 现代运用

主要用于中暑、小儿夏季暑、流行性乙型脑炎、流行性脑脊髓膜炎、肺炎后期、糖尿病频渴多饮等属热伤气津者。

◇ 使用注意

正盛邪实，大热未退不宜服用本方。湿热中阻，胸闷干呕，苔黄腻等，禁用本方。

甘露饮

出自《太平惠民和剂局方》

甘露两地与茵陈　芩枳枇杷石斛伦——伦：同类，同等。

甘草二冬平胃热　桂苓犀角可加均

方解 甘露饮出自《太平惠民和剂局方》，方剂由生地、熟地、茵陈、黄芩、枳壳、枇杷叶、石斛、炙甘草、天冬、麦冬组成。具有清热利湿、滋阴降火之功，用于治疗胃中湿热上蒸。方中诸药相配，去除湿热，诸证自愈。本方加肉桂、茯苓，增强利尿之效，导湿热从下而去，名“桂苓甘露饮”；加犀角凉心泻肝，增强清热解毒作用。

甘露饮方解

君药 补益胃肾之阴

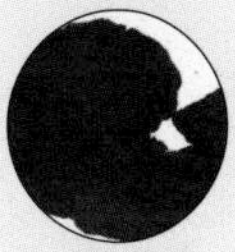

生地等分
清热生津

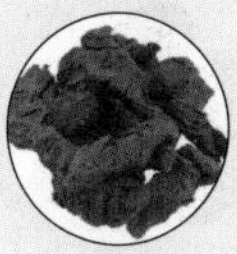

熟地等分
滋阴补血

臣药 滋阴清虚热

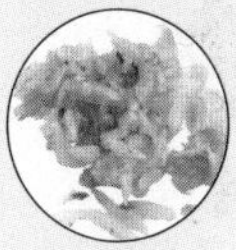

天冬等分
滋阴清热

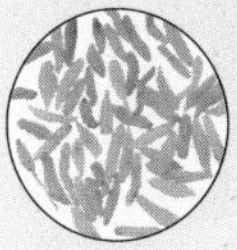

麦冬等分
清热养肺

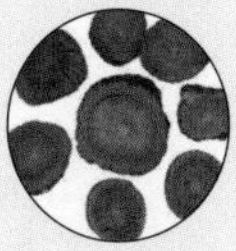

炙甘草等分
调和诸药

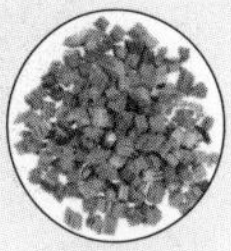

石斛等分
益胃生津

佐使药 清热祛湿，理气降火

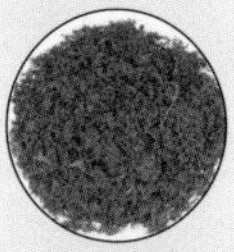

茵陈等分
清热利湿，平肝泄热

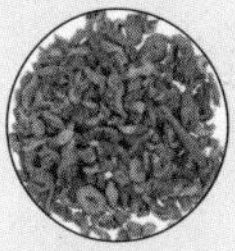

黄芩等分
清热燥湿

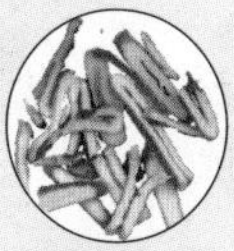

枳壳等分
破气消积

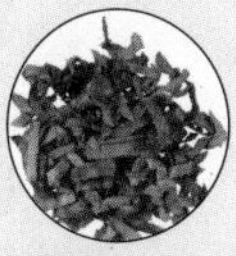

枇杷叶等分
清肺降火

服药时间：饭后 服药次数：日两服 服药温度：温

※ 1斤≈500g 1两≈31.25g 1钱≈3.125g 1分≈0.3125g

◆ 组成

生地、熟地、茵陈、黄芩、枳壳、枇杷叶、石斛、炙甘草、天冬、麦冬各等分。

◆ 用法

水煎服。

◆ 功效

滋阴祛火，清热利湿。

◆ 主治

胃中湿热上蒸于口。症见齿根宣露，口臭喉疮，吐衄、齿龈出血等。

凉膈散

出自《太平惠民和剂局方》

凉膈硝黄栀子翘　黄芩甘草薄荷饶

竹叶蜜煎疗膈上　中焦燥实服之消

饶：另外添加。

膈：横膈膜，此指胸膈。

方解 凉膈散出自《太平惠民和剂局方》，方剂由连翘、大黄、芒硝、炙甘草、栀子、黄芩、薄荷组成。用时与竹叶、白蜜同煎，可泻火通便，清上泻下，用于治疗上中二焦热邪炽盛。热聚胸膈，火冲上邪；热燥内结，腑气不通。方中诸药相配，清上泻下，上焦之热从外而清，中焦之实由下而泄。

凉膈散方解

君药　去上焦之热

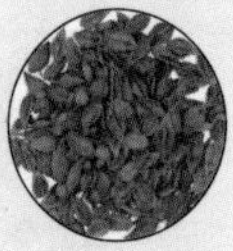

连翘四十两
清热解毒

臣药　使邪热从大便而下

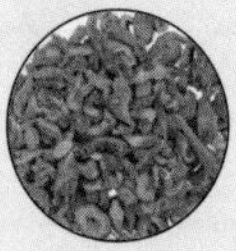

黄芩十两
清胸膈之热

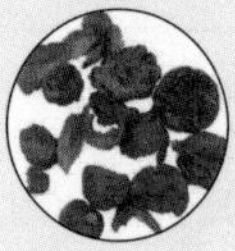

栀子十两
清三焦之热

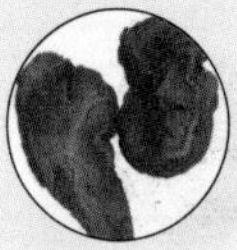

大黄二十两
荡涤结热

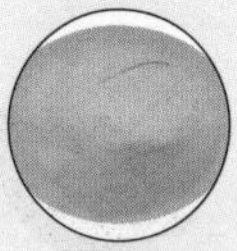

芒硝二十两
荡涤中焦实热

佐使药　引药上行

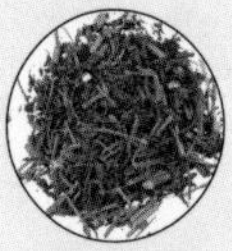

薄荷十两
清疏心胸之热

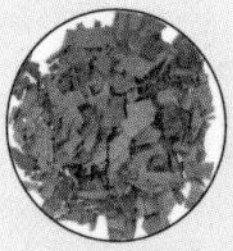

竹叶七片
轻清升散

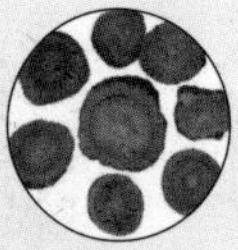

炙甘草二十两
调和诸药

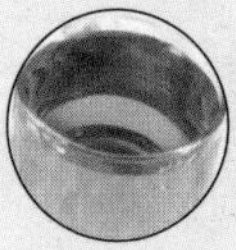

白蜜少许
甘缓药性

服药时间：饭前　服药次数：日三服　服药温度：温

※ 1斤≈500g　1两≈31.25g　1钱≈3.125g　1分≈0.3125g

◇ 组成

芒硝、大黄、炙甘草各二十两，黄芩、薄荷、栀子各十两，连翘四十两。

◇ 用法

加竹叶七片、白蜜少许，水煎服。

◇ 功效

泻火通便。

◇ 主治

上中二焦热邪炽盛。症见烦躁口干，口舌生疮，面赤唇干，咽痛吐衄，胸膈烦热，便秘溲赤，舌红，苔黄，脉数；小儿急惊，痘疮黑陷等。

◇ 现代运用

临床上常用于治疗急性扁桃体炎、胆道感染、急性病毒性肝炎、口腔炎、流脑等属上、中二焦火热炽盛者。以胸膈烦热，口舌生疮，面赤唇干，舌红苔黄，大小便不利，脉滑数为辨证要点。

清心莲子饮

出自《太平惠民和剂局方》

石莲：睡莲科植物莲的果实或种子，又名带皮莲子。

清心莲子石莲参　地骨柴胡赤茯苓

芪草麦冬车前子　躁烦消渴及崩淋

崩淋：崩，指崩漏；淋，指淋证。是二者的合称。

方解 清心莲子饮出自《太平惠民和剂局方》，方剂由石莲子、人参、柴胡、赤茯苓、炙黄芪、地骨皮、麦冬、车前子、炙甘草组成。可清心火、益气阴、止淋浊，用于治疗心火偏旺，气阴两虚，湿热下注证。方中诸药相配，降心火，通心肾，祛湿热，诸证自愈。

清心莲子饮方解

君药 清心火而交心肾

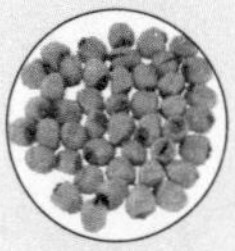

石莲子七钱半
清心除烦

臣药 清虚热，散相火

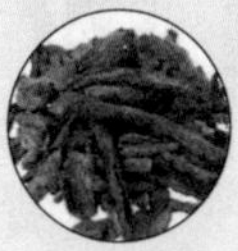

地骨皮五钱
清肝肾虚热

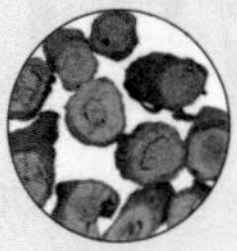

柴胡五钱
散肝胆相火

佐使药 补阳气而泻虚火

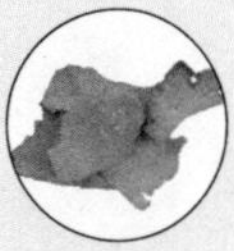

赤茯苓七钱半
渗湿利水

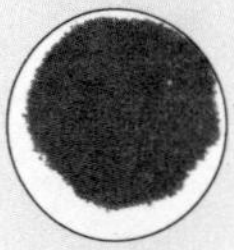

车前子五钱
清热利尿

佐使药 补阳气而泻虚火

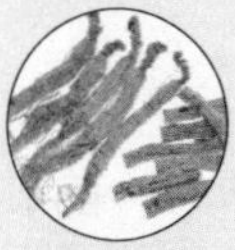

人参七钱半
补气生津

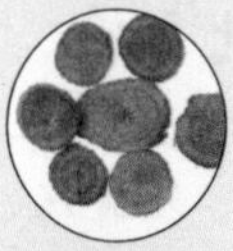

炙黄芪七钱半
补益阳气

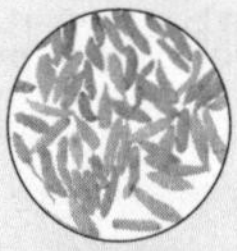

麦冬五钱
养阴生津

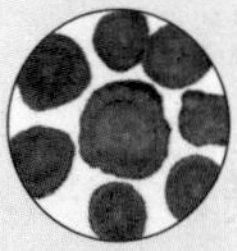

炙甘草五钱
调和诸药

服药时间：不拘时服 服药次数：不拘次服 服药温度：温

※1斤≈500g　1两≈31.25g　1钱≈3.125g　1分≈0.3125g

◆ **组成**

石莲子、人参、茯苓、炙黄芪各七钱半，地骨皮、柴胡、炙甘草、麦冬、车前子各五钱。

◆ **用法**

水煎服。

◆ **功效**

清心火，补气阴，止淋浊。

◆ **主治**

气阴两虚，心火旺，湿热下注。症见血崩带下，遗精淋浊；肾阴不足，烦躁发热，口舌干燥。

◆ **现代运用**

临床上常用于治疗慢性肾炎、慢性前列腺炎、慢性肾盂性肾炎、口腔感染、泌尿系统炎症、遗精、精囊炎、阳痿、早泄、妇科赤白带下、功能性子宫出血等属余邪未清，湿热下注者。以遗精淋浊，血崩带下；或口舌干燥，肾阴不足，烦躁发热为辨证要点。

车前子 草部 山草类

清热利尿 凉血解毒

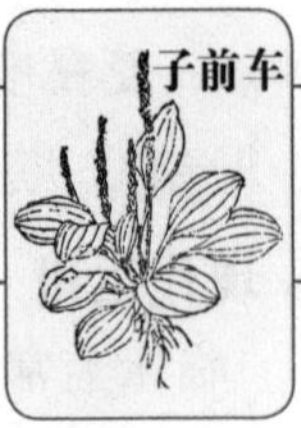
子前车

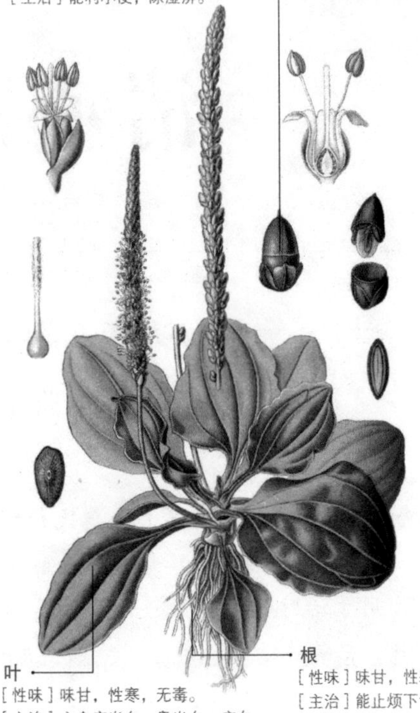
子
［性味］味甘，性寒，无毒。
［主治］能利小便，除湿痹。
叶
［性味］味甘，性寒，无毒。
［主治］主金疮出血，鼻出血，瘀血。
根
［性味］味甘，性寒，无毒。
［主治］能止烦下气。

泻白散

出自《小儿药证直诀》

泻白桑皮地骨皮　　甘草粳米四般宜

参茯知芩皆可入　　肺炎喘嗽此方施

方解 泻白散出自钱乙《小儿药证直诀》，方剂由桑白皮、地骨皮、甘草、粳米组成。可清泻肺热，止咳平喘，用于治疗肺热喘咳证。若肺内有伏火郁热，则肺热壅盛。方中诸药相配，泻肺清热，平喘止咳，诸证自愈。

泻白散方解

君药 清泻肺热而平喘

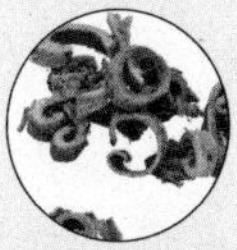

桑白皮一两
泻肺平喘

臣药 清虚热，养阴

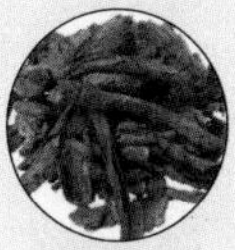

地骨皮一两
泻肺中伏火

佐使药 培土生金

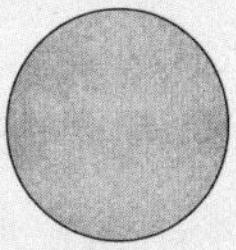

粳米三钱
养胃和中

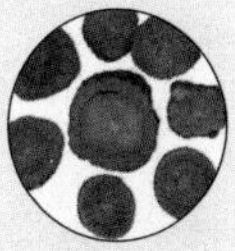

甘草一钱
调和诸药

服药时间：饭前服用 服药次数：日一服 服药温度：温　※ 1斤≈500g 1两≈31.25g 1钱≈3.125g 1分≈0.3125g

◆ 组成

桑白皮、地骨皮各一两，甘草一钱，粳米三钱。

◆ 用法

水煎服。

◆ 功效

泻肺清热，平喘止咳。

◆ 主治

肺热气壅。症见咳嗽或喘，皮肤蒸热，日晡尤盛，舌红苔黄，脉细数。

泻黄散

出自《小儿药证直诀》

> 泻黄甘草与防风　石膏栀子藿香充
> 炒香蜜酒调和服　胃热口疮并见功

方解 泻黄散出自钱乙《小儿药证直诀》，方剂由防风、甘草、栀子、藿香、石膏组成，用蜜酒微炒香，具有泻脾胃伏火之功，用于治疗脾胃伏火证。脾开窍于口唇，又影响于胃。脾有伏火郁热，则致口疮唇干。方中诸药相配，清火泻热，诸证自愈。

泻黄散方解

君药 泻脾胃之火

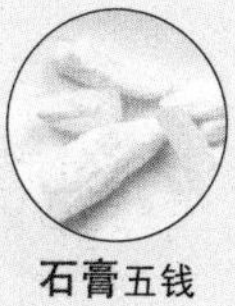

石膏五钱
清胃热，泻脾经伏火

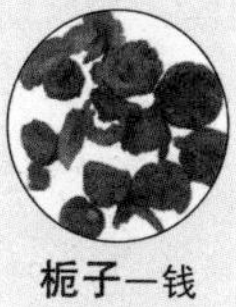

栀子一钱
泻三焦之火

臣药 发散脾中伏火

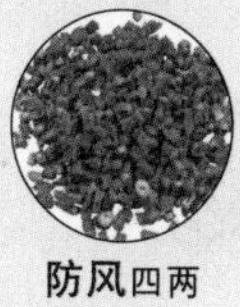

防风四两
疏散郁火

佐使药 振奋脾胃之气

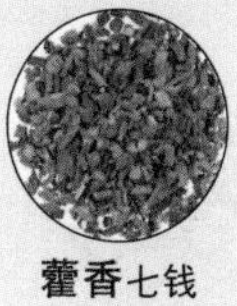

藿香七钱
化湿醒脾

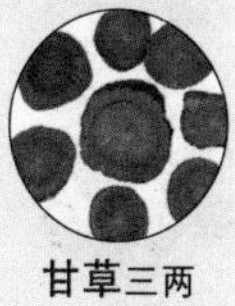

甘草三两
泻火调药

服药时间：不拘时服 服药次数：不拘次服一煎 服药温度：温　※ 1斤≈500g 1两≈31.25g 1钱≈3.125g 1分≈0.3125g

◇ 组成

甘草三两，防风四两，石膏五钱，栀子一钱，藿香七钱。

◇ 用法

上述各药与蜜酒微炒香，研为细末，每服一至二钱，水一盏，煎至五分，温服清汁，不拘时服（现代用法：水煎服，用量依原方比例增减）。

◇ 功效

泻脾胃伏火。

◇ 主治

脾胃伏火，热在肌肉。症见口燥唇干，烦热易饥，口舌生疮，口臭，舌红脉数及脾热弄舌等。

◇ 临证加减

胃火内盛，烦渴易饥，可减少防风用量，加知母、天花粉；心脾积热，烦躁不安，可加赤茯苓、灯芯草；小便短赤，加滑石；肠结热便秘，加大黄；脾胃郁热之口疮弄舌，酌减防风用量。

◇ 现代运用

主要用于小儿鹅口疮、咽喉炎、口腔炎、痤疮、颜面湿疹等属脾胃伏火者。

◇ 使用注意

小儿先天不足、大脑发育不全之弄舌者禁用；阴虚有热者禁用。

钱乙泻黄散

出自《证治准绳》

钱乙泻黄升防芷　芩夏石斛同甘枳

亦治胃热及口疮　火郁发之斯为美

斯：这，此，这里。

美：令人满意，好。

方解 钱乙泻黄散出自《证治准绳》，方剂由升麻、防风、白芷、黄芩、枳壳、半夏、石斛、甘草组成，可发散脾胃风热，用于治疗脾胃风热郁火证。脾开窍于口，唇为脾之外证，风热郁脾则致口疮、口唇干燥。方中诸药相配，可发脾胃郁热伏气而不伤正气，诸证自愈。

钱乙泻黄散方解

君药 散脾胃风热

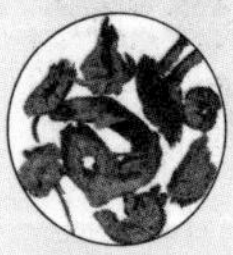

升麻一钱半
清热解毒

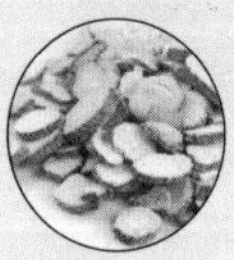

白芷一钱半
消肿止痛

臣药 祛风散脾中伏火，疏理中焦脾胃气机

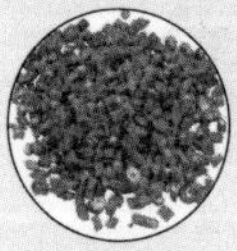

防风一钱半
祛风散脾火

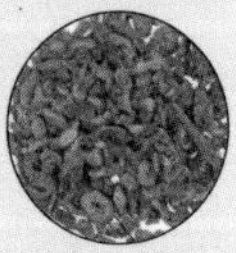

黄芩一钱半
泻中上二焦之热

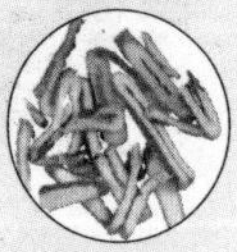

枳壳一钱半
利中上二焦之气

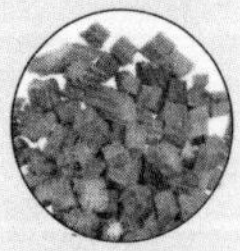

石斛一钱二分
养胃生津

佐使药　泻脾胃风热

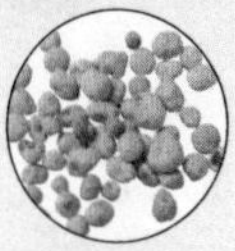

半夏一钱
燥逆化痰

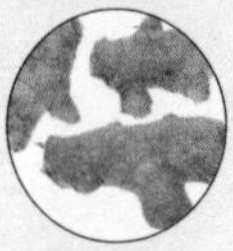

生姜三片
调和脾胃

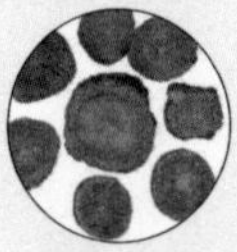

甘草七分
泻脾火

服药时间：饭后　服药次数：日一服　服药温度：温　　※ 1斤≈500g　1两≈31.25g　1钱≈3.125g　1分≈0.3125g

◇ 组成

升麻、防风、白芷、黄芩、枳壳各一钱半，半夏一钱，石斛一钱二分，甘草七分。

◇ 用法

加生姜三片，水煎服。

◇ 功效

发散脾胃郁火。

◇ 主治

脾胃风热郁火。症见口唇干裂，口舌生疮。

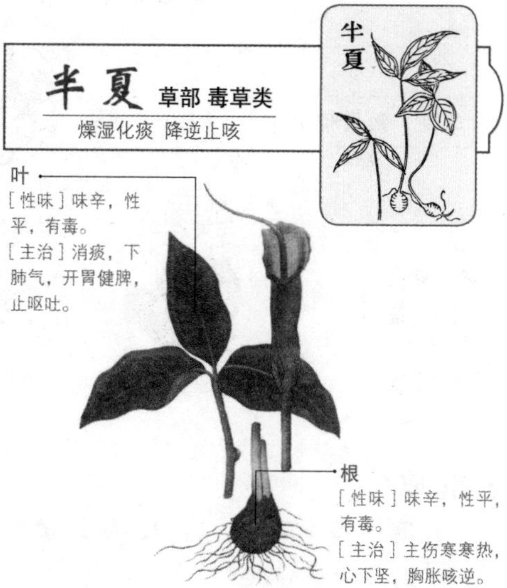
半夏　草部 毒草类
燥湿化痰　降逆止咳
半夏
叶
［性味］味辛，性平，有毒。
［主治］消痰，下肺气，开胃健脾，止呕吐。
根
［性味］味辛，性平，有毒。
［主治］主伤寒寒热，心下坚，胸胀咳逆。

清胃散

出自《脾胃论》

清胃散用升麻连　当归生地牡丹全

或益石膏平胃热　口疮吐衄及牙宣

牙宣：指齿龈出血久则萎缩，以致齿龈宣露。多由胃有实火或虚火上炎所致。

口疮：口舌生疮。

方解　清胃散出自李东垣所著的《脾胃论》，方剂由生地黄、牡丹皮、当归、升麻、黄连组成，具有清胃凉血之功，用于治疗胃火牙痛。胃有积热，火邪上冲，热伤及血络，因热而痛。方中诸药相配，清热泻火，凉血养阴，诸证自愈。

清胃散方解

服药时间	服药次数	服药温度
饭前	日一服	凉

※ 1斤≈500g　1两≈31.25g　1钱≈3.125g　1分≈0.3125g

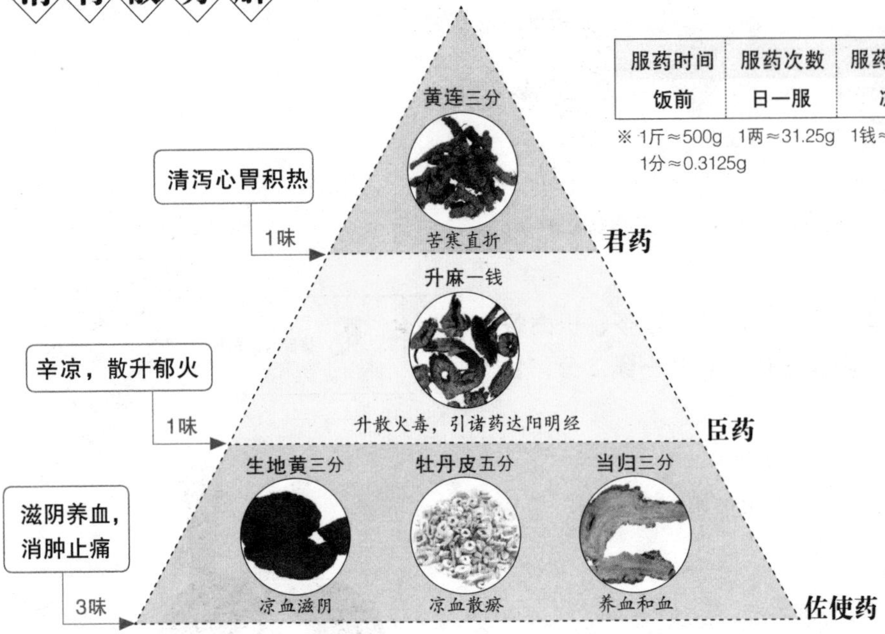
黄连三分
苦寒直折
清泻心胃积热
1味
君药
升麻一钱
升散火毒，引诸药达阳明经
辛凉，散升郁火
1味
臣药
生地黄三分
凉血滋阴
牡丹皮五分
凉血散瘀
当归三分
养血和血
滋阴养血，消肿止痛
3味
佐使药

◆ 组 成

升麻一钱，黄连、当归、生地黄各三分，牡丹皮五分。

◆ 用 法

水煎，去渣，放冷服之。

◆ 功 效

清胃凉血。

◆ 主 治

胃积热。症见牙痛所致的头痛，面颊发热，其齿畏热喜冷；或牙龈溃疡；或牙龈出血；或颊腮肿痛；口臭，口舌干燥，舌红苔黄，脉滑大而数。

◆ 临证加减

大便秘结，加大黄；胃热甚，口渴饮冷，重用石膏，也可再加天花粉、玄参；牙衄可加牛膝。

◆ 现代运用

临床常用于牙周炎、口腔炎、三叉神经痛等属胃火上攻者。现代药理研究证明，本方可解热镇痛、抗菌、止血和抗过敏。

◆ 使用注意

牙痛属风寒或肾虚火炎者，不宜服用本方。

左金丸

出自《丹溪心法》

六一：指二药用量比例为6：1。

左金：指据“实则泻其子”而制方，心火为肝木之子，黄连泻心火，则不刑肺金，金旺则能制木。

左金茱连六一丸　肝经火郁吐吞酸

再加芍药名戊己　热泻热痢服之安

连附六一治胃痛　寒因热用理一般

吞酸：又称咽酸。

方解　左金丸出自《丹溪心法》，方剂由黄连、吴茱萸组成，两药用量为6：1。可清泻肝火，降逆止呕，用于治疗肝火犯胃证。肝经热盛，郁而化火，肝火犯胃致肝火犯胃证。方中诸药相配，除肝郁，降胃气，诸证自愈。

左金丸方解

君药　清心火，清胃火

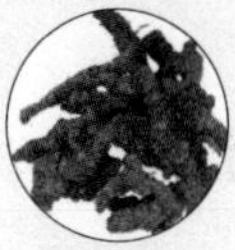

黄连六两
降逆止呕

臣药　可使肝气条达

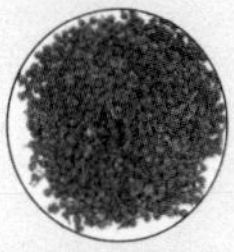

吴茱萸一两
温胃散寒，降逆下气

服药时间：饭后　服药次数：日两服　服药温度：温

※ 1斤≈500g　1两≈31.25g　1钱≈3.125g　1分≈0.3125g

◆ 组成

黄连六两，吴茱萸一两。

◆ 用法

研细末，水泛成丸，每服五分至一钱；或水煎服。

◆ 功效

清泻肝火，降逆止呕。

◆ 主治

肝经火旺，肝火及胃。症见胁肋胀痛，吞酸，呕吐口苦，脘痞嗳气，舌红苔黄，脉弦数。

◆ 临证加减

吞酸甚，加乌贼骨、煅瓦楞子；胁肋痛，可与四逆散、金铃子散合用。

◆ 现代运用

主要用于食道炎、胃炎、消化性溃疡等属肝火犯胃者。现代药理研究表明，本方可抗溃疡、抑制胃酸分泌。

◆ 使用注意

根据清热与开郁表证之比重而酌定两药剂量。虚寒性呕吐吞酸证忌用本方。

吴茱萸 果部 味果类

散寒止痛 疏肝下气

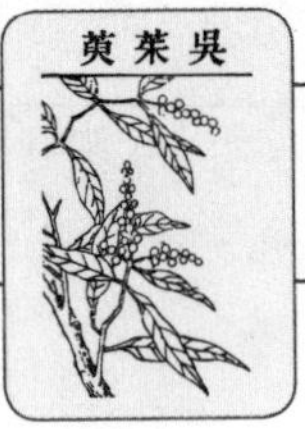

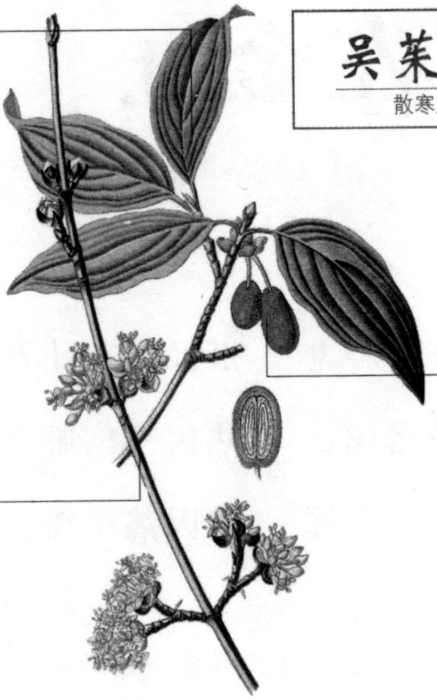

叶

[性味] 味辛，性温，有小毒。

[主治] 利五脏，去痰止咳，除冷气，治饮食不消。

实

[性味] 味辛，性温，有小毒。

[主治] 能温中下气，止痛，祛湿血痹。

茎

[性味] 味辛，性温，有小毒。

[主治] 主痢疾，止泻，厚肠胃。

龙胆泻肝汤

出自《太平惠民和剂局方》

> 龙胆泻肝栀芩柴　生地车前泽泻偕
>
> 木通甘草当归合　肝经湿热力能排

方解 龙胆泻肝汤出自《太平惠民和剂局方》，方剂由龙胆草、栀子、黄芩、生地、柴胡、车前子、泽泻、木通、当归、甘草组成。可清肝胆泻下焦湿热，用于治疗肝胆实火，肝经湿热循经上扰下注。方中诸药相配，泻中有补，利中有滋，降火清热，湿浊分清，循经所发诸证自愈。

龙胆泻肝汤方解

君药 清下焦之湿热

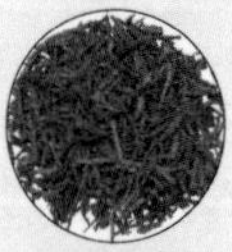

龙胆草三钱

泻肝胆实火

臣药 清利湿热，使湿热从小便而解

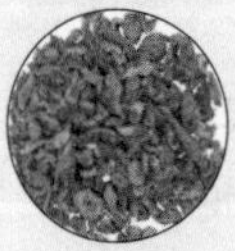

黄芩二钱

清热燥湿

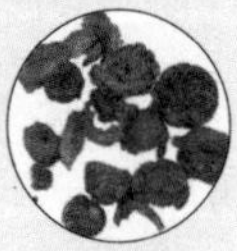

栀子二钱

泻三焦火，利尿除湿

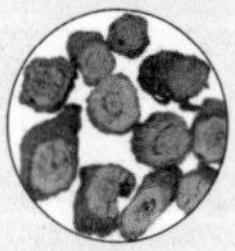

柴胡二钱

清热疏肝

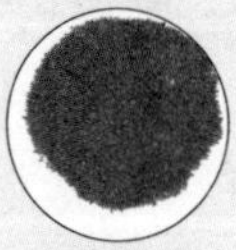

车前子三钱

清热利尿

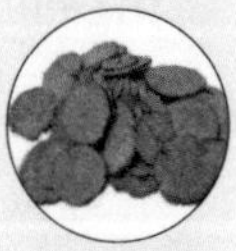

木通一钱

利湿渗热

臣药	佐使药　养血益阴		
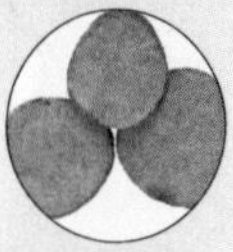	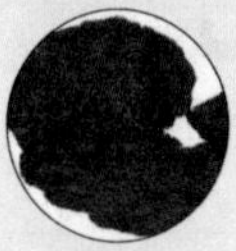	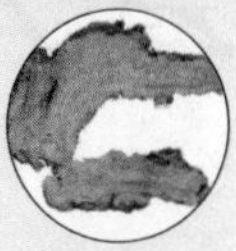	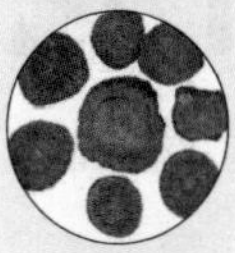
泽泻二钱 利水渗湿	生地三钱 补血养肝	当归二钱 养血柔肝	甘草一钱 调和诸药

服药时间：饭后　服药次数：日三服　服药温度：温

※ 1斤≈500g　1两≈31.25g　1钱≈3.125g　1分≈0.3125g

◇ 组成

龙胆草、生地、车前子各三钱，栀子、黄芩、柴胡、泽泻、当归各二钱，木通、甘草各一钱。

◇ 用法

水煎服。

◇ 功效

泻肝胆实火，清下焦湿热。

◇ 主治

肝胆实火上扰，头痛目赤，胁痛口苦，耳肿耳聋；阴肿阴痒，湿热下注，筋痿阴汗，小便淋浊不利，妇女湿热带下。

◇ 现代运用

临床上多用于治疗高血压、顽固性偏头痛、结膜炎、急性肾盂肾炎、急性胆囊炎、膀胱炎、外阴炎、急性盆腔炎、尿道炎、睾丸炎等属于肝经实火及湿热下注者。以口苦、尿赤、舌苔黄、脉弦数且有力为辨证要点。现代药理研究表明，本方可抗菌消炎、利胆保肝、解热利尿、抗组胺。

龙胆　草部 山草类

清热燥湿　泻肝定惊

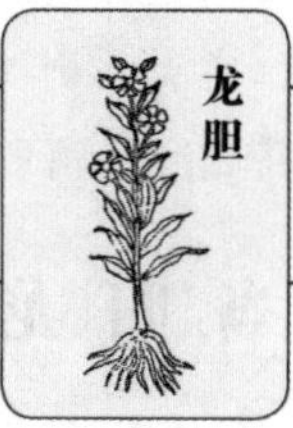

花

［性味］味苦、涩，性大寒，无毒。

［主治］治小儿壮热骨热，时疾热黄，痈肿口疮。

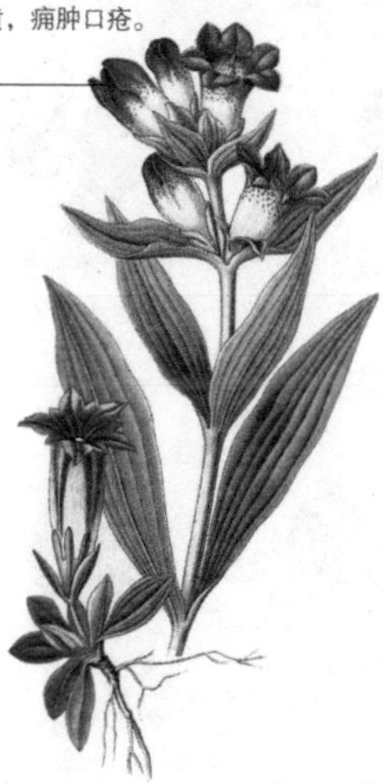

当归龙荟丸

出自《黄帝素问宣明论方》

当归龙荟用四黄　龙胆芦荟木麝香
黑栀青黛姜汤下　一切肝火尽能攘

四黄：黄连、黄檗、黄芩、大黄。
攘：排除，抵御。

方解 当归龙荟丸出自《黄帝素问宣明论方》，方剂由当归、龙胆草、栀子、黄连、黄檗、黄芩、大黄、青黛、芦荟、木香、麝香组成，炼为丸，用时以姜汤送服。可清泻肝胆实火，用于治疗肝胆实火证。肝为风木之脏、生火之源。肝胆实火，则头晕目眩，神志不宁，谵语发狂，或大便秘结，小便赤涩。方中诸药相配，消肝胆实火，诸证自愈。

当归龙荟丸方解

君药 直入肝经

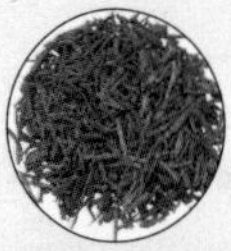
龙胆草一两
清泻肝胆实火

臣药 通泻三焦之火

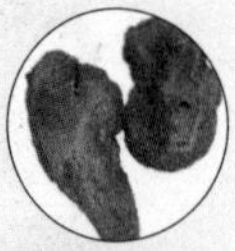
大黄半两
泻热攻积

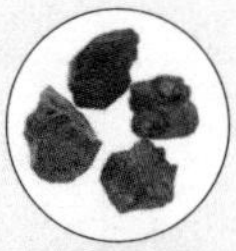
芦荟半两
通腑泻热

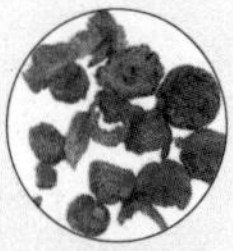
栀子一两
清泻三焦之火

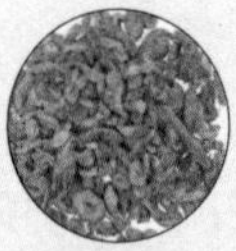
黄芩一两
清上焦火

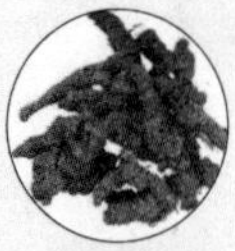
黄连一两
清中焦火

臣药 通泻三焦之火

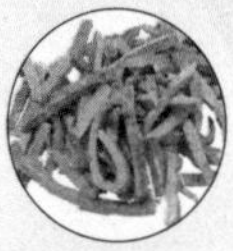
黄檗一两
清下焦火

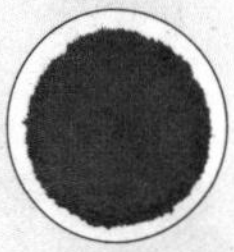
青黛半两
泻火解毒

佐使药 养血益阴

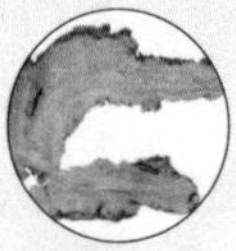
当归一两
补血和血

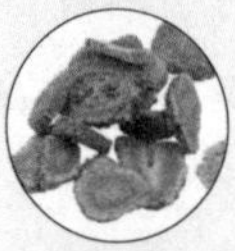
木香二钱
行气止痛

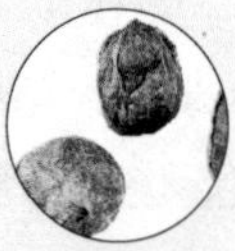
麝香半钱
开窍调气

服药时间：饭后服用　服药次数：日两服　服药温度：温

※1斤≈500g　1两≈31.25g　1钱≈3.125g　1分≈0.3125g

◆ 组成

当归、龙胆草、黄连、黄檗、黄芩、栀子各一两，大黄、芦荟、青黛各半两，木香二钱，麝香半钱。

◆ 用法

上述各药共研细末，白蜜和丸如小豆大，每服二十丸，生姜汤送下。

◆ 功效

清热泻肝，攻下消滞。

◆ 主治

肝胆实火证。症见胸胁胀痛，头痛面赤，目赤肿痛，形体壮实，便秘尿赤，脉象弦劲，躁扰不安，甚则抽搐。

导赤散

出自《小儿药证直诀》

导赤生地与木通　草梢竹叶四般攻

口糜淋痛小肠火　引热同归小便中

口糜：口腔有白色糜腐，形如苔藓状溃疡的病证。

方解 导赤散出自钱乙的《小儿药证直诀》，方剂由生地、木通、竹叶、甘草梢组成。具有清热、利水、养阴之功，用于治疗心经火热，或心火下移小肠。心主神志，心火循经上炎，而见心胸烦热、面赤、口舌生疮；火热内灼，阴液被耗，故见口渴、意欲饮冷等症状。方中诸药相配，心与小肠之火从可小便而出，诸证自愈。

导赤散方解

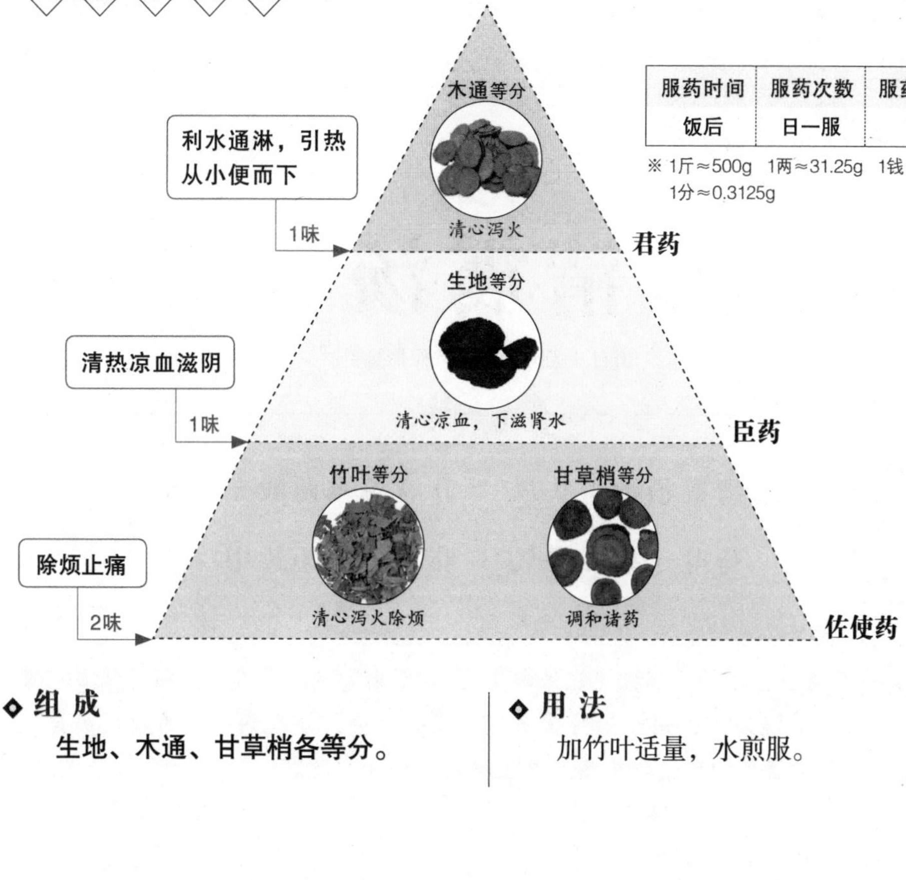
木通等分
清心泻火
利水通淋，引热从小便而下
1味
君药
生地等分
清心凉血，下滋肾水
清热凉血滋阴
1味
臣药
竹叶等分
清心泻火除烦
甘草梢等分
调和诸药
除烦止痛
2味
佐使药

服药时间	服药次数	服药温度
饭后	日一服	温

※ 1斤≈500g　1两≈31.25g　1钱≈3.125g　1分≈0.3125g

◆ 组成

生地、木通、甘草梢各等分。

◆ 用法

加竹叶适量，水煎服。

◆ **功效**

清心凉血，利水通淋。

◆ **主治**

心经热盛。症见意欲饮冷，心胸烦热，口干面赤及口舌生疮，或心热下移小肠，小便赤涩刺痛。

◆ **现代运用**

临床常用于治疗口腔发炎、小儿夜啼、鹅口疮等属心经有热者。以小便赤涩淋痛，心胸烦热，口舌生疮为辨证要点。现代药理研究表明，本方的药物组成中，竹叶、生地、木通均有一定的利尿功效。

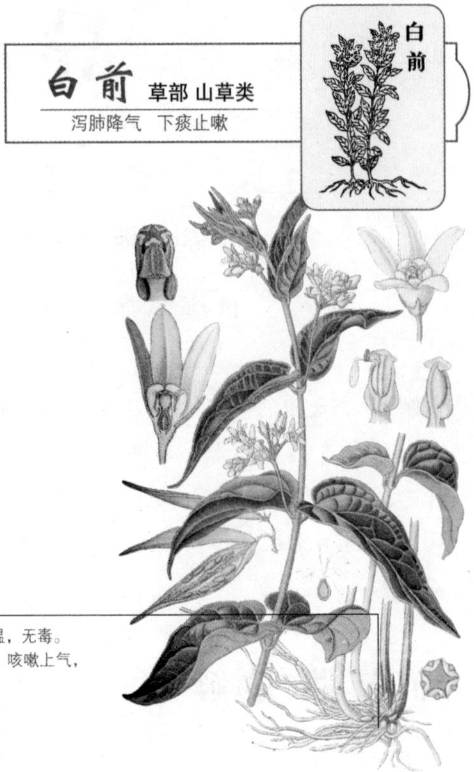
白前 草部 山草类
泻肺降气 下痰止嗽
白前
根
[性味]味甘，性微温，无毒。
[主治]治胸胁满闷、咳嗽上气，呼吸欲绝。

清震汤

出自《素问病机气宜保命集》

清震汤治雷头风　升麻苍术两般充

荷叶一枚升胃气　邪从上散不传中

雷头风：病名。指头痛鸣响、头面起疙瘩的病证。

充：担当。

方解 清震汤出自《素问病机气宜保命集》，方剂由苍术、升麻、全荷叶组成。可升阳解毒，燥湿健脾，用于治疗雷头风。风热外袭，痰火内蕴，易致头痛自觉如雷鸣。方中诸药相配，解头痛，清热解毒，故名“清震汤”。

清震散方解

君药 升阳清热解毒	臣药 燥湿健脾	佐使药 助辛药上行
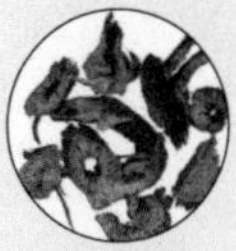 升麻五钱 清热解毒	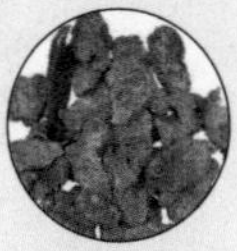 苍术五钱 散风除湿	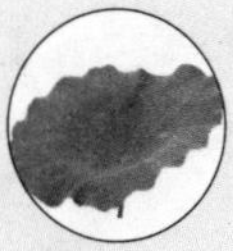 全荷叶一片 升发胃中清阳之气，护胃气防邪气传里

服药时间：睡前 服药次数：日一服 服药温度：温

※ 1斤≈500g 1两≈31.25g 1钱≈3.125g 1分≈0.3125g

◇ 组成

升麻、苍术各五钱，全荷叶一片。

◇ 用法

水煎服。

◇ 功效

升清解毒，健脾燥湿。

◇ 主治

雷头风。

桔梗汤

出自《济生方》

桔梗汤中用防己　桑皮贝母瓜蒌子

甘枳当归薏杏仁　黄芪百合姜煎此

肺痈吐脓或咽干　便秘大黄可加使

肺痈：指肺部发生的痈疡。

使：使用。

方解 桔梗汤出自《济生方》，方剂由桔梗、防己、瓜蒌子、贝母、当归、枳壳、薏苡仁、桑白皮、黄芪、杏仁、百合、甘草组成。用时与生姜同煎，可清泄肺热，消肿排脓，用于治疗肺痈溃脓。风热邪毒入侵于肺，痰热互结，伤及肺络，肺络瘀滞，痰热瘀血浊邪郁结肺中，热蒸肉腐。方中诸药相配，清热排脓。又因方剂以桔梗为主药，故名“桔梗汤”。

桔梗汤方解

君药 益气祛痰

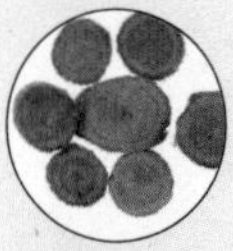
黄芪一两半
补益肺气

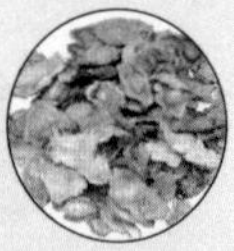
桔梗一两
开胸利膈，消肿排脓

臣药 宣肺行气

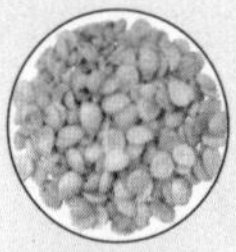
杏仁半两
降利肺气

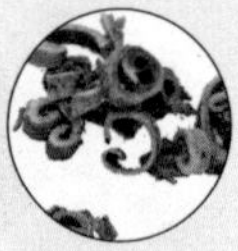
桑白皮一两
清泄肺热

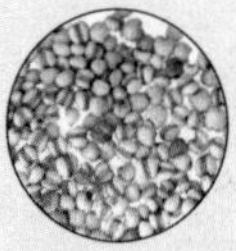
薏苡仁一两
清热排脓利湿

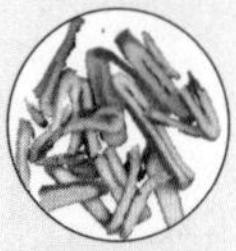
枳壳一两
宽胸行气

佐使药 化痰止咳

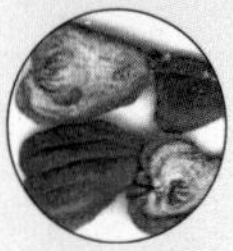
瓜蒌子一两
清热化痰

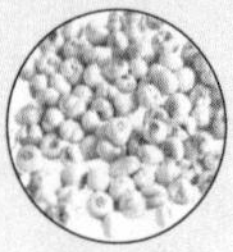
贝母一两
润燥化痰

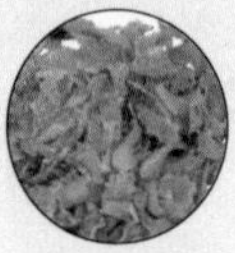
百合半两
润肺止咳

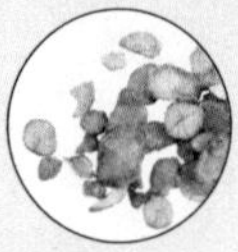
防己一两
利水消肿，祛风泻湿清热

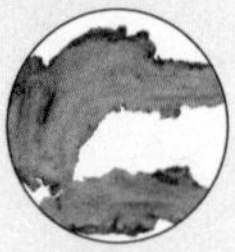
当归一两
养血和血

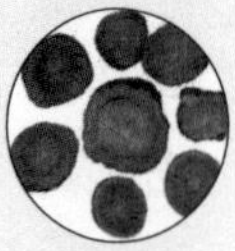
甘草半两
解毒利咽

服药时间：饭前服药 服药次数：日三服 服药温度：温　　※ 1斤≈500g 1两≈31.25g 1钱≈3.125g 1分≈0.3125g

◆ 组成

桔梗、防己、桑白皮、贝母、瓜蒌子、枳壳、当归、薏苡仁各一两，黄芪一两半，杏仁、百合、甘草各半两。

◆ 用法

加生姜五片，水煎服。

◆ 功效

清热补肺，利气化痰，消痈排脓。

◆ 主治

肺痈。症见咳嗽脓血，心胸气壅，心神烦闷，咽干多渴，双足肿满，大便多涩，小便赤黄。

◆ 现代运用

临床常用于肺脓肿、急性支气管炎、化脓性肺炎、支气管扩张等属肺中痰热互结者，以吐脓血、胸痛、两脚肿满为辨证要点。

桔梗 草部 山草类

宣肺 利咽 祛痰 排脓

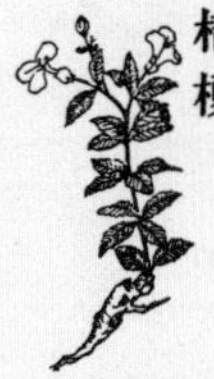
桔梗

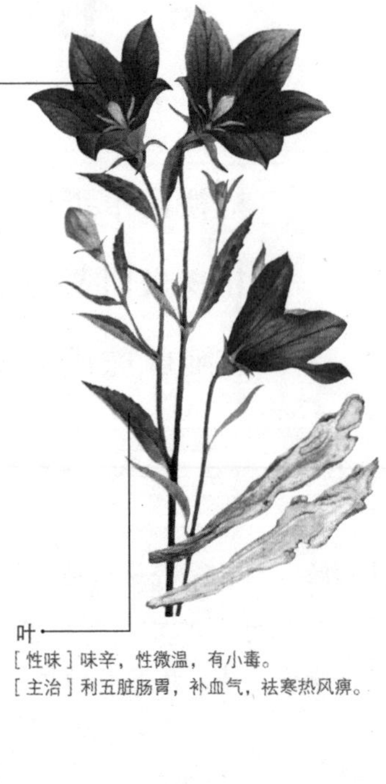

花
[性味] 味辛，性微温，有小毒。
[主治] 治口舌生疮、目赤肿痛。

叶
[性味] 味辛，性微温，有小毒。
[主治] 利五脏肠胃，补血气，祛寒热风痹。

普济消毒饮

出自《东垣试效方》

鼠：鼠粘子，即牛蒡子。

普济消毒芩连鼠　玄参甘桔蓝根侣——**侣：**同伴。

升柴马勃连翘陈　僵蚕薄荷为末咀——**咀：**中药材加工为饮片或粉末。

或加人参及大黄　大头天行力能御——**御：**抵挡。

大头天行：瘟疫的一种，即大头瘟。

方解 普济消毒饮出自《东垣试效方》，方剂由黄芩、黄连、玄参、甘草、桔梗、柴胡、陈皮、牛蒡子、板蓝根、马勃、连翘、薄荷、僵蚕、升麻组成。可疏风散邪，清热解毒，用于治疗大头瘟。大头瘟即在金代泰和二年广泛流传在民间的一种急性传染病，被传染者多不治而亡。方中诸药相配，升降共投，清疏并施，清热解毒，疏风消肿。

普济消毒饮方解

君药 清泻心肺火毒

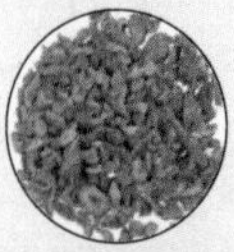

黄芩五钱
清热解毒

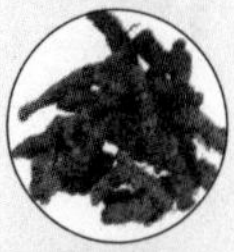

黄连五钱
泻火解毒

臣药 泻火补气

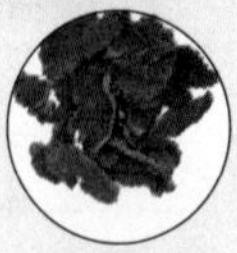

玄参二钱
清热凉血

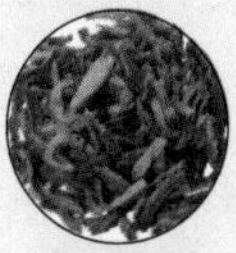

陈皮二钱
理气散结

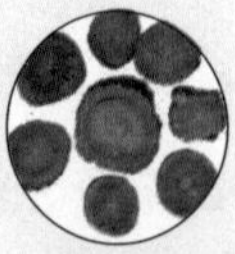

甘草二钱
补中益气

佐使药 消肿止痛

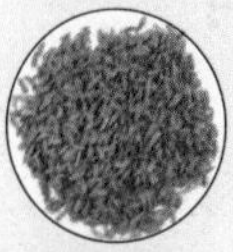

牛蒡子一钱
解毒散肿

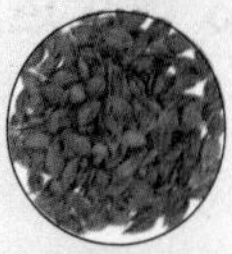

连翘一钱
散结消肿

佐使药 消肿止痛

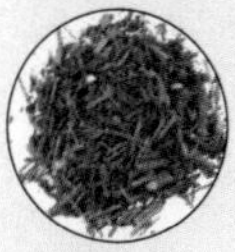

薄荷一钱
疏散风热

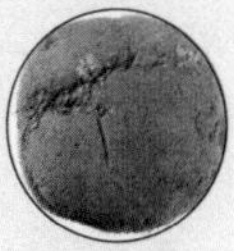

马勃一钱
清肺利咽

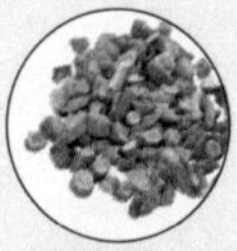

板蓝根一钱
利咽清热

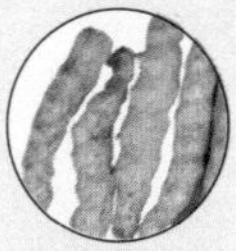

僵蚕七分
疏散风热，化痰散结

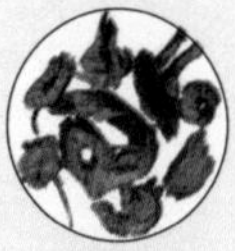

升麻七分
清热解毒

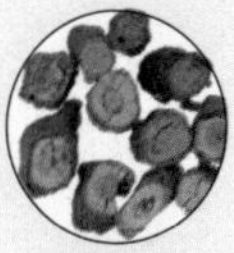

柴胡二钱
升阳散火

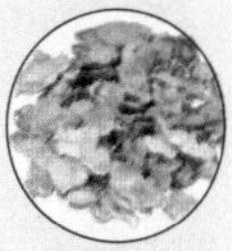

桔梗二钱
引药上行

服药时间：不拘时服　**服药次数：**日三服　**服药温度：**温

※ 1斤≈500g　1两≈31.25g　1钱≈3.125g　1分≈0.3125g

◆ 组成

黄芩、黄连各五钱，玄参、甘草、陈皮各二钱，板蓝根、马勃、连翘、薄荷、牛蒡子各一钱，升麻、僵蚕各七分，柴胡、桔梗各二钱。

◆ 用法

水煎服。

◆ 功效

疏风散邪，清热解毒。

◆ 主治

大头瘟，风热疫毒之邪，壅于上焦。症见恶寒发热，头面红肿焮通，舌燥口渴，目不能开，咽喉不利，舌红苔黄，脉数有力。

◆ 临证加减

表证明显，加防风、荆芥、蝉蜕、桑叶以疏风散邪；大便秘结，加酒大黄以泻热通便；兼气虚，少加人参以扶正祛邪；兼睾丸疼痛，加川楝子、龙胆草、蒲公英以泻肝散结。

◆ 现代运用

主要用于流行性出血热、颜面丹毒、急性扁桃体炎、急性淋巴结炎、流行性腮腺炎、带状疱疹等属风热疫毒上攻者。

◆ 使用注意

方中诸药多苦寒辛散，素体阴虚及脾虚便溏者慎用。

连翘 草部 隰草类

清热解毒　消肿散结

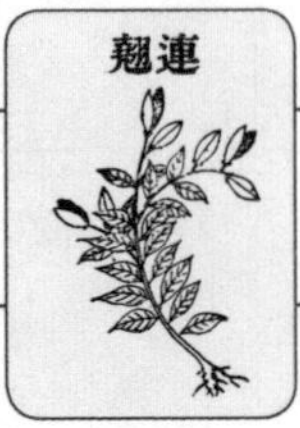
翘連

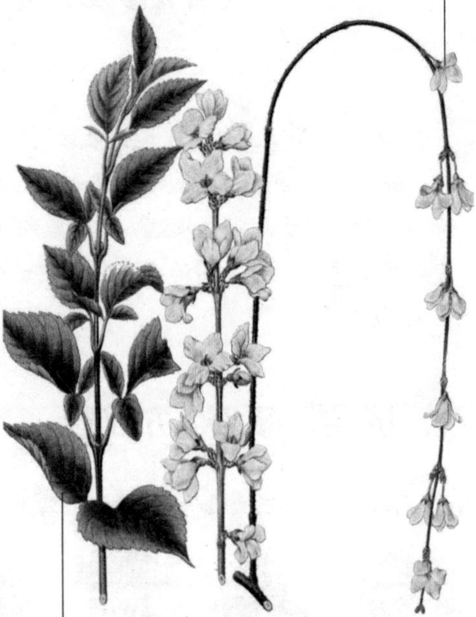
花
[性味] 味甘，性寒，有小毒。
[主治] 令人面色好，能明目。
叶
[性味] 味甘，性平，有小毒。
[主治] 下热气，益阴精。

清咽太平丸

出自《医方集解》

清咽太平薄荷芎　柿霜甘桔及防风

犀角蜜丸治膈热　早间咳血颊常红

柿霜：又名柿饼霜、柿霜饼。清热，润燥，化痰，止嗽。

膈热：五膈之一。**早间**：早上。

方解 清咽太平丸出自《医方集解》，方剂由川芎、柿霜、甘草、薄荷、防风、犀角、桔梗组成。炼蜜为丸，可清热利咽，凉血止血，用于治疗肺热咯血证。肺燥津伤，胸膈不利。方中诸药相配，泻肺热，止咯血，清咽利喉。基于本方功效，故名“清咽太平丸”。

清咽太平丸方解

服药时间	服药次数	服药温度
饭后	日一服	温

※ 1斤≈500g　1两≈31.25g　1钱≈3.125g　1分≈0.3125g

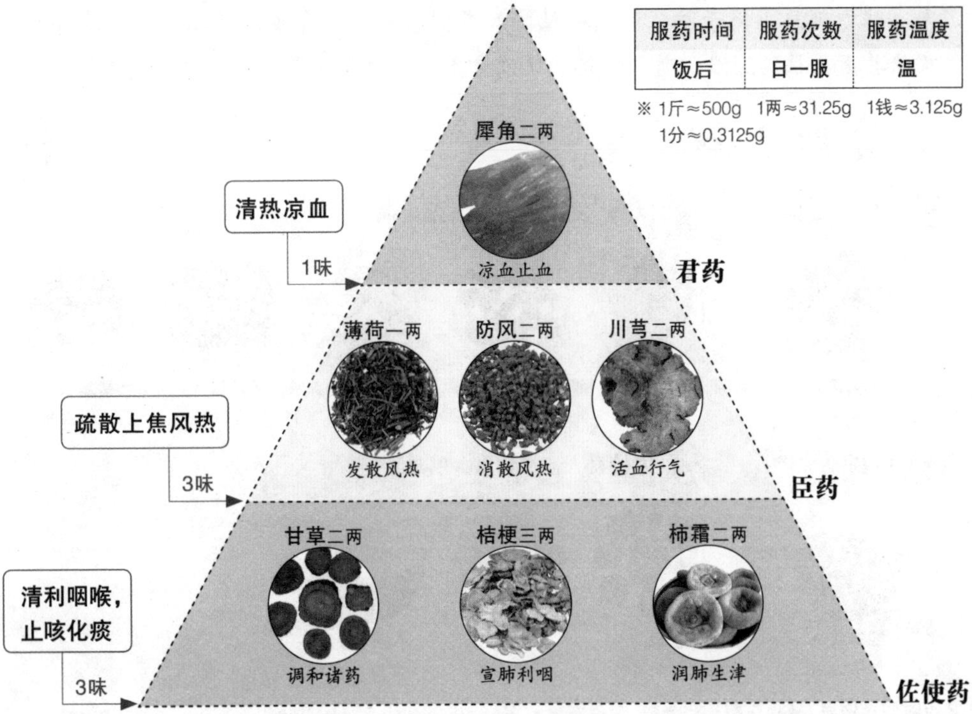

犀角二两
凉血止血
清热凉血
1味
君药
薄荷一两
防风二两
川芎二两
发散风热
消散风热
活血行气
疏散上焦风热
3味
臣药
甘草二两
桔梗三两
柿霜二两
调和诸药
宣肺利咽
润肺生津
清利咽喉，止咳化痰
3味
佐使药

◆ **组成**

薄荷一两，川芎、柿霜、甘草、防风、犀角各二两，桔梗三两。

◆ **用法**

上述各药共研细末，和白蜜为丸如弹子大，每日服用一丸。

◆ **功效**

清热止血，清利咽喉。

◆ **主治**

膈上有热，肺燥阴伤证。症见咽喉不利，肺中郁火，咯血，两颊泛红等。

辛夷散

出自《济生方》

辛夷散里藁防风　白芷升麻与木通

芎细甘草茶调服　鼻生瘜肉此方攻

方解 辛夷散出自《济生方》，方剂由辛夷、升麻、白芷、防风、藁本、细辛、川芎、木通、甘草组成。用时以清茶调服，可通窍散郁，祛风除湿，用于治疗鼻息肉。肺中郁热上蒸于脑，湿热郁结，入鼻则致息肉。方中诸药相配，升降并行，寒热共用，祛风除湿，通窍散郁。又因方剂以辛夷为主药，故名“辛夷散”。

辛夷散方解

君药 通鼻窍

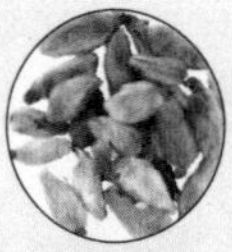

辛夷等分
祛风通窍

臣药 发表散邪，祛湿止痛

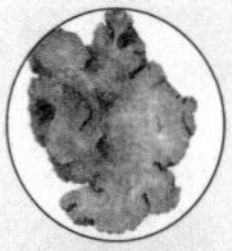

川芎等分
行气活血

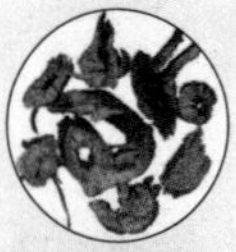

升麻等分
引胃中清阳上行于脑

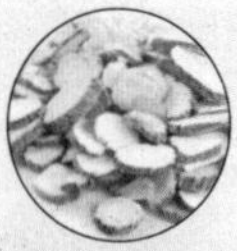

白芷等分
消肿止痛

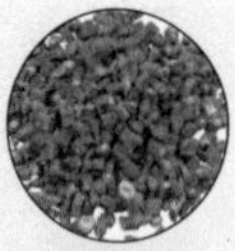

防风等分
解表疏风

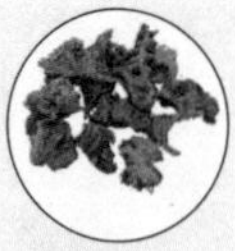

藁本等分
引药上达巅顶

臣药

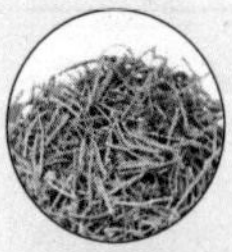

细辛等分
散热通窍

佐使药 苦寒利水，引热下行

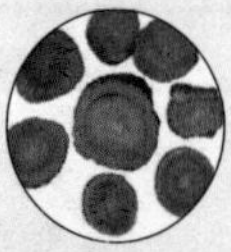

甘草等分
调和诸药

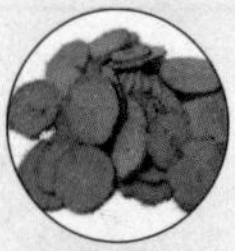

木通等分
清热利尿

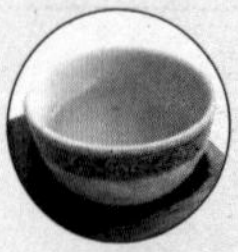

清茶
降火生津

服药时间：饭后 服药次数：日一服 服药温度：温

※ 1斤≈500g　1两≈31.25g　1钱≈3.125g　1分≈0.3125g

◇组成

辛夷、藁本、防风、白芷、升麻、木通、川芎、细辛、甘草各等分。

◇用法

研为细末，每服三钱，清茶送下。

◇功效

散热祛湿，利窍升清。

◇主治

肺虚又感风寒湿热之气证。症见鼻肉壅塞，流涕不止；或鼻息肉，气息不畅，嗅觉退化。

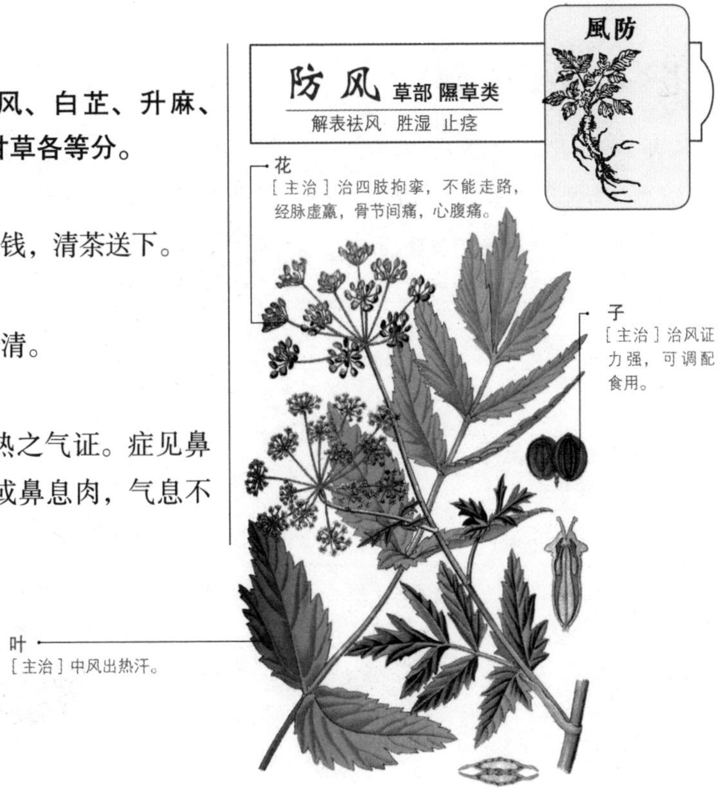

防风 草部 隰草类
解表祛风 胜湿 止痉
風防
花
[主治] 治四肢拘挛，不能走路，经脉虚羸，骨节间痛，心腹痛。
子
[主治] 治风证力强，可调配食用。
叶
[主治] 中风出热汗。

苍耳散

出自《济生方》

苍耳散中用薄荷	辛夷白芷四般和
葱茶调服疏肝肺	清升浊降鼻渊瘥

瘥：病愈。

鼻渊：病名。指鼻腔内时流稠浊涕液的病证。俗称脑漏。

方解 苍耳散出自《济生方》，方剂由苍耳子、薄荷叶、辛夷、白芷组成。用时加葱白、清茶调服，可疏风止痛，通利鼻窍，用于治疗风邪上攻之鼻渊。风热郁结，上扰清窍，清阳不升，浊阴不降，可致鼻渊。方中诸药相配，升阳通窍，祛湿散风，升清降浊，散风热，鼻渊诸证自愈。

苍耳散方解

服药时间	服药次数	服药温度
饭后服用	日一服	温

※ 1斤≈500g　1两≈31.25g　1钱≈3.125g
1分≈0.3125g

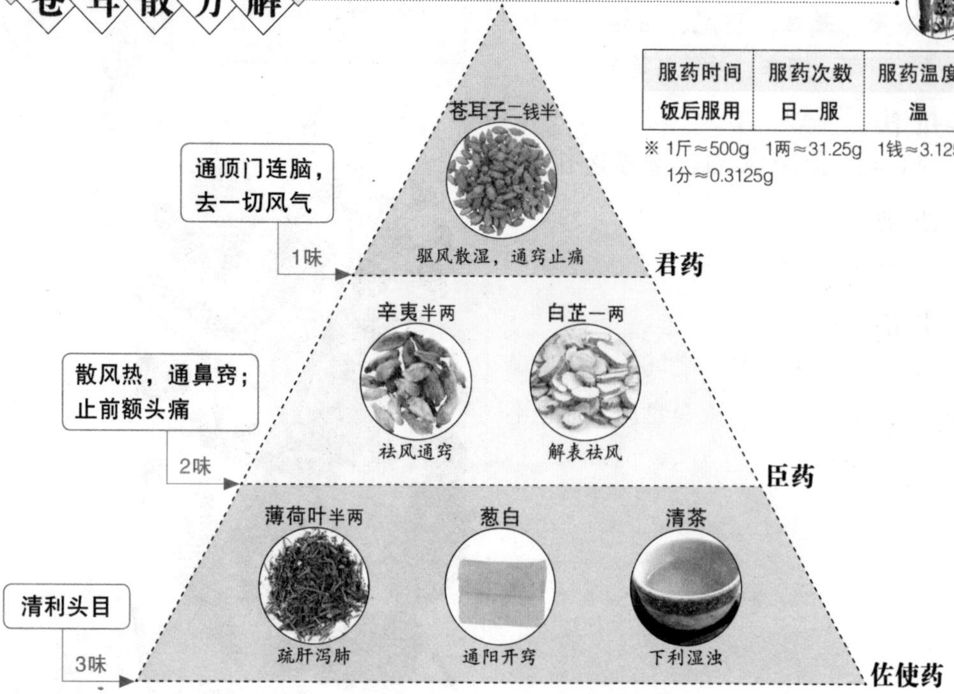
苍耳子二钱半
驱风散湿，通窍止痛
通顶门连脑，去一切风气
1味
君药
辛夷半两
祛风通窍
白芷一两
解表祛风
散风热，通鼻窍；止前额头痛
2味
臣药
薄荷叶半两
疏肝泻肺
葱白
通阳开窍
清茶
下利湿浊
清利头目
3味
佐使药

◇ 组成

苍耳子二钱半，薄荷叶、辛夷各半两，白芷一两。

◇ 用法

上述各药研为细末，每次服用二钱，以葱茶调服。

◇ 功效

通利鼻窍，清热疏风。

◇ 主治

鼻渊。症见鼻塞，流黄浊鼻涕。

第十六章

除痰之剂

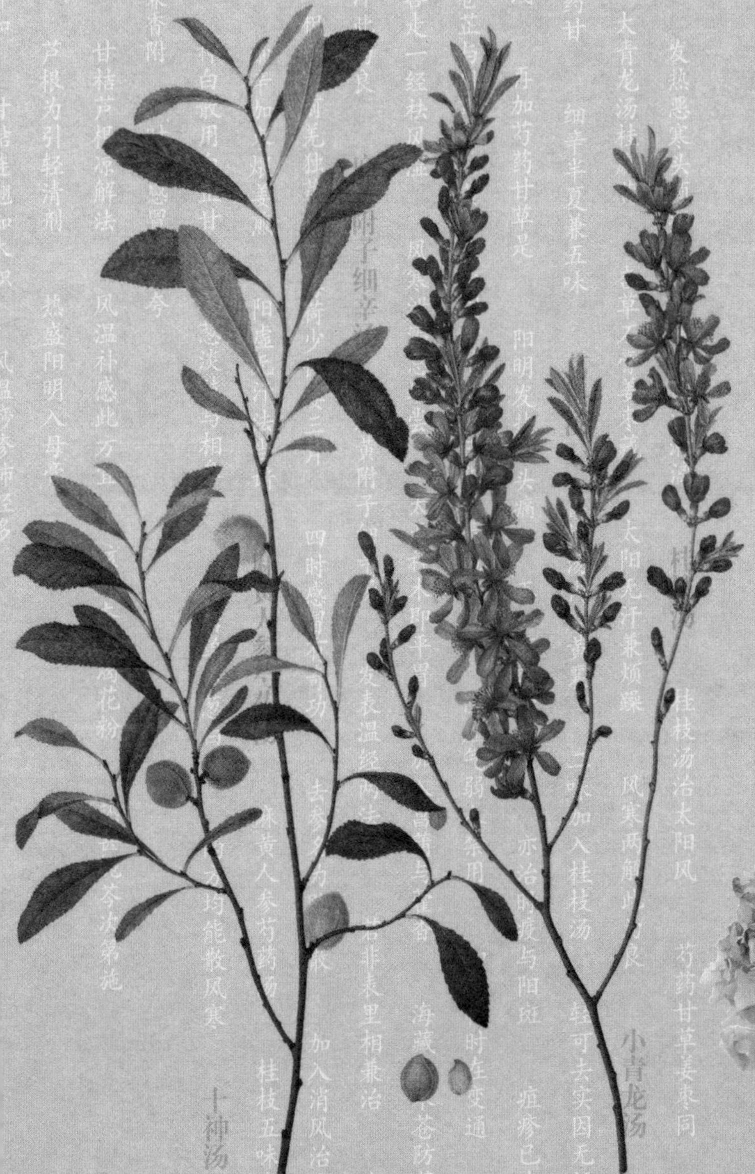

除痰之剂，以祛痰药为主，可祛除痰饮，治疗各种痰病的方剂，统称为祛痰剂。属于『八法』中的『消法』。痰病就其性质而言，分为湿痰、燥痰、热痰、寒痰、风痰五种。痰饮多由湿聚而成，而湿的产生主要源之于脾。故使用祛痰剂时要注意配伍健脾祛湿或配益肾之品，以治生痰之源，达标本同治之功。

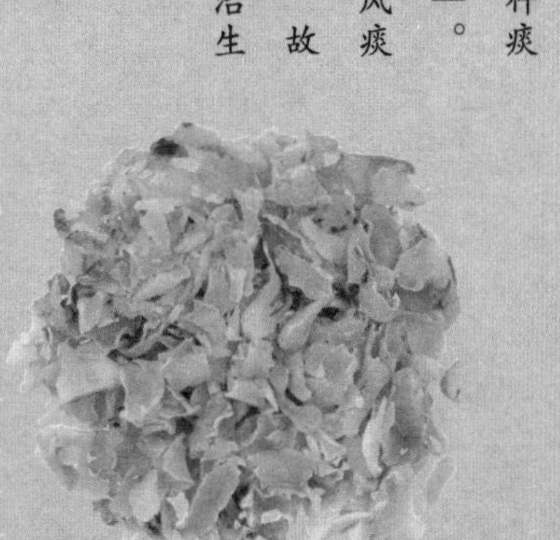

二陈汤

出自《太平惠民和剂局方》

二陈汤用半夏陈　益以茯苓甘草臣

利气调中兼去湿　一切痰饮此为珍

导痰汤内加星枳　顽痰胶固力能驯

若加竹茹与枳实　汤名温胆可宁神

润下丸仅陈皮草　利气祛痰妙绝伦

痰饮：病名。为多种饮证痰证的总称。

珍：贵重。

顽痰：痰证之一。也称老痰、结痰、郁痰。

驯：使顺服。

胶固：坚固。

方解 二陈汤出自《太平惠民和剂局方》，方剂由半夏、橘红、白茯苓、炙甘草组成。用时与生姜同煎，可燥湿化痰，理气和中，用于治疗湿痰证。脾肺功能失调，水液不能化湿，聚湿为痰。方中诸药相配，标本兼治，祛湿理气消痰以杜痰源。又因方中半夏、橘红皆以久陈者良，故名“二陈汤”。

二陈汤方解

服药时间	服药次数	服药温度
不拘时服	不拘次服	温

※ 1斤≈500g　1两≈31.25g　1钱≈3.125g　1分≈0.3125g

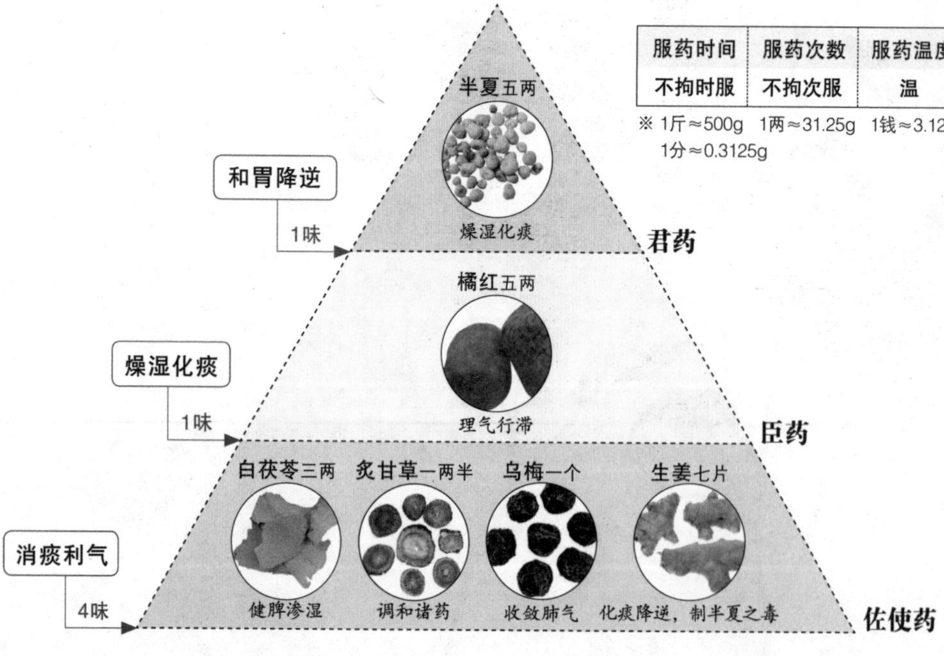
半夏五两
燥湿化痰
和胃降逆
1味
君药
橘红五两
理气行滞
燥湿化痰
1味
臣药
白茯苓三两
炙甘草一两半
乌梅一个
生姜七片
健脾渗湿
调和诸药
收敛肺气
化痰降逆，制半夏之毒
消痰利气
4味
佐使药

◇ 组成

半夏、橘红各五两，白茯苓三两，炙甘草一两半。

◇ 用法

上述诸药加生姜七片，乌梅一个，每服四钱，水煎服。

◇ 功效

燥湿化痰，理气和中。

◇ 主治

湿痰停聚。症见咳嗽，痰多色白，恶心呕吐，胸膈痞闷，或头晕心悸，肢体困倦，脉滑，舌苔白润。

◇ 临证加减

痰稀，加细辛、干姜以温化寒痰；湿痰重，加厚朴、苍术以燥湿化痰；痰稠，加瓜蒌、胆南星以化痰清热；风痰眩晕，加僵蚕、天麻以化痰熄风；痰壅气逆之胁满喘逆、头眩胸痞，加枳实、天南星以燥湿化痰，行气开郁；瘰疬，加海藻、昆布、牡蛎以软坚化痰；胁胀胸闷，加青皮、香附、郁金以解郁化痰；痰迷心窍，加石菖蒲、姜南星、人参、竹茹以涤痰开窍；呕腐脘胀，加麦芽、莱菔子以消食化痰。

◇ 现代运用

临床上主要用于慢性胃炎、慢性支气管炎、肺气肿、妊娠呕吐、神经性呕吐、美尼尔综合征等属湿痰者。

◇ 使用注意

燥痰者慎用；阴虚内热及欲吐血者禁用。

柴胡 草部 山草类

败毒抗癌 解热透邪

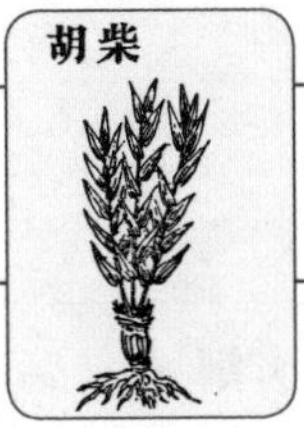
胡柴

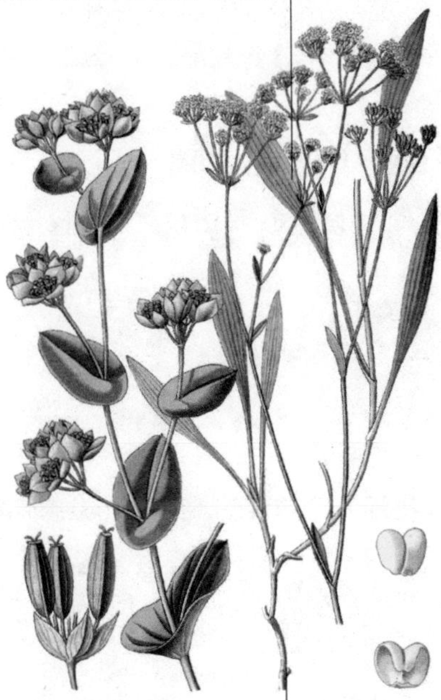
叶
[性味] 味苦，性平，无毒。
[主治] 润心肺，添精髓，治健忘。
根
[性味] 味苦，性平，无毒。
[主治] 治心腹疾病，祛胃肠中结气及饮食积聚。

涤痰汤

出自《奇效良方》

涤痰汤用半夏星　甘草橘红参茯苓
竹茹菖蒲兼枳实　痰迷舌强服之醒

舌强：指舌体伸缩不利。

痰迷：痰迷心窍。

方解 涤痰汤出自《奇效良方》，方剂由姜制半夏、胆星、橘红、枳实、茯苓、人参、菖蒲、竹茹、甘草组成。用时与生姜同煎，可涤痰开窍，用于治疗中风，痰迷心窍，舌强不能言。脾虚运化不利，聚湿结痰，痰浊不化，内迷心窍，可致中风。方中诸药相配，开心窍，通畅脉道，诸证自愈。

涤痰汤方解

君药 兼以祛风

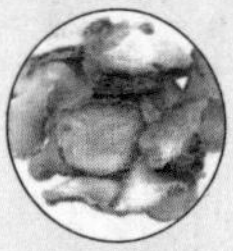

胆星二钱半
燥湿祛痰

臣药 助君药祛痰

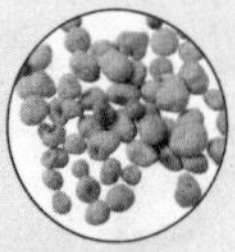

姜制半夏二钱半
燥湿化痰

佐使药 利气渗湿而除痰，补心益脾而泻火

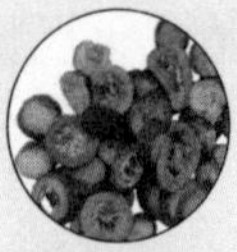

枳实二钱
破气除痞

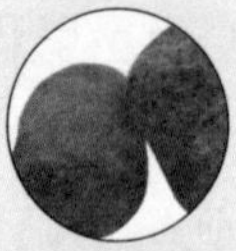

橘红二钱
理气化痰

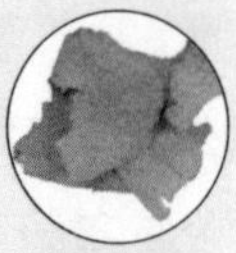

茯苓二钱
渗湿健脾

佐使药 利气渗湿而除痰，补心益脾而泻火

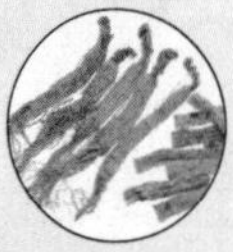

人参一钱
健脾益气

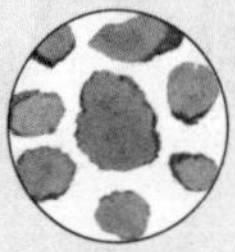

菖蒲一钱
祛痰开窍

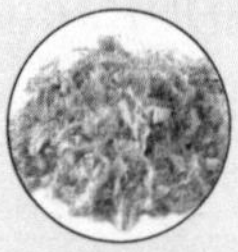

竹茹七分
化痰清热

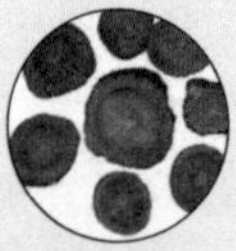

甘草五分
调和诸药

服药时间：饭后　服药次数：日三服　服药温度：温

※ 1斤≈500g　1两≈31.25g　1钱≈3.125g　1分≈0.3125g

◇ 组成

姜制半夏、胆星各二钱半，橘红、枳实、茯苓各二钱，人参、菖蒲各一钱，竹茹七分，甘草五分。

◇ 用法

加姜、枣，水煎服。

◇ 功效

涤痰开窍。

◇ 主治

中风痰迷心窍。症见舌强不能语。

◇ 现代运用

临床常用于眩晕、癫痫等属痰迷心窍者。

青州白丸子

出自《太平惠民和剂局方》

青州白丸星夏并　白附川乌俱用生

晒露糊丸姜薄引　风痰瘫痪小儿惊

惊：惊风，惊厥。

引：引药入里。

方解 青州白丸子出自《太平惠民和剂局方》，方剂由半夏、南星、白附子、川乌组成，可燥湿化痰，祛风散寒。风痰壅盛，瘀滞经络，气血运行受阻，筋脉失去濡养。方中诸药合用，逐风通络，诸证自愈。又因药剂在服药时均为生用，服药前，需反复用井水漂晒，以制其毒。

青州白丸子方解

君药 散寒祛风逐痰

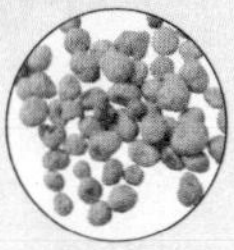

半夏七两
燥湿化痰

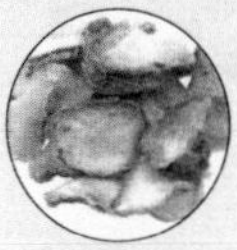

南星三两
祛风化痰

臣药 温经逐风通络

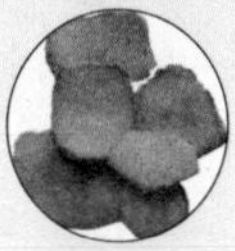

白附子二两
温经逐风

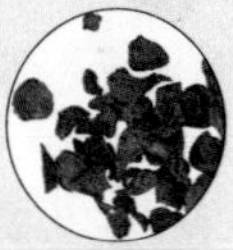

川乌半两
温经止痛

服药时间：饭后　服药次数：日三服　服药温度：温

※ 1斤≈500g　1两≈31.25g　1钱≈3.125g　1分≈0.3125g

◇ 组成

南星三两，半夏七两，白附子二两，川乌半两。

◇ 用法

上述各药研极细末，盛绢袋中，以井水浸出粉，手搓以尽为度，将药置于瓷盆中，终日曝晒，每日换清水并搅之。春五天、夏三天、秋七天、冬十天，晒干，糯米糊丸如绿豆大。初次服五丸，加至十五丸，以姜汤服下。瘫痪者每次服二十丸，温酒下。小儿惊风每次服两三丸，以薄荷汤服下。

◇ 功效

燥湿散寒，祛风化痰。

◇ 主治

风痰壅盛。症见口眼㖞斜，呕吐涎沫，瘫痪，小儿惊风，半身不遂等。

清气化痰丸

出自《医方考》

清气化痰星夏橘　杏仁枳实瓜蒌实——实：指瓜蒌仁。

芩苓姜汁为糊丸　气顺火消痰自失

方解 清气化痰丸出自《医方考》，方剂由半夏、胆星、橘红、枳实、杏仁、瓜蒌仁、黄芩、茯苓组成。用时与生姜同煎，可清热化痰，理气止咳，用于治疗痰热咳嗽症。脾失健运，聚而生痰，痰阻气滞，气郁化火，痰热交结。方中诸药相配，化痰清热理气降火，诸证自愈。

清气化痰丸方解

君药 清热化痰

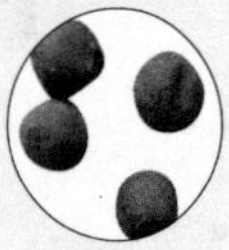

胆南星一两半
主治顽痰实火壅闭

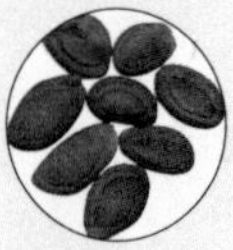

瓜蒌仁一两
宽胸散结

臣药 化痰散结

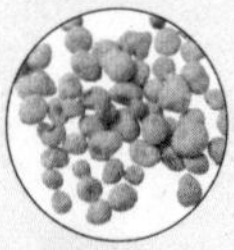

半夏一两半
燥湿化痰

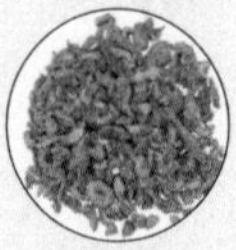

黄芩一两
清热降火

佐使药 化痰,降利肺气

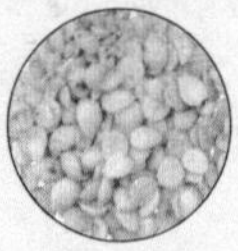

杏仁一两
宣利肺气

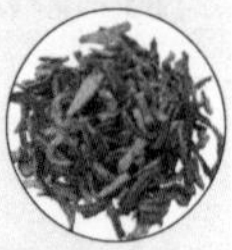

陈皮一两
理气化痰

佐使药 化痰,降利肺气

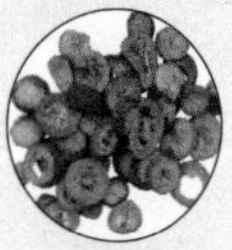

枳实一两
破气化痰以宽胸

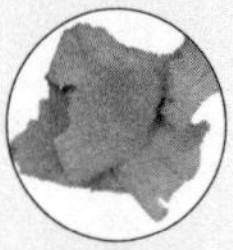

茯苓一两
健脾渗湿

服药时间：饭后　服药次数：日三服　服药温度：温

※1斤≈500g　1两≈31.25g　1钱≈3.125g　1分≈0.3125g

◇ 组成

胆南星、半夏各一两半，瓜蒌仁、陈皮、黄芩、杏仁、枳实、茯苓各一两。

◇ 用法

水煎服。

◇ 功效

清热化痰，理气镇咳。

◇ 主治

痰热内结。症见咳嗽痰黄，咳之不利，胸膈痞满，小便短涩，舌质红，脉滑数，苔黄腻。

◆ 临证加减

肺热甚，身热口渴，加石膏、知母以清泻肺热；痰多气急，加桑白皮、鱼腥草以清热化痰利肺；津伤肺燥而痰黏、喉干，加沙参、天花粉以清热生津；热结便秘，加玄明粉或大黄以通腑泻火。

◆ 现代运用

临床上主要用于慢性支气管炎急性发作、急性支气管炎及副鼻窦炎、急性咽喉炎等属痰热内结者。

◆ 使用注意

脾虚寒痰者禁用本方。

杏 果部 五果类

生津止渴 清热去毒

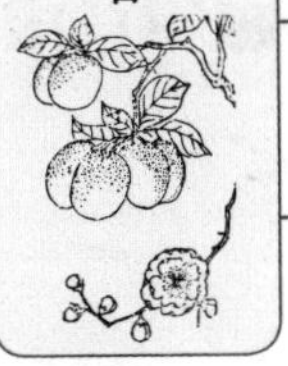
杏

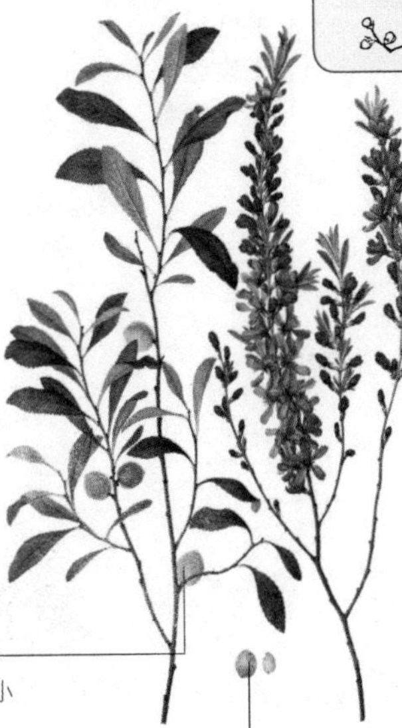
实
[性味] 味酸，性热，有小毒。生吃太多，伤筋骨。
仁
[性味] 味甘（苦），性温（冷利），有小毒。
[主治] 主咳逆上气痰鸣，产乳金疮。

礞石滚痰丸

出自《泰定养生主论》

滚痰丸用青礞石　大黄黄芩沉水香

百病多因痰作祟　顽痰怪症力能匡

祟： 指鬼怪或鬼怪害人。

方解 礞石滚痰丸出自《泰定养生主论》，录自《玉机微义》。方剂由青礞石、大黄、黄芩、沉香组成，可泻火逐痰，用于治疗实热老痰证。实热老痰胶结，积久不下，变生诸证。方中诸药相配，升降结合，清泻并得，实热老痰可消，因本方消痰之彻底，故名“礞石滚痰丸”。

礞石滚痰丸方解

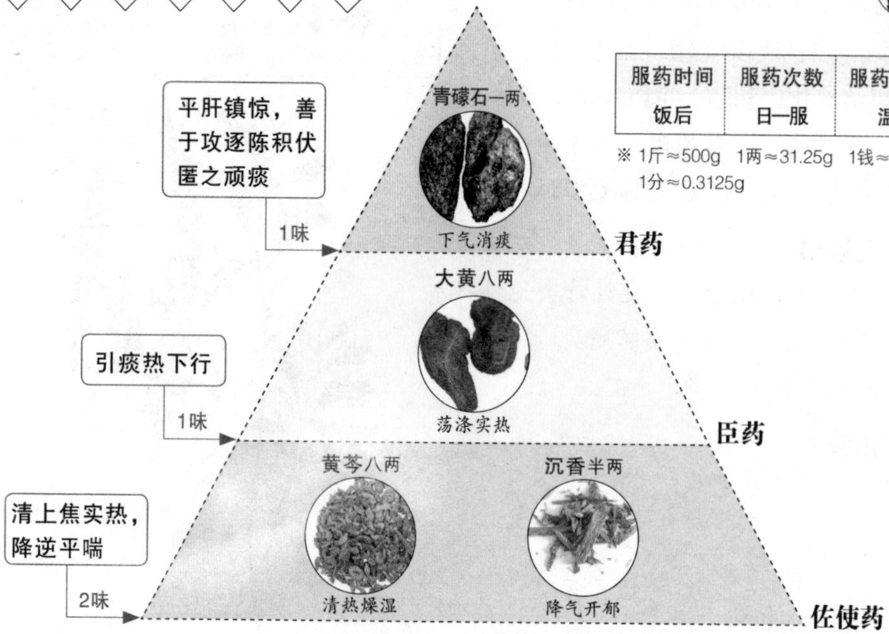
平肝镇惊，善于攻逐陈积伏匿之顽痰
1味
青礞石一两
下气消痰
君药
引痰热下行
1味
大黄八两
荡涤实热
臣药
清上焦实热，降逆平喘
2味
黄芩八两
清热燥湿
沉香半两
降气开郁
佐使药

服药时间	服药次数	服药温度
饭后	日一服	温

※ 1斤≈500g　1两≈31.25g　1钱≈3.125g　1分≈0.3125g

◆ 组成

大黄、黄芩（酒蒸）各八两，青礞石一两，沉香半两。

◆ 用法

水泛小丸，每服二钱至三钱，日一服；或水煎服。

◆ 功效

泻火逐痰。

◆ 主治

实热老痰。症见发为癫狂惊悸，或怔忡昏迷，或咳喘痰稠，或胸脘痞闷，或眩晕耳鸣，或绕项结核，或口眼蠕动，或不寐，或梦寐奇怪之状，或骨节猝痛难以名状，或噎塞烦闷，大便秘结，苔黄厚，脉滑数有力。

大黄 草部 毒草类

攻积滞 清湿热 泻火

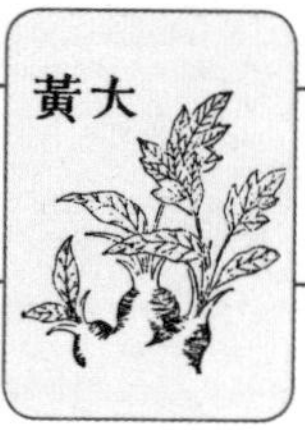
黄大

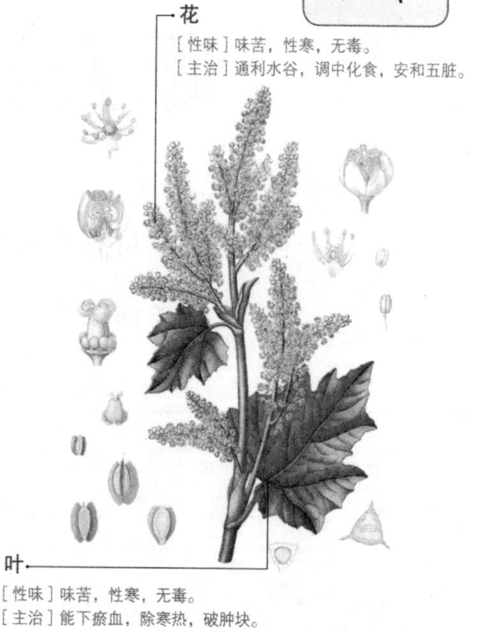
花
［性味］味苦，性寒，无毒。
［主治］通利水谷，调中化食，安和五脏。
叶
［性味］味苦，性寒，无毒。
［主治］能下瘀血，除寒热，破肿块。

金沸草散

出自《类证活人书》

金沸草散前胡辛　半夏荆甘赤茯因

煎加姜枣除痰嗽　肺感风寒头目颦

局方不用细辛茯　加入麻黄赤芍均

赤茯：茯苓外层淡棕色或淡红色的部分。

颦：皱眉。此处指疼痛。

方解 金沸草散出自《类证活人书》，方剂由旋覆花、前胡、细辛、半夏、荆芥、炙甘草、赤茯苓组成。可发散风寒，降气消痰，用于治疗中脘停痰，又感受风寒。风阳袭表，卫阳被遏，不达周身。方中诸药相配，发散风寒，降气消痰。又因方剂以旋覆花的"茎"即金沸草为主药，故名"金沸草散"。

金沸草散方解

君药 止咳平喘

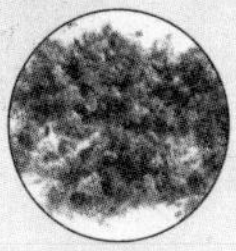

旋覆花一钱
下气消痰

臣药 温经散寒

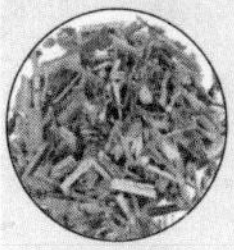

荆芥一钱半
疏风止痛

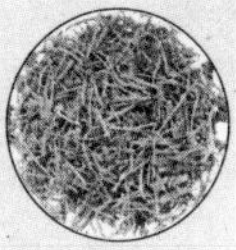

细辛一钱
散风止痛

佐使药 消痰降气止咳

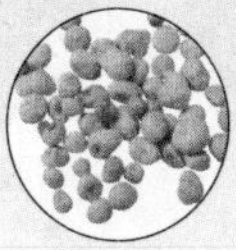

半夏五分
燥湿化痰

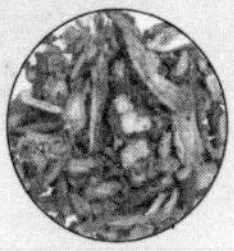

前胡一钱
降气祛痰

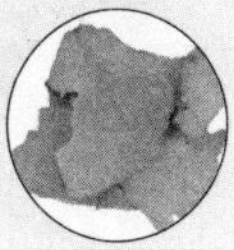

赤茯苓六分
利水渗湿

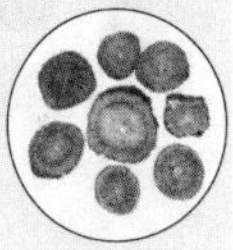

炙甘草三分
调和诸药

服药时间：饭后　服药次数：日两服　服药温度：温

※ 1斤≈500g　1两≈31.25g　1钱≈3.125g　1分≈0.3125g

◆ 组成

旋覆花、前胡、细辛各一钱，荆芥一钱半，半夏五分，炙甘草三分，赤茯苓六分。

◆ 用法

上述诸药加生姜五片，大枣一枚，水煎服。

◆ 功效

消痰利气，发散风寒。

◆ 主治

中脘滞痰，又感受风寒。症见咳嗽痰多，头晕睛痛，发热恶寒，鼻塞等。

附方

方名	组成	用法	功用	主治
金沸草散	麻黄、前胡各三两，荆芥穗四两，甘草、半夏、赤芍各一两，加生姜三片，枣一个	水煎服	宣肺发表，化痰止咳，凉血清热	外感风寒

顺气消食化痰丸

出自《瑞竹堂经验方》

顺气消食化痰丸　青陈星夏菔苏攒

曲麦山楂葛杏附　蒸饼为糊姜汁抟

攒：聚在一起。

抟：把东西揉成球状。

方解 顺气消食化痰丸出自《瑞竹堂经验方》，方剂由半夏、胆星、陈皮、青皮、炒苏子、生莱菔子、炒麦芽、炒神曲、炒山楂、葛根、杏仁、制香附、生姜组成。可下气消食，燥湿化痰，用于治疗酒湿食积生痰。嗜酒、饮食失调者，酒湿食积而生痰，痰湿阻滞，气机不畅。方中诸药相配，消食顺气，诸证自愈。

顺气消食化痰丸方解

君药 燥湿化痰

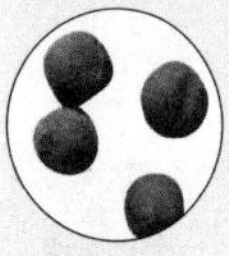

胆星一斤
化痰清热

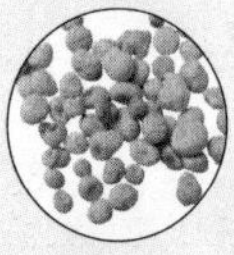

半夏一斤
健运脾胃

臣药 降肺气化痰浊，行气除满

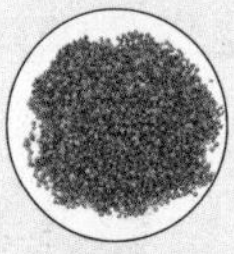

炒苏子一两
镇咳化痰

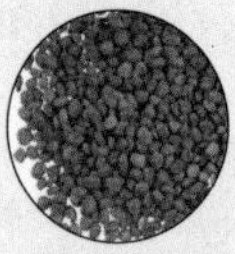

生莱菔子一两
降气化痰

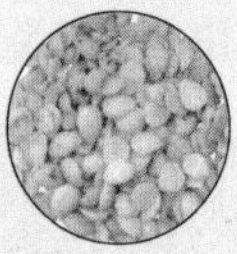

杏仁一两
润肺降气

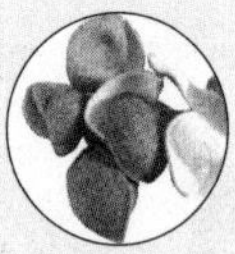

青皮一两
祛痰破气

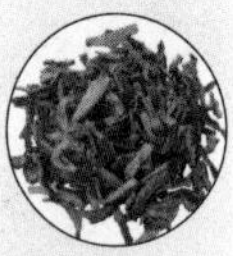

陈皮一两
理气化痰

臣药

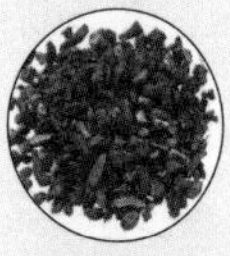

制香附一两
理气解郁

佐使药 导滞化食

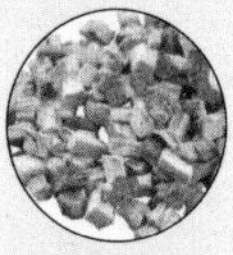

葛根一两
除烦止渴

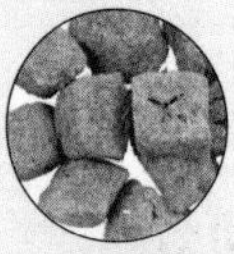

炒神曲一两
化解酒积

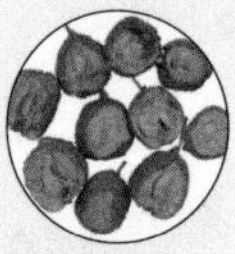

炒山楂一两
消食

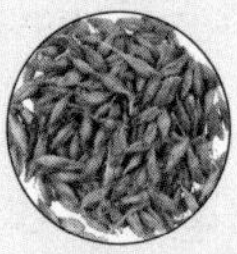

炒麦芽一两
消食积

服药时间：不拘时服　服药次数：日三服　服药温度：温　　※ 1斤≈500g　1两≈31.25g　1钱≈3.125g　1分≈0.3125g

◆ 组成

胆星、半夏各一斤，青皮、陈皮、生莱菔子、炒苏子、炒神曲、炒麦芽、炒山楂、杏仁、制香附、葛根各一两。

◆ 用法

上述诸药研细末，用姜汁和蒸饼和成丸如梧桐子大，每次服用三钱。

◆ 功效

消食化痰，通顺气机。

◆ 主治

酒湿食积生痰。症见痰多而黏，胸膈胀闷，早起咳嗽不止等。

半夏天麻白术汤

出自《脾胃论》

半夏天麻白术汤　参芪橘柏及干姜
苓泻麦芽苍术曲　太阴痰厥头痛良

方解 半夏天麻白术汤出自《脾胃论》，方剂由半夏、麦芽、白术、炒神曲、人参、黄芪、陈皮、苍术、茯苓、泽泻、天麻、干姜、黄檗组成。可定风止眩，健脾化湿，用于治疗痰厥头痛。脾胃素有痰湿，又感受风邪，痰浊阻滞，上扰清阳，引发头痛及别证。方中诸药相配，消风祛痰，头痛自止。

半夏天麻白术汤方解

君药 降逆止呕，化痰熄风

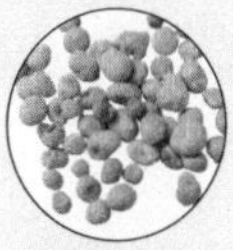
半夏一钱半
燥湿化痰

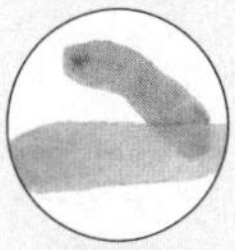
天麻五分
升清降浊

臣药 补气健脾

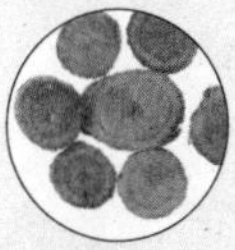
黄芪五分
益气固表

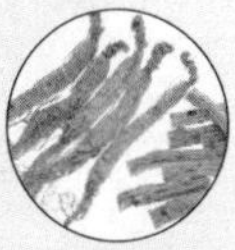
人参五分
益气健脾

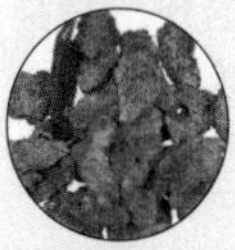
苍术五分
燥湿健脾

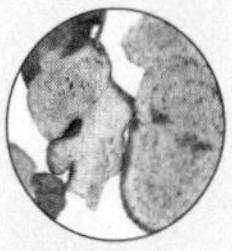
白术一钱
健脾祛湿

佐使药 健脾渗湿和胃

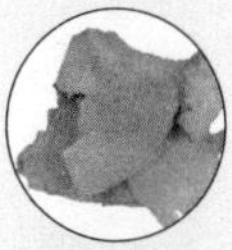
白茯苓五分
健脾运湿

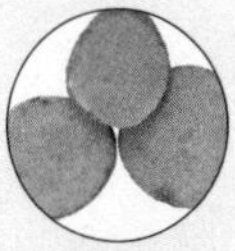
泽泻五分
淡渗利湿

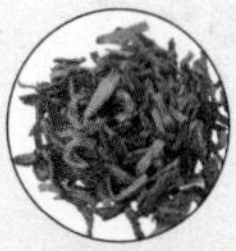
陈皮一钱半
理气化痰

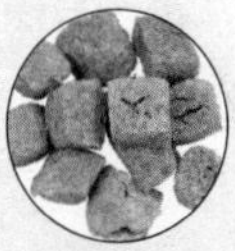
炒神曲一钱
消食和胃

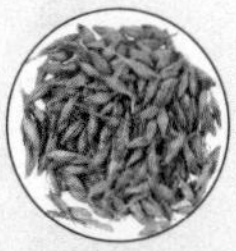
麦芽一钱半
消食化积

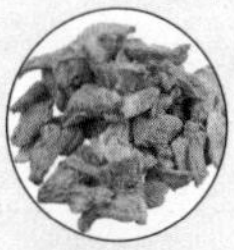
干姜二分
温中散寒

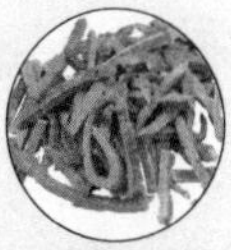
黄檗二分
清泻伏火

服药时间：饭前　服药次数：日三服　服药温度：温

※ 1斤≈500g　1两≈31.25g　1钱≈3.125g　1分≈0.3125g

◆ 组成

半夏、麦芽、陈皮各一钱半，白术、炒神曲各一钱，天麻、苍术、人参、黄芪、白茯苓、泽泻各五分，黄檗、干姜各二分。

◆ 用法

水煎服。

◆ 功效

健脾消饮，定风止晕。

◆ 主治

痰厥头痛。症见头痛，咳痰黏稠，泛呕烦闷，身重，四肢厥冷，眼黑头眩等。

常山饮

出自《太平惠民和剂局方》

常山饮中知贝取　乌梅草果槟榔聚

姜枣酒水煎露之　劫痰截疟功堪诩

露：中药炮制法之一。

截疟：治疟疾方法之一。

诩：夸张，赞许。

方解 常山饮出自《太平惠民和剂局方》，方剂由常山、知母、贝母、草果、槟榔、乌梅组成。用时以生姜、大枣煎汤送服，可除痰截疟，用于治疗疟疾久发不已。无痰不作疟，痰消疟自止。方中诸药相配，除痰止疟。又因方剂以常山为主药，故名“常山饮”。

常山饮方解

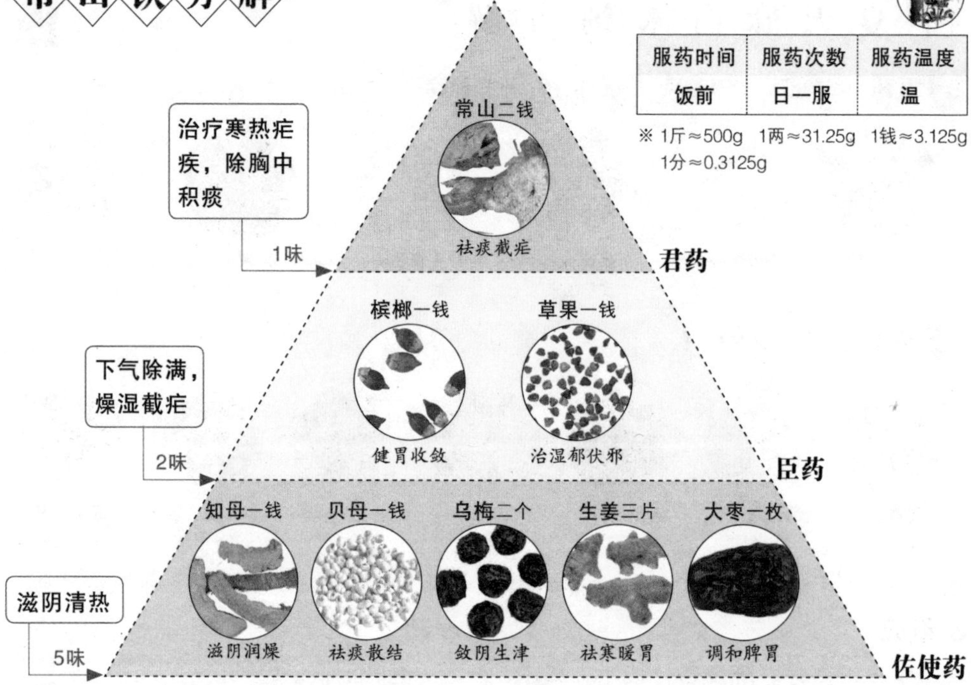
治疗寒热疟疾，除胸中积痰
1味
常山二钱
祛痰截疟
君药
下气除满，燥湿截疟
2味
槟榔一钱
健胃收敛
草果一钱
治湿郁伏邪
臣药
滋阴清热
5味
知母一钱
滋阴润燥
贝母一钱
祛痰散结
乌梅二个
敛阴生津
生姜三片
祛寒暖胃
大枣一枚
调和脾胃
佐使药

服药时间	服药次数	服药温度
饭前	日一服	温

※ 1斤≈500g　1两≈31.25g　1钱≈3.125g　1分≈0.3125g

◇ 组成

常山二钱，知母、贝母、草果、槟榔各一钱，乌梅二个，生姜三片，大枣一枚。

◇ 用法

上述诸药以水酒各半同煎，露一宿，空腹服用，疟未发时温服。

◇ 功效

截疟祛痰。

◇ 主治

疟疾。

截疟七宝饮

出自《易简方》

截疟七宝常山果　槟榔朴草青陈伙

水酒合煎露一宵　阳经实疟服之妥

宵：夜。

阳经：经脉中属阳者。

方解《易简方》收载的本方名为"七宝汤",《医学正传》则更名为"截疟七宝饮"。方剂由常山、草果、槟榔、厚朴、青皮、陈皮、炙甘草组成。可理气截疟，燥湿化痰，用于治疗痰湿疟疾。外感疟邪，内有痰湿，内外双邪致疟疾。方中诸药合用，祛邪，诸证自愈。因方剂由七味药组成，且制疟效果明显，故名"截疟七宝饮"。

截疟七宝饮方解

服药时间	服药次数	服药温度
发日之早饭前	日一服	温

※ 1斤≈500g　1两≈31.25g　1钱≈3.125g　1分≈0.3125g

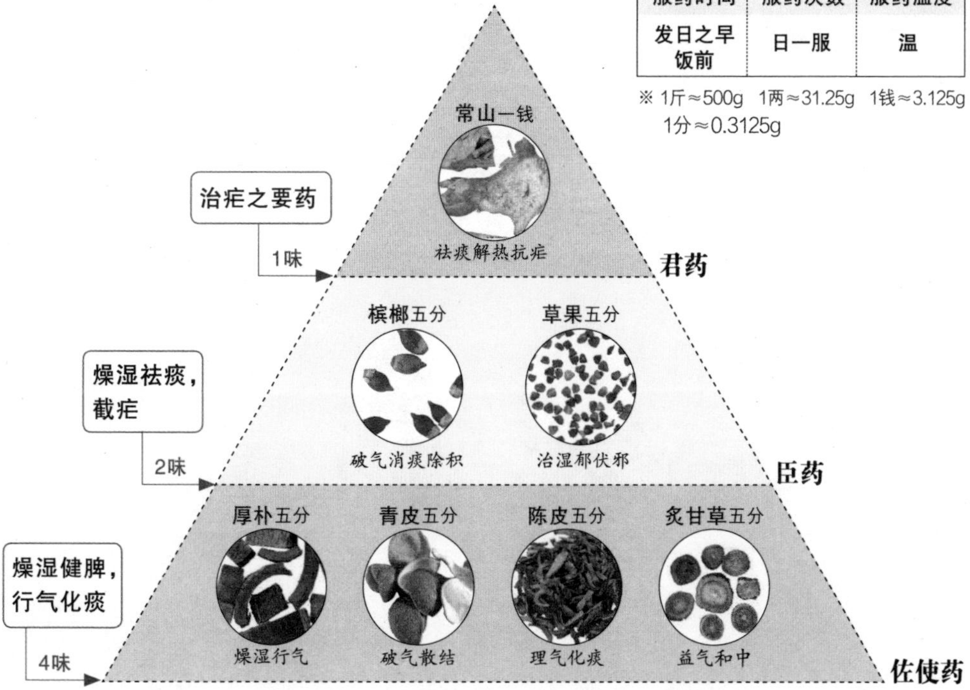
常山一钱
祛痰解热抗疟
治疟之要药
1味
君药
槟榔五分
破气消痰除积
草果五分
治湿郁伏邪
燥湿祛痰，截疟
2味
臣药
厚朴五分
燥湿行气
青皮五分
破气散结
陈皮五分
理气化痰
炙甘草五分
益气和中
燥湿健脾，行气化痰
4味
佐使药

◆ 组成

常山一钱，草果、槟榔、厚朴、炙甘草、青皮、陈皮各五分。

◆ 用法

水酒各半共煎，露一夜，空腹服用。

◆ 功效

劫除疟痰，截止发作。

◆ 主治

三阳经实疟久发不愈，寸口脉弦滑浮大。

◆ 现代运用

临床常用于治疗疟疾，惯以舌苔白腻，寒热往来，脉弦滑浮大为辨证要点。

第十七章

杀虫之剂

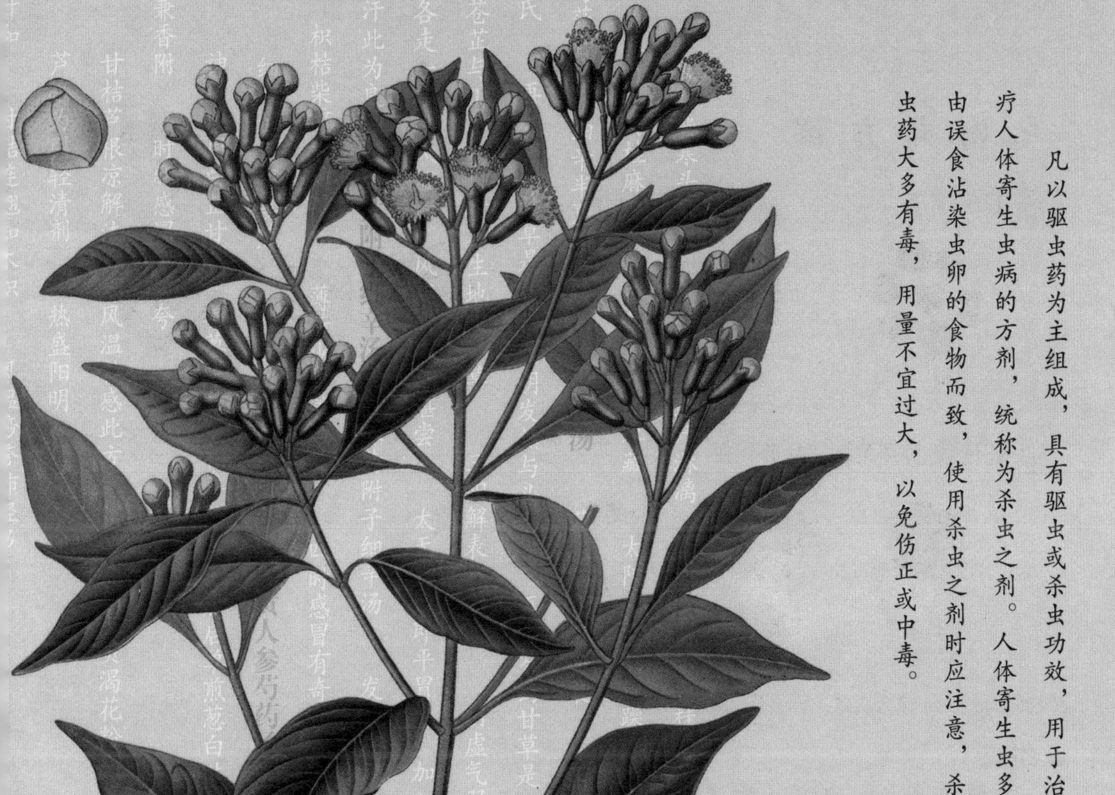

凡以驱虫药为主组成，具有驱虫或杀虫功效，用于治疗人体寄生虫病的方剂，统称为杀虫之剂。人体寄生虫多由误食沾染虫卵的食物而致，使用杀虫之剂时应注意，杀虫药大多有毒，用量不宜过大，以免伤正或中毒。

乌梅丸

出自《伤寒论》

乌梅丸用细辛桂　人参附子椒姜继——继：接续。

黄连黄檗及当归　温藏安蛔寒厥剂

方解 乌梅丸出自张仲景所著的《伤寒论》，方剂由乌梅、桂枝、细辛、附子、人参、黄檗、黄连、干姜、蜀椒、当归组成。可安蛔止痛，用于治疗蛔厥证。蛔虫寄生体内，若肠胃寒热交错，虫扰动不安，则腹痛，呕吐。方中诸药相配，酸苦辛并进，祛邪扶正，蛔虫痛解。

乌梅丸方解

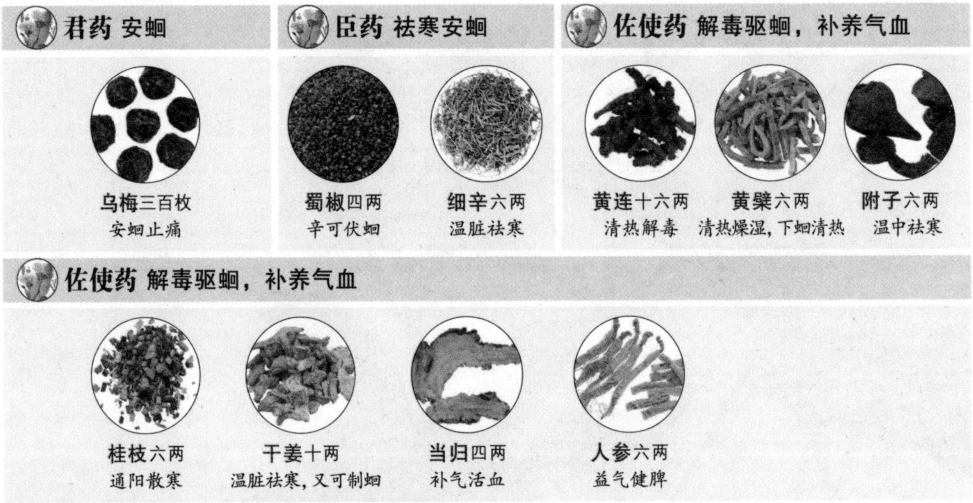
君药 安蛔
乌梅三百枚
安蛔止痛
臣药 祛寒安蛔
蜀椒四两
辛可伏蛔
细辛六两
温脏祛寒
佐使药 解毒驱蛔，补养气血
黄连十六两
清热解毒
黄檗六两
清热燥湿，下蛔清热
附子六两
温中祛寒
佐使药 解毒驱蛔，补养气血
桂枝六两
通阳散寒
干姜十两
温脏祛寒，又可制蛔
当归四两
补气活血
人参六两
益气健脾

服药时间：饭前 服药次数：日一至三服 服药温度：温

※1斤≈500g　1两≈31.25g　1钱≈3.125g　1分≈0.3125g

◇ 组成

乌梅三百枚，细辛、附子、桂枝、人参、黄檗各六两，干姜十两，黄连十六两，当归、蜀椒各四两。

◇ 用法

乌梅用醋浸一夜，去核，与余药打匀后，烘干或晒干，研末，加蜜制为丸；每服三钱，日服一次至三次；空腹服或水共煎服。

◇ 功效

温脏补虚，泻热安虫。

◇ 主治

蛔厥证。症见心烦呕吐，时发时停，食入吐蛔，腹痛，手足厥冷。又治久痢，久泻。

◆ 临证加减

本方之效重在安蛔。杀虫力较弱，临证宜酌加使君子、苦楝皮、榧子、槟榔等以借杀虫驱虫之力，或加芒硝、大黄以强驱虫攻积之效；呕吐甚者，加生姜、半夏、吴茱萸以降逆止呕；腹痛甚，加白芍、甘草以缓急，或加大腹子、木香理气。方中温里与清热药物之比重酌情加减。

◆ 现代运用

主要用于肠道蛔虫、胆道蛔虫、蛔虫性肠梗阻、肠易激综合征、肠炎等属脾肾虚寒，寒中蕴热证者。

◆ 使用注意

蛔虫腹痛或久泻久痢而不愈者，不宜服用本方。

梅 果部 五果类

止渴调中　祛痰　治疟瘴

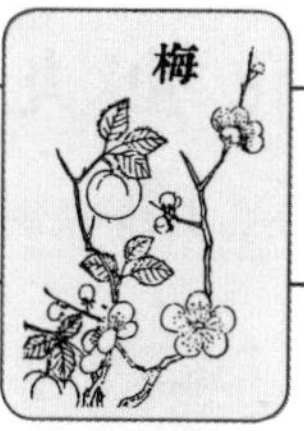
梅

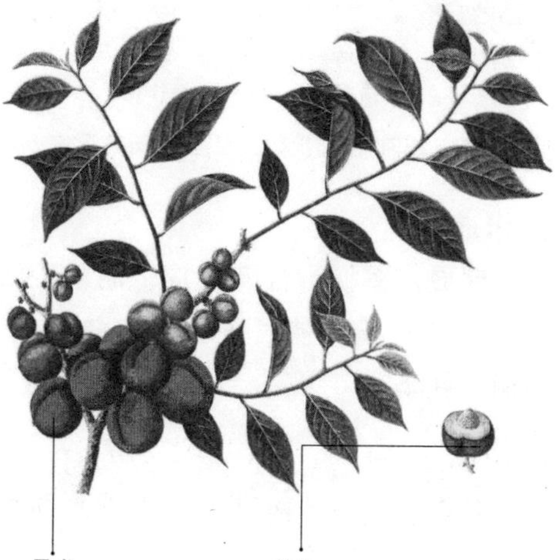
果实
[性味]味酸，性平，无毒。
核仁
[性味]味酸，性平，无毒。
[主治]明目，益气，不饥。

化虫丸

出自《太平惠民和剂局方》

芜：又名山榆仁。为榆科植物大果榆果实的加工品。

化虫鹤虱及使君　槟榔芜荑苦楝群　群：聚集在一起。

白矾胡粉糊丸服　肠胃诸虫永绝氛　氛：气氛，此处指虫积肠胃的危害。

方解 化虫丸出自《太平惠民和剂局方》，方剂由槟榔、鹤虱、苦楝根皮、胡粉、白矾组成。用时与使君子、芜荑同煎，可杀虫止痛，用于治疗肠道寄生虫病。本方可治疗多种寄生虫病。虫居于肠中，搅动致腹痛，呕吐。方中诸药相配，共奏杀虫逐虫之效。

化虫丸方解

君药 杀蛔虫，蛲虫

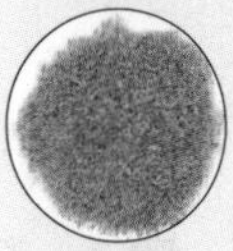

鹤虱一两
驱杀诸虫

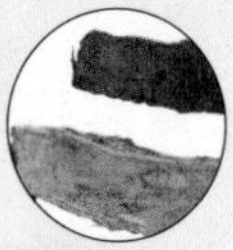

苦楝根皮一两
止痛杀蛔虫，蛲虫

臣药 杀绦虫，姜片虫、钩虫，并使虫由大便而出

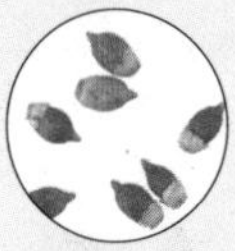

槟榔一两
行气导滞

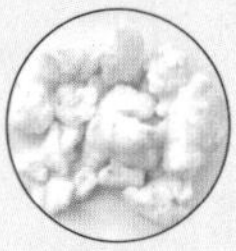

白矾二钱半
解毒杀虫

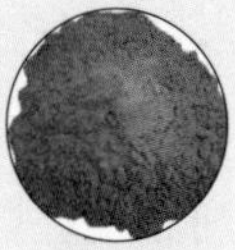

胡粉一两
解毒杀虫

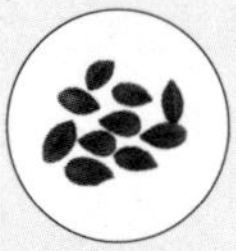

使君子五钱
杀虫消疳

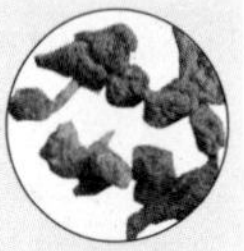

芜荑五钱
杀虫消疳

服药时间：饭前 服药次数：日两服 服药温度：温

※ 1斤≈500g 1两≈31.25g 1钱≈3.125g 1分≈0.3125g

◆ 组成

鹤虱、槟榔、苦楝根皮、胡粉（即铅粉）各一两，使君子、芜荑各五钱，白矾二钱半。

◆ 用法

上述七味药共研细末，用酒煮面糊做丸，据年龄酌量服，一岁小儿用五分。

◆ 功效

驱杀肠中诸虫。

◆ 主治

肠中诸虫。症见发作时腹痛，痛感往来上下，呕吐清水或吐蛔。

安石榴 果部 山果类

主治咽喉燥渴

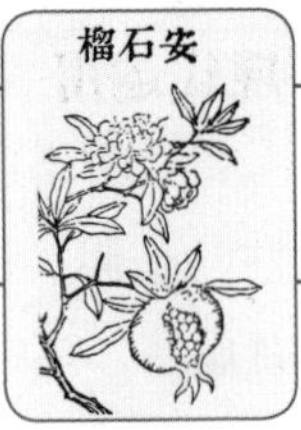

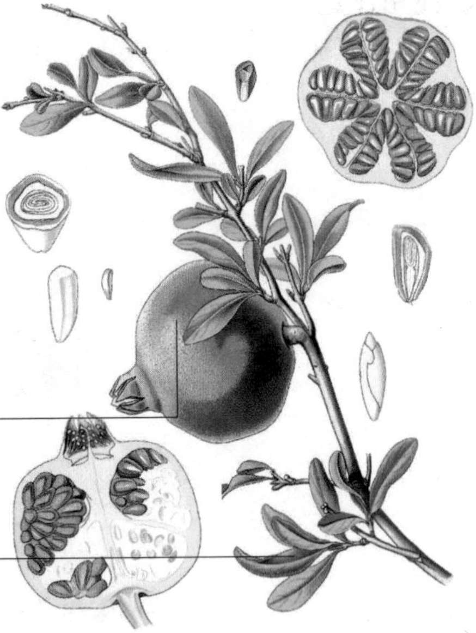

果实
[性味] 味甘、酸，涩，性温，无毒。
[主治] 治咽喉燥渴。

叶
[性味] 味甘、酸，涩，性温，无毒。
[主治] 治咽喉燥渴。

第十八章

痈疡之剂

痈疡之剂，是以解毒消肿、托里排脓、生肌敛疮药为主组成的方剂，用于治疗体表痈内在脏腑的痈疽等外科疾患，体表痈疡又可分为阳证及阴证。治疗时，阳证宜清热解毒，阴证宜温补和阳。

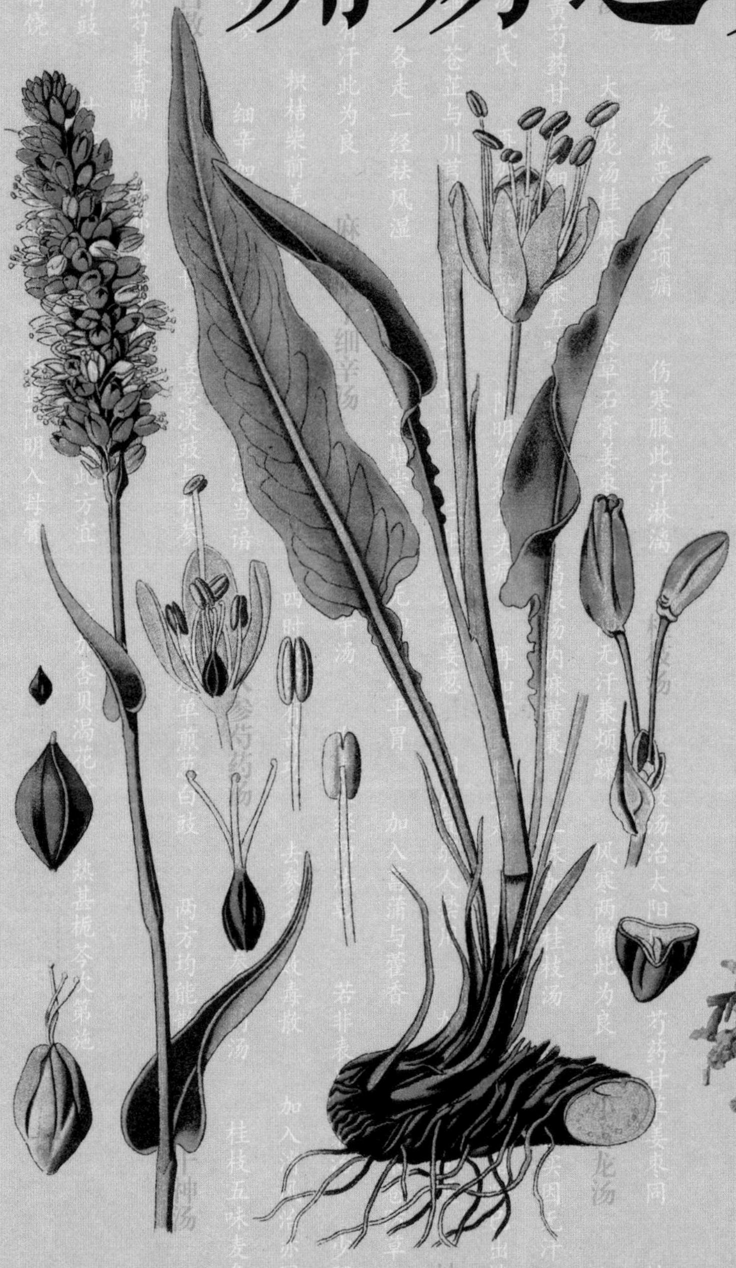

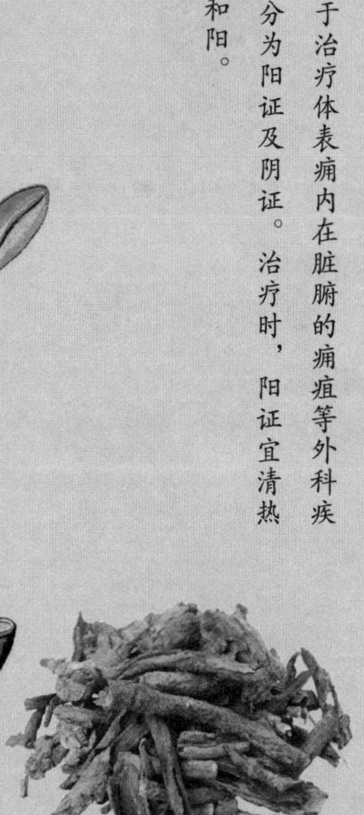

金银花酒

出自《外科精义》

金银花酒加甘草　奇疡恶毒皆能保
护膜须用蜡矾丸　二方均是疡科宝

保：保护。此中指保护人体不受痈疡恶毒的侵袭。

方解 金银花酒出自《外科精义》，方剂由鲜金银花、甘草组成。用时与酒同煎，可活血止痛，消肿散瘀，用于治疗一切阳证痈疽恶疮。热毒壅聚，气滞血瘀致痈疽恶疮。方中诸药相配，消肿散瘀，解毒止痛，一切阳证痈疽恶疮自愈。

金银花酒方解

君药 清热解毒疗疮

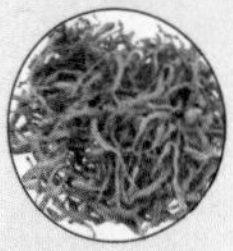

鲜金银花五两
解毒消肿，养血补虚

臣药 益胃和中

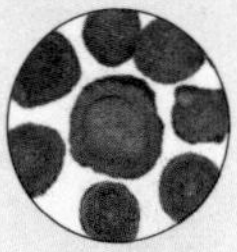

甘草一两
解毒泻火

佐使药 通行全身

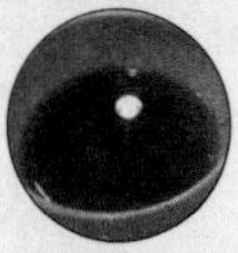

酒半煎
行散药力

服药时间：饭后　服药次数：日三服　服药温度：温

※ 1斤≈500g　1两≈31.25g　1钱≈3.125g　1分≈0.3125g

◆ 组成
鲜金银花五两，甘草一两。

◆ 用法
上述诸药水、酒各半煎，分三次服。

◆ 功效
消肿散瘀，托毒止痛。

◆ 主治
一切痈疽恶疮，以及肺痈肠痈初发期。

托里十补散

出自《太平惠民和剂局方》

托里：即内托。

托里十补参芪芎　归桂白芷及防风
甘桔厚朴酒调服　痈疡脉弱赖之充

充：充实，濡养。
赖：依靠，依赖。

方解 托里十补散出自《太平惠民和剂局方》，方剂由人参、黄芪、当归、川芎、肉桂、白芷、防风、甘草、桔梗、厚朴组成。可托里排脓，补气养血，用于治疗痈疡初起，痛甚，毒邪重，形体羸瘦，脉弱无力。方中诸药相配，补气养血，内托散毒，诸证自愈。

托里十补散方解

君药 补气

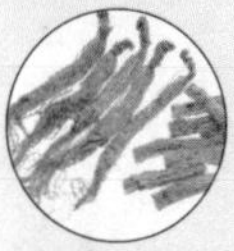
人参二钱
益气扶正

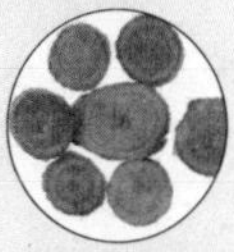
黄芪二钱
益气托疮

臣药 养血和血，消肿排脓

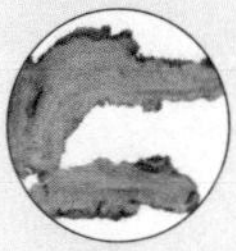
当归二钱
养血和血

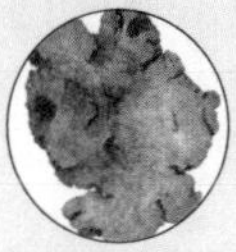
川芎一钱
行气活血

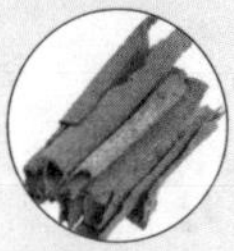
肉桂一钱
温通经脉

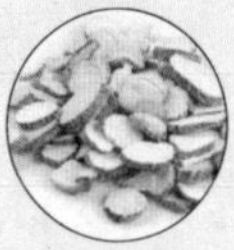
白芷一钱
消肿解毒

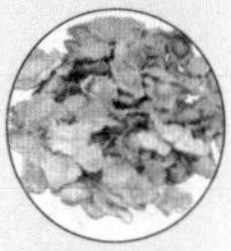
桔梗一钱
排脓

佐使药 防风散邪

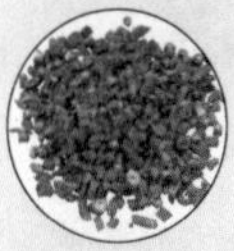
防风一钱
疏风解表

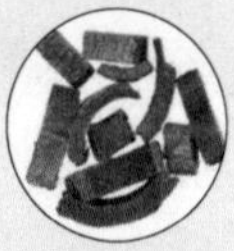
厚朴一钱
行气宽中除满

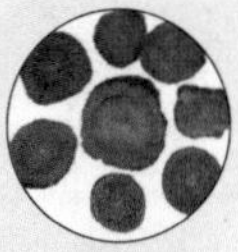
甘草一钱
调和诸药

服药时间：饭后　服药次数：日一服　服药温度：温

※ 1斤≈500g　1两≈31.25g　1钱≈3.125g　1分≈0.3125g

◇ 组成

黄芪、当归、人参各二钱，川芎、肉桂、白芷、防风、甘草、桔梗、厚朴各一钱。

◇ 用法

上述十味药研为细末，每次服用二钱，加至六钱，热酒调服。

◇ 功效

温通消散，益气补血。

◇ 主治

痈疡初起，毒重痛甚，脉弱无力，形体羸瘦。

真人活命饮

出自《女科万金方》

真人活命金银花　防芷归陈草节加

贝母天花兼乳没　穿山角刺酒煎嘉

一切痈疽能溃散　溃后忌服用毋差

大黄便实可加使　铁器酸物勿沾牙

嘉：好。

差：差错，错误。

毋：不要。

方解 真人活命饮出自《女科万金方》，方剂由金银花、当归、陈皮、防风、白芷、甘草节、贝母、天花粉、乳香、没药、皂角刺、穿山甲组成。用时与酒煎服，可清热解毒，活血止痛，消肿溃坚，用于治疗阳证痈疡肿毒初起。邪从火化，气血瘀滞，煎熬津液，痰热内生，痰热与瘀血相结于肌肤。方中诸药相配，通气血，消痈肿，诸证自愈。传说本方为真人所创，功效神效，故名“真人活命饮”。

真人活命饮方解

君药 清热解毒疗疮

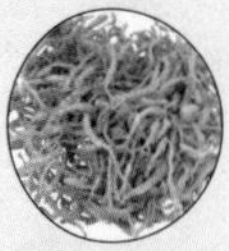

金银花三钱
解毒消肿，清气凉血

臣药 消肿止痛通络

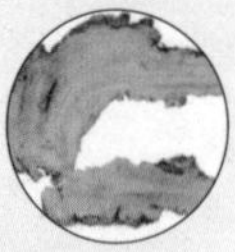

当归尾一钱
活血破血

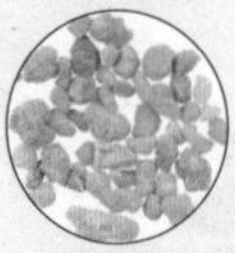

乳香一钱
调气活血

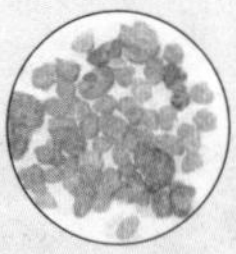

没药一钱
消肿生肌

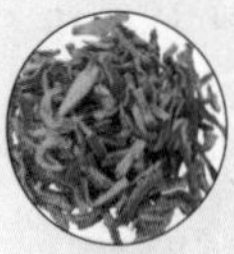

陈皮三钱
行气化痰

佐使药 通行经络，透脓溃坚，化痰散结

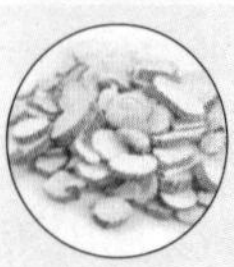

白芷一钱
消肿止痛

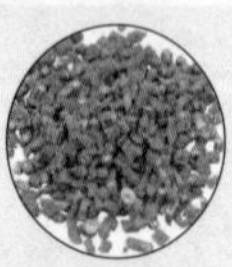

防风一钱
散结疏风

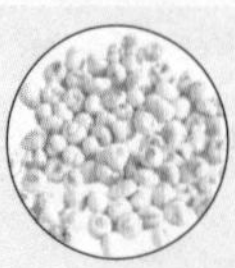

贝母一钱
清热化痰

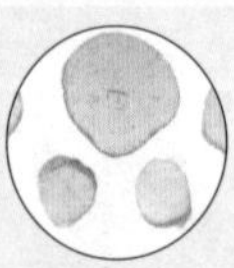

天花粉一钱
清热化痰

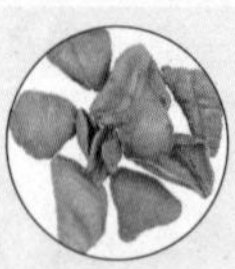

穿山甲一钱
溃坚排脓

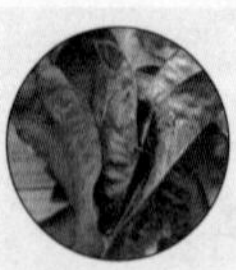

皂角刺一钱
溃坚排脓

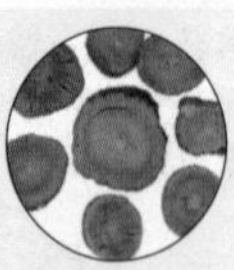

甘草节一钱
调和诸药

服药时间：不拘时服　服药次数：日一服　服药温度：温

※ 1斤≈500g　1两≈31.25g　1钱≈3.125g　1分≈0.3125g

◆ **组成**

白芷、贝母、防风、当归尾、甘草节、皂角刺、穿山甲、天花粉、乳香、没药各一钱，金银花、陈皮各三钱。

◆ **用法**

水煎服；或水酒各半煎服。

◆ **功效**

清热解毒，活血止痛，消肿化坚。

◆ **主治**

疮疡肿毒初起。症见红肿疼痛，或凛寒，或身热，苔薄白或黄，脉数有力。

托里温中汤

出自《卫生宝鉴》

托里温中姜附羌　茴木丁沉共四香

陈皮益智兼甘草　寒疡内陷呕泻良

四香：茴香、木香、丁香、沉香。

寒疡：由于阴寒内盛而产生的痈疡。

方解 托里温中汤出自《卫生宝鉴》，方剂由附子、炮姜、羌活、木香、茴香、丁香、沉香、益智仁、陈皮、炙甘草组成。用时与生姜同煎，可温里散寒，托毒排脓，主治阴盛阳虚，疮毒内陷的痈疽之证。方中诸药相配，外散疮毒，敛口生肌，止呕止泻，温里散寒，托毒排脓。

托里温中汤方解

君药 温里助阳

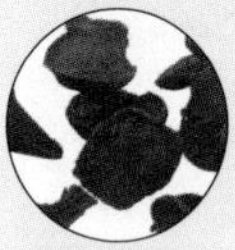

炮附子四钱
祛寒托毒

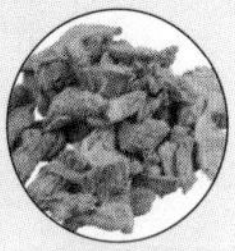

炮姜三钱
暖胃驱寒

臣药 散寒止痛

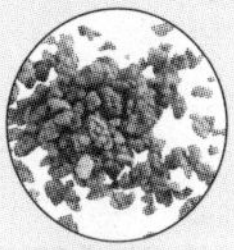

益智仁一钱
温脾暖肾

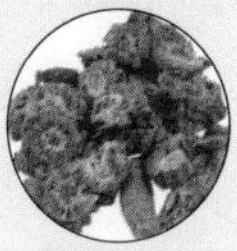

羌活三钱
祛风利关节

佐使药 温肾助阳，行气降逆

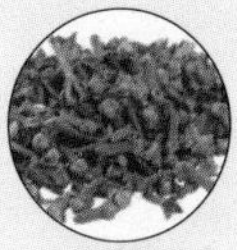

丁香一钱
温中降逆

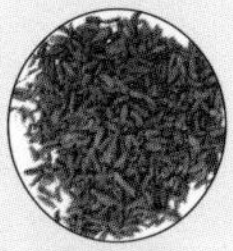

茴香一钱
祛寒止痛

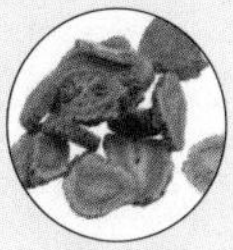

木香一钱半
行气止痛

佐使药 温肾助阳，行气降逆

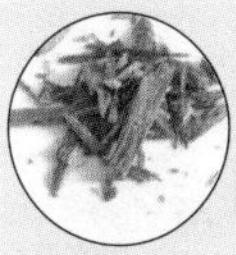

沉香一钱
辛温散寒

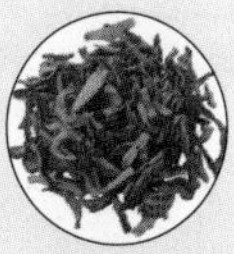

陈皮一钱
理气散满

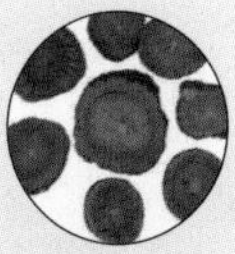

炙甘草一钱
温中通血，调和诸药

服药时间：饭后　服药次数：日一服　服药温度：温

※ 1斤≈500g　1两≈31.25g　1钱≈3.125g　1分≈0.3125g

◆ 组成

炮姜、羌活各三钱，炮附子四钱，木香一钱半，茴香、丁香、沉香、陈皮、益智仁、炙甘草各一钱。

◆ 用法

上述诸药加生姜五片，水煎服。

◆ 功效

温中托毒，散寒消痞。

◆ 主治

疮疡属寒，疮毒内陷。症见所发之脓汁清稀，肠鸣腹痛，心下痞满，食则呕逆，大便溏稀，时发昏愦等。

丁香 果部 香木类

主治泄泻虚滑、水谷不消

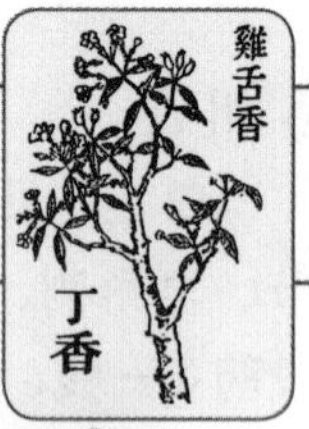
雞舌香
丁香

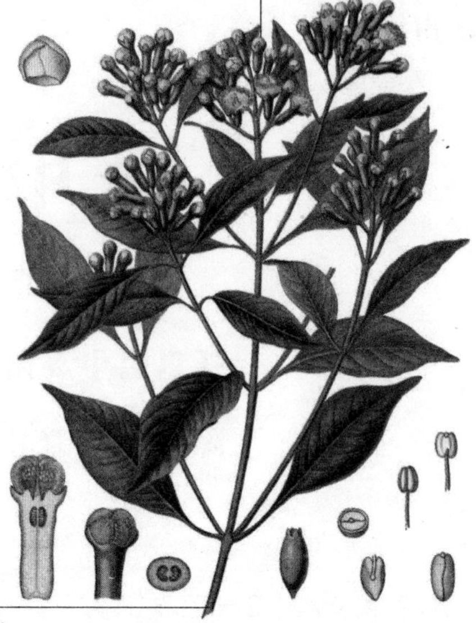
花
［性味］辛，温，无毒。
［主治］主温脾胃，止霍乱涌胀。
枝
［性味］温，无毒。
［主治］主风毒诸肿，齿疳溃疡。

托里定痛汤

出自《疡病大全》

托里定痛四物兼　乳香没药桂心添

再加蜜炒罂粟壳　溃疡虚痛去如拈

四物：即四物汤。

拈：用手指取物。此处形容很轻松。

方解 托里定痛汤出自《疡病大全》，方剂由熟地黄、川芎、当归、白芍、乳香、没药、肉桂、罂粟壳组成。可生肌敛疮，托里止痛，用于治疗痈疽溃后不敛，血虚疼痛不已。血虚毒邪瘀滞，故溃后不合，剧烈疼痛。方中诸药相配，止痛生肌，故名“托里定痛汤”。

托里定痛汤方解

君药 补血调血，托里充肌

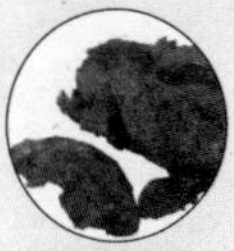
熟地黄一钱
滋阴补血

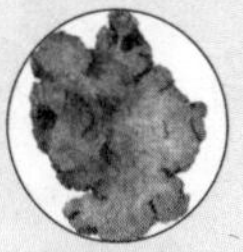
川芎一钱
活血止痛

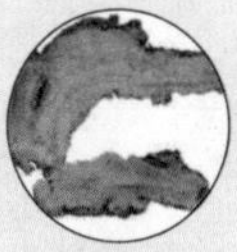
当归一钱
活血补血

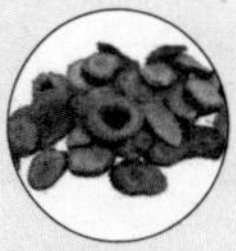
白芍一钱
敛阳柔肝

臣药 透毒消肿

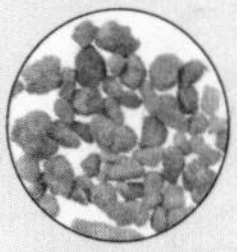
乳香一钱
行气

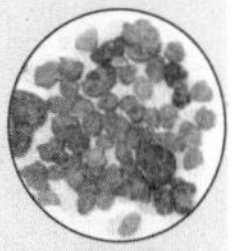
没药一钱
活血

佐使药 助臣药行气活血镇痛

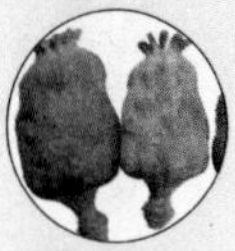
罂粟壳二钱
收敛止痛

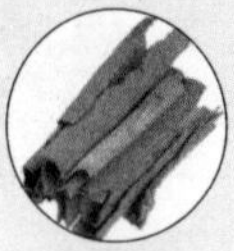
肉桂一钱
温通血脉

服药时间：饭后　服药次数：日一服　服药温度：温

※ 1斤≈500g　1两≈31.25g　1钱≈3.125g　1分≈0.3125g

◆ 组成

熟地黄、当归、白芍、川芎、乳香、没药、肉桂各一钱，罂粟壳二钱。

◆ 用法

水煎服。

◆ 功效

托里充肌，消肿止痛。

◆ 主治

痈疽溃后不敛，血虚疼痛。

散肿溃坚汤

出自《兰室秘藏》

散肿溃坚知柏连　花粉黄芩龙胆宣
升柴翘葛兼甘桔　归芍棱莪昆布全

宣：分布，布散。

方解 散肿溃坚汤出自《兰室秘藏》，方剂由黄芩、知母、天花粉、黄檗、桔梗、龙胆草、昆布、柴胡、升麻、连翘、三棱、炙甘草、莪术、葛根、当归尾、白芍、黄连组成。可清热泻火，消肿溃坚，活血止痛，用于治疗瘰疬、马刀坚硬如石者。三焦相火与痰湿风热相结，可形成瘰疬、马刀。方中诸药相配，行气活血，软坚散结，诸证自愈。

散肿溃坚汤方解

君药 泻三焦实火而解毒

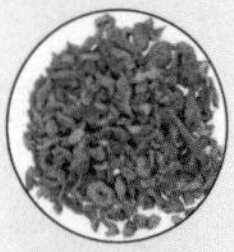
黄芩八钱
清上焦之热

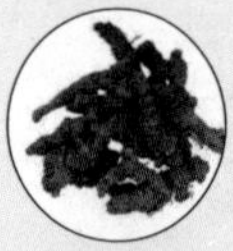
黄连一钱
清热解毒

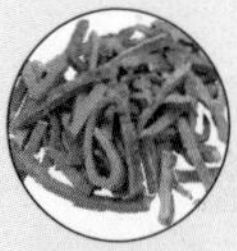
黄檗五钱
清热燥湿

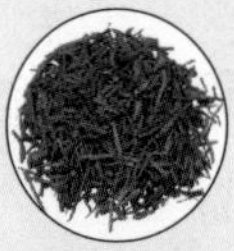
龙胆草五钱
清利肝胆

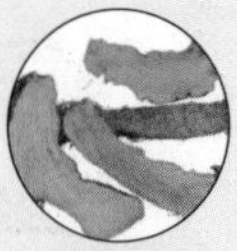
知母五钱
泻相火

臣药 清热解毒

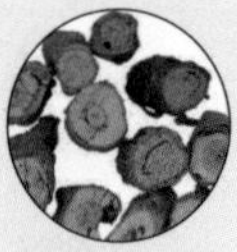
柴胡四钱
解热透邪

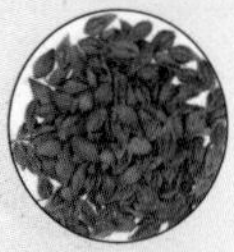
连翘三钱
散热消肿

臣药

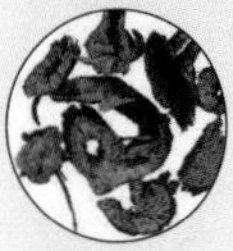
升麻三钱
解毒升阳

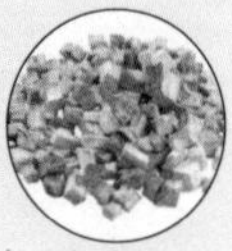
葛根二钱
解表退热

佐使药 消肿溃坚，排脓散结

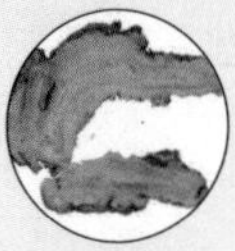
当归尾二钱
活血润肝

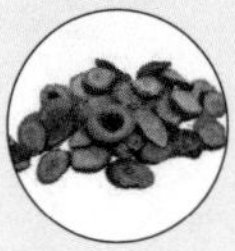
芍药二钱
活血化瘀

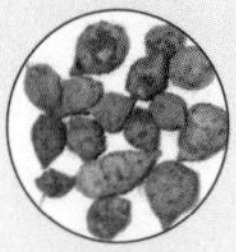
三棱三钱
活血行气

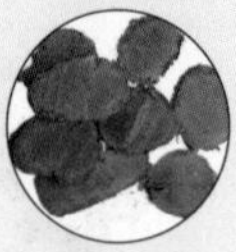
莪术三钱
活血化瘀

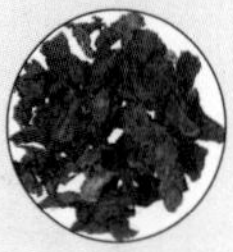
昆布五钱
软坚散结

佐使药 消肿溃坚，排脓散结

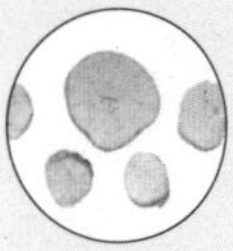
天花粉五钱
消肿排脓

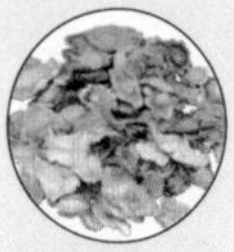
桔梗五钱
清肺排脓，载药上行

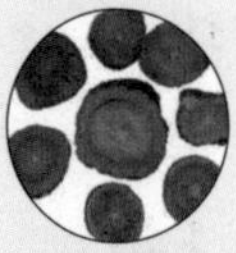
炙甘草三钱
化毒调和诸药

服药时间：饭后 服药次数：日一服 服药温度：温

※ 1斤≈500g 1两≈31.25g 1钱≈3.125g 1分≈0.3125g

◇ 组成

黄芩八钱，知母、黄檗、天花粉、龙胆草、桔梗、昆布各五钱，黄连一钱，柴胡四钱，升麻、连翘、炙甘草、三棱、莪术各三钱，葛根、当归尾、芍药各二钱。

◇ 用法

水煎服。

◇ 功效

泻火散结，消肿溃坚。

◇ 主治

马刀疮。症见结硬如石，或在耳下至缺盆中，或位胁下，或位肩上；瘰疬遍于颏，或位颊车，坚而不破溃；或上两证已渗流水者。

第十九章

经产之剂

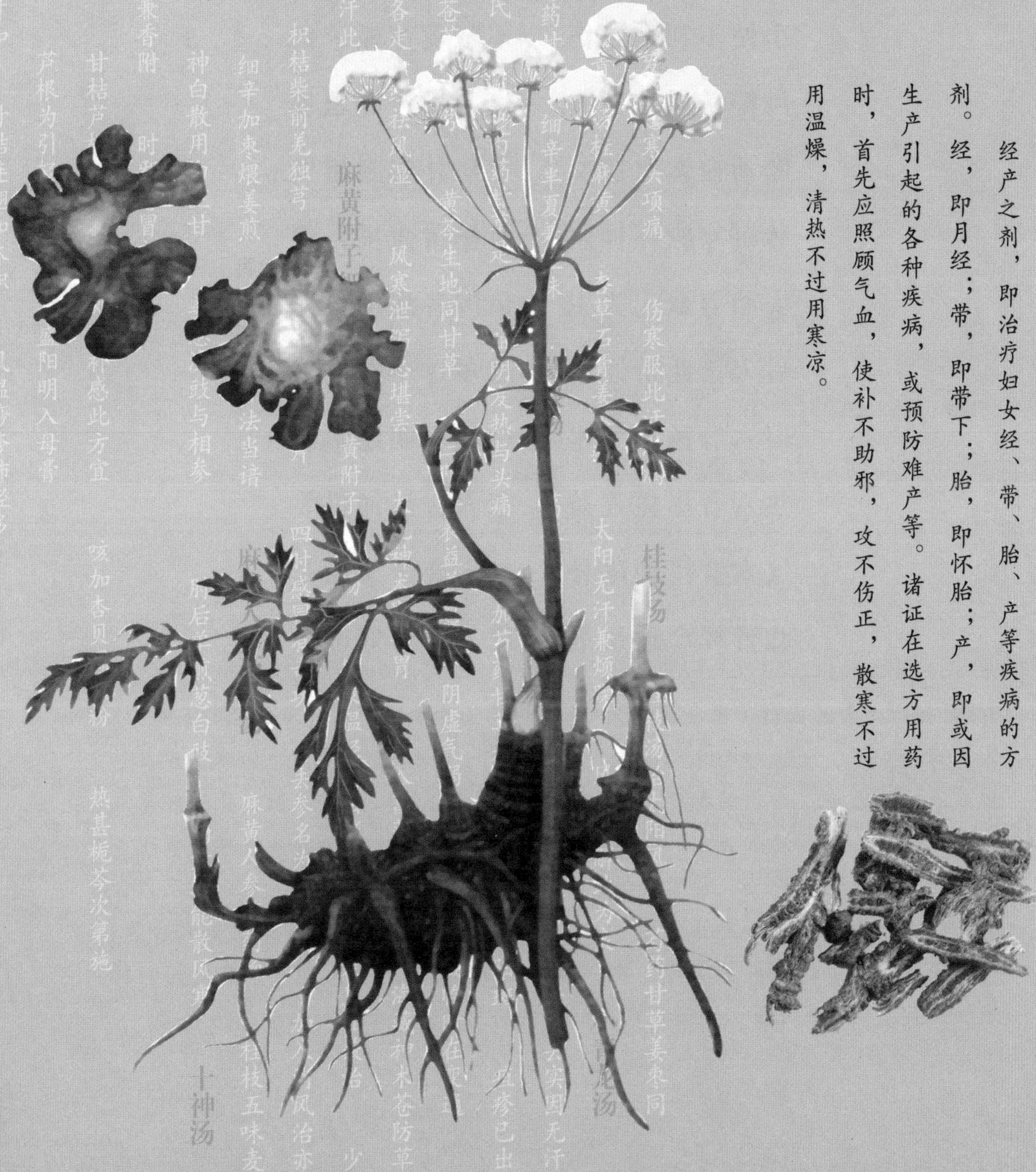

经产之剂，即治疗妇女经、带、胎、产等疾病的方剂。经，即月经；带，即带下；胎，即怀胎；产，即或因生产引起的各种疾病，或预防难产等。诸证在选方用药时，首先应照顾气血，使补不助邪，攻不伤正，散寒不过用温燥，清热不过用寒凉。

妊娠六合汤

出自《医垒元戎》

海藏妊娠六合汤　四物为君妙义长
伤寒表虚地骨桂　表实细辛兼麻黄
少阳柴胡黄芩入　阳明石膏知母藏
小便不利加苓泻　不眠黄芩栀子良
风湿防风与苍术　温毒发斑升翘长
胎动血漏名胶艾　虚痞朴实颇相当
脉沉寒厥亦桂附　便秘蓄血桃仁黄
安胎养血先为主　余因各症细参详
后人法此治经水　过多过少别温凉
温六合汤加芩术　色黑后期连附商
热六合汤栀连益　寒六合汤加附姜
气六合汤加陈朴　风六合汤加艽羌
此皆经产通用剂　说与时师好审量

六合：本组方均以四物汤为主，根据六经辨证分别加入两味适当的药，故称六合。

因：依据。

法：效法，遵循。

别：区分。

经水：月经的别称。

方解 妊娠六合汤出自《医垒元戎》，是以四物汤为主药，在补血调经的基础上，依据六经辨证，随证加两味药而成，用于治疗妊娠诸证。四物汤加地骨皮、桂枝成表虚六合汤；四物汤加麻黄、细辛成表实六合汤；四物汤加石膏、知母成石膏六合汤；四物汤加柴胡、黄芩成柴胡六合汤；四物汤加茯苓、泽泻成茯苓六合汤；四物汤加栀子、黄芩成栀子六合汤；四物汤加防风、苍术成风湿六合汤；四物汤加升麻、连翘成升麻六合汤；四物汤加阿胶、艾叶成胶艾六合汤；四物汤加厚朴、枳实成朴实六合汤；四物汤加附子、肉桂成附子六合汤；四物汤加大黄、桃仁成大黄六合汤。以上诸方剂均用于治疗妇女妊娠而病伤寒。

妊娠六合汤方解

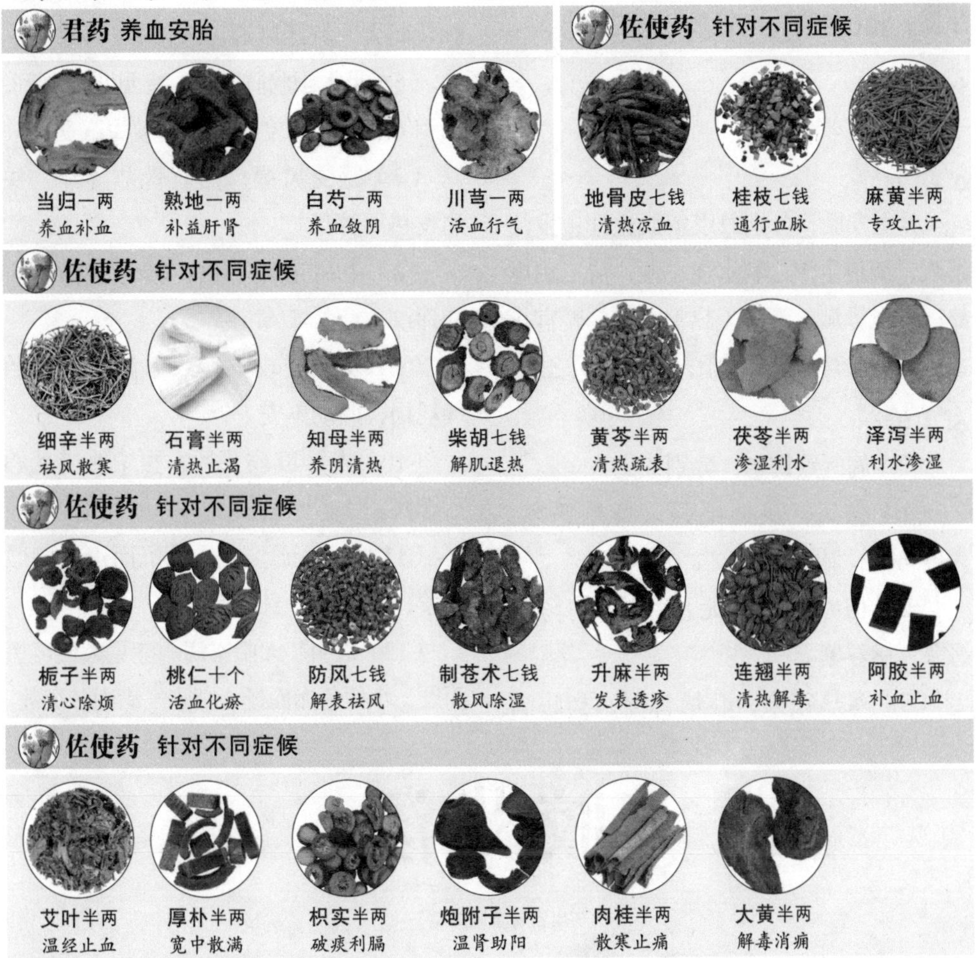
君药 养血安胎
当归一两
养血补血
熟地一两
补益肝肾
白芍一两
养血敛阴
川芎一两
活血行气
佐使药 针对不同症候
地骨皮七钱
清热凉血
桂枝七钱
通行血脉
麻黄半两
专攻止汗
佐使药 针对不同症候
细辛半两
祛风散寒
石膏半两
清热止渴
知母半两
养阴清热
柴胡七钱
解肌退热
黄芩半两
清热疏表
茯苓半两
渗湿利水
泽泻半两
利水渗湿
佐使药 针对不同症候
栀子半两
清心除烦
桃仁十个
活血化瘀
防风七钱
解表祛风
制苍术七钱
散风除湿
升麻半两
发表透疹
连翘半两
清热解毒
阿胶半两
补血止血
佐使药 针对不同症候
艾叶半两
温经止血
厚朴半两
宽中散满
枳实半两
破痰利膈
炮附子半两
温肾助阳
肉桂半两
散寒止痛
大黄半两
解毒消痈

服药时间：饭后　服药次数：日两服　服药温度：温

※ 1斤≈500g　1两≈31.25g　1钱≈3.125g　1分≈0.3125g

◆ 组成

熟地、白芍、当归、川芎各一两。（四物汤）

（1）表虚六合汤：四物汤加桂枝、地骨皮各七钱。

（2）表实六合汤：四物汤加麻黄、细辛各半两。

（3）柴胡六合汤：四物汤加柴胡、黄芩各七钱。

（4）石膏六合汤：四物汤加石膏、知母各半两。

（5）茯苓六合汤：四物汤加茯苓、泽泻各半两。

（6）栀子六合汤：四物汤加栀子、黄芩各半两。

（7）风湿六合汤：四物汤加防风、制苍术各七钱。

（8）升麻六合汤：四物汤加升麻、连翘各半两。

（9）胶艾六合汤：四物汤加阿胶、艾叶各半两。

（10）朴实六合汤：四物汤加厚朴、炒枳实各半两。

（11）附子六合汤：四物汤加炮附

子、肉桂各半两。

（12）大黄六合汤：四物汤加大黄半两，桃仁十个。

◆ 用法

水煎服。

◆ 功效

养血安胎，分别兼以解肌止汗；发汗解表；清热生津；利水通小便；清三焦虚热；散风燥湿；清温（热）解毒；暖宫止血；消痞散满；散寒回阳；泻结破瘀之效。

◆ 主治

妊娠病所致伤寒，分别症见：

（1）伤风，头痛项强，身热恶寒，表虚自汗，脉浮缓。

（2）伤寒，表实无汗，头痛身热，恶寒，脉浮紧。

（3）寒热往来，心烦喜呕，胸胁满痛，脉弦紧。

（4）阳明经证。症见身热不恶寒，脉长而大，有汗口渴。

（5）足太阳膀胱腑病。症见小便不利。

（6）发汗或攻下后，虚烦失眠。

（7）感受风湿，四肢骨节疼痛，头痛发热而脉浮。

（8）下后过经不愈，转为温毒发斑如锦纹。

（9）发汗或攻下后，血漏不止，胎气耗损，胎动不安。

（10）发汗或攻下后，腹中胀满，心下虚痞。

（11）少阴证。症见脉沉而迟，四肢拘挛，腹中痛，身凉有微汗。

（12）阳明、太阳本病。症见大便色黑而硬，小便色赤而畅，腹胀气满而脉沉数。

胶艾汤

出自《金匮要略》

胶艾汤中四物先　阿胶艾叶甘草全

妇人良方单胶艾　胎动血漏腹痛全

胶艾四物加香附　方名妇宝调经专

胎动血漏：指胎动下血。孕妇有腹痛，胎动感，兼见阴道出血。初起症状较轻，后逐渐加重，如流血量多，可致流产。

方解 胶艾汤出自《金匮要略》，方剂由阿胶、川芎、艾叶、甘草、芍药、当归、熟地黄组成。用时与清酒同煎，可补血止血，安胎止痛。用于治疗妇人冲任虚损，崩中漏下，月经过多，淋漓不尽，或半产后下血不绝，或妊娠下血，腹中疼痛。冲任虚寒，血失统摄，阴虚不能固守，下血不止。方中诸药相配，补益冲任，养血止血，调经安胎，诸证自愈。

胶艾汤方解

君药 补血止血

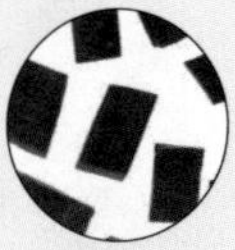

阿胶二两
滋阴润燥

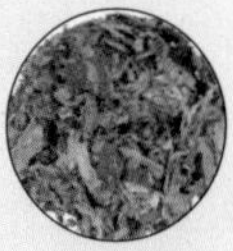

艾叶三两
温经止血

臣药 补血调经

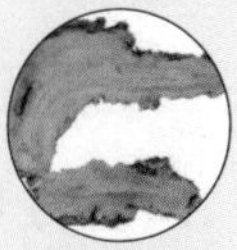

当归三两
养血补血

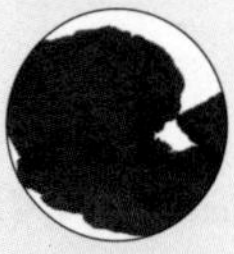

熟地黄四两
补血滋润

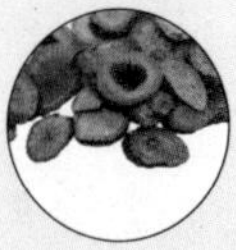

芍药四两
散瘀活血

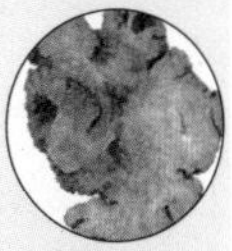

川芎二两
行气开郁

佐使药 防止出血留瘀

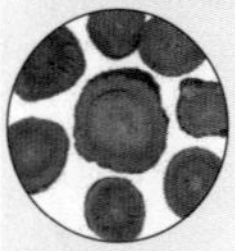

甘草二两
调和诸药

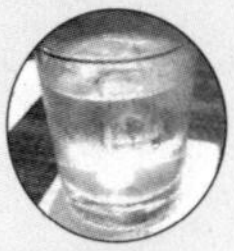

清酒
助药力

服药时间：早饭前　服药次数：日一服　服药温度：温

※ 1斤≈500g　1两≈31.25g　1钱≈3.125g　1分≈0.3125g

◆ 组成

川芎、甘草、阿胶各二两，艾叶、当归各三两，芍药、生地各四两。

◆ 用法

上述诸药水（酒）煎去渣，入阿胶烊化，温服。

◆ 功效

补血止血，调经安胎。

◆ 主治

妇人冲任虚损。症见崩中漏下，月经过多，淋漓不尽，或小产后下血不止，或妊娠下血，腹中疼痛。

◆ 现代运用

临床常用于治疗先兆性流产、功能性子宫出血、习惯性流产等症，以及月经过多、淋漓不止，或小产后下血不绝等属于冲任虚损者，或妊娠下血，以腹中疼痛为辨证要点。

艾 草部 隰草类
回阳　理气血　逐湿寒

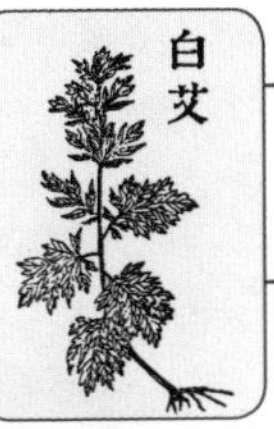

白艾

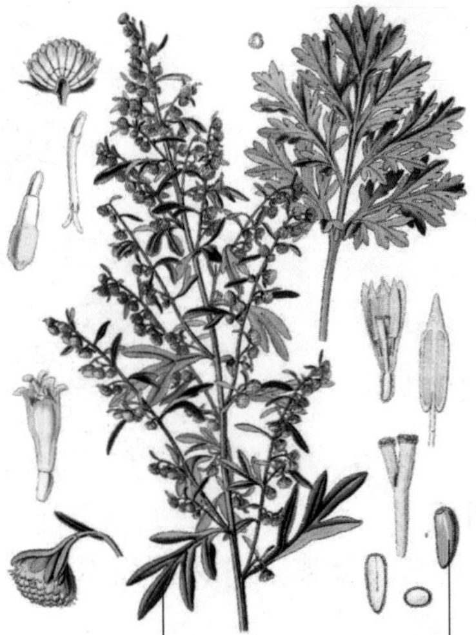

叶
［性味］味苦，性微温，无毒。
［主治］灸百病。

果实
［性味］味苦、辛、性暖，无毒。
［主治］明目。

当归散

出自《金匮要略》

> **当归散益妇人妊　术芍芎归及子芩**——**子芩**：黄芩的新根。
>
> **安胎养血宜常服　产后胎前功效深**

方解 当归散出自《金匮要略》，方剂由当归、川芎、芍药、黄芩、白术组成。用时以酒调用，可清热凉血，养血安胎，用于治疗妇人妊娠，胎动不安。血虚有热，易致胎动。方中诸药相配，养血清热，和脾安胎。因方剂以当归为主药，故名“当归散”。

当归散方解

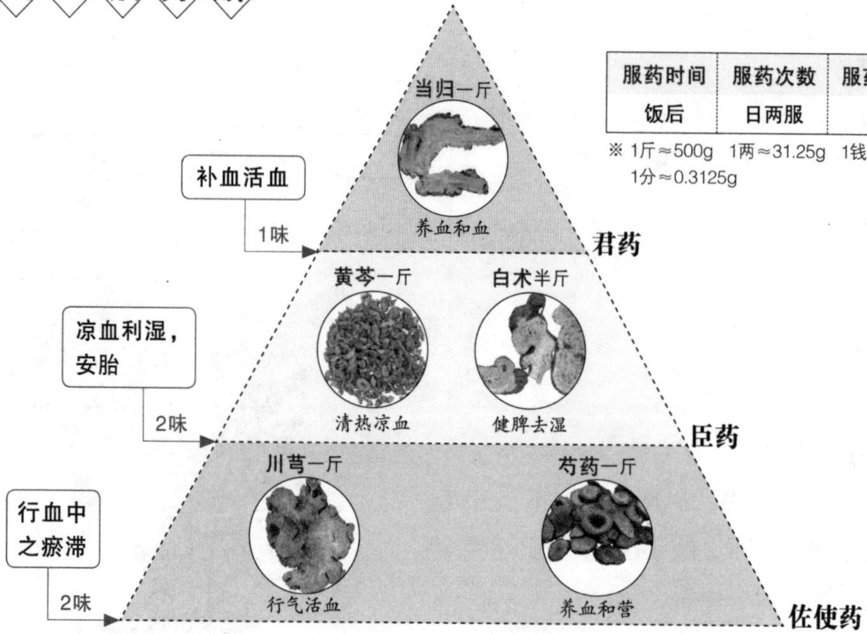
当归一斤
养血和血
君药
补血活血
1味
黄芩一斤
清热凉血
白术半斤
健脾去湿
臣药
凉血利湿，安胎
2味
川芎一斤
行气活血
芍药一斤
养血和营
佐使药
行血中之瘀滞
2味

服药时间	服药次数	服药温度
饭后	日两服	温

※ 1斤≈500g　1两≈31.25g　1钱≈3.125g　1分≈0.3125g

◇ 组成

当归、黄芩、芍药、川芎各一斤，白术半斤。

◇ 用法

上述诸药研细末，用酒调服方寸匕，日服两次。

◇ 功效

清热去湿，养胎安胎。

◇ 主治

妇人妊娠，血少发热。症见胎动不安，或曾数次小产者。

黑神散

出自《太平惠民和剂局方》

黑神散中熟地黄　归芍甘草桂炮姜

蒲黄黑豆童便酒　消瘀下胎痛逆忘

逆：方向相反，不顺利，此处指疼痛。

方解 黑神散出自《太平惠民和剂局方》，方剂由熟地黄、当归、赤芍、蒲黄、肉桂、炮干姜、炙甘草、黑豆组成。用时与酒和童便同煎，可养血散瘀，行血下胎，用于治疗产后恶露不尽，或攻冲作痛，或脐腹坚胀撮痛，以及胞衣不下，胎死腹中，产后瘀血。恶露为产妇产后残留在胞宫中的瘀血，恶露不尽，则瘀血内阻。方中诸药相配，祛瘀血，下胎衣，诸证自愈。

黑神散方解

君药 活血散瘀，专下恶露、胞衣

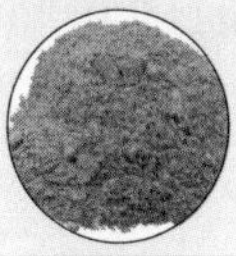

蒲黄四两
止血化瘀

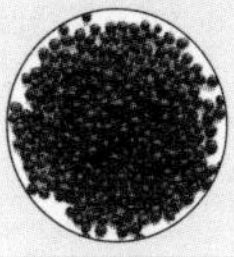

黑豆半升
补肾益阴

臣药 补血益阴，固护冲任

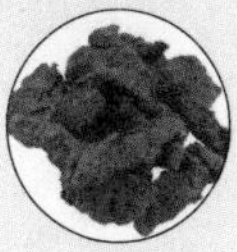

熟地黄四两
凉血补血

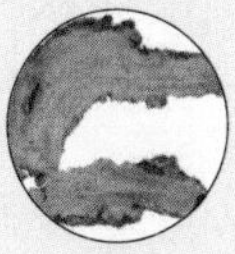

当归尾四两
补血活血

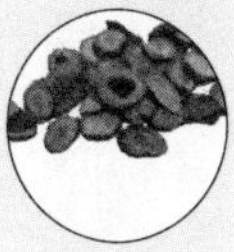

赤芍四两
养血合营

臣药 补血益阴，固护冲任

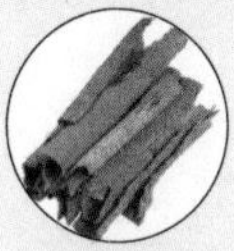

肉桂四两
活血通经

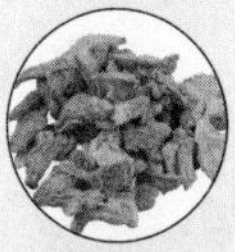

炮干姜四两
温通经脉

佐使药 调和诸药

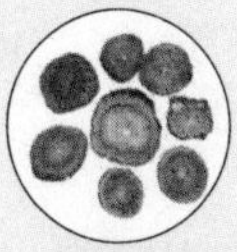

炙甘草四两
温气合中

服药时间：饭后 服药次数：日一服 服药温度：温

※ 1斤≈500g　1两≈31.25g　1钱≈3.125g　1分≈0.3125g

◆ 组成

熟地黄、当归尾、赤芍、蒲黄、肉桂、炮干姜、炙甘草各四两，黑豆半升。

◆ 用法

上述诸药研为散，每次服用二钱，温酒调下。原方用酒和童便各半盏同煎后调服。

◆ 功效

消瘀行血，下胎。

◆ 主治

产后恶露不尽，或攻冲作痛，或脐腹坚胀撮痛，以及胞衣不下、胎死腹中、产后瘀血等。

清魂散

出自《济生方》

清魂散用泽兰叶　人参甘草川芎协

荆芥理血兼祛风　产中昏晕神魂帖

协：共同应用。

神魂帖：疗效神奇的药方。帖，药方，处方。

方解 清魂散出自《济生方》，方剂由泽兰叶、人参、炙甘草、川芎、荆芥组成。用时与酒调服，可补气和血，疏风散邪，用于治疗产中昏厥。产后恶露已尽，气血虚弱，可致昏厥。方中诸药相配，调和气血，驱散风邪，诸证自愈。

清魂散方解

服药时间	服药次数	服药温度
饭后	日一服	温

※ 1斤≈500g　1两≈31.25g　1钱≈3.125g　1分≈0.3125g

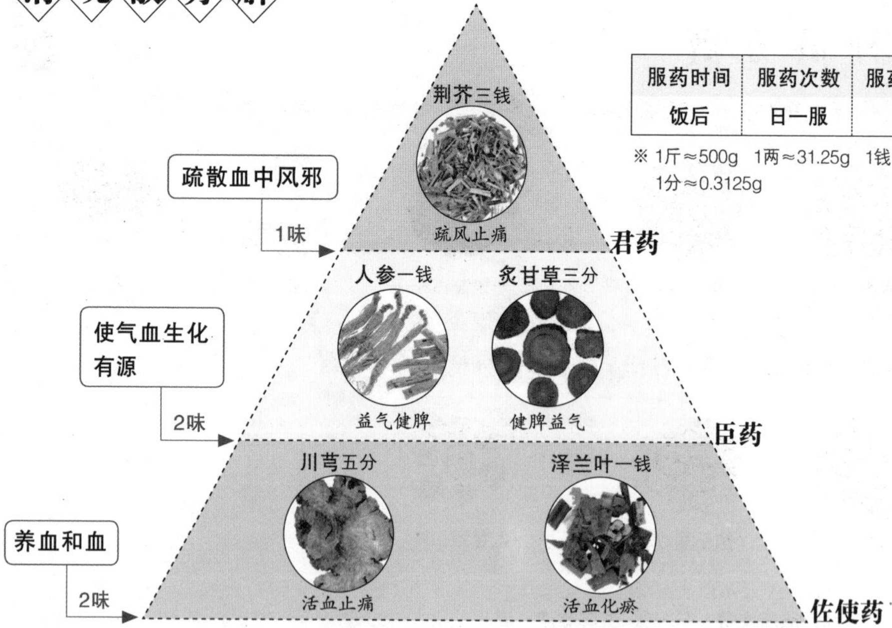

荆芥三钱
疏风止痛
疏散血中风邪
1味
君药
人参一钱
益气健脾
炙甘草三分
健脾益气
使气血生化有源
2味
臣药
川芎五分
活血止痛
泽兰叶一钱
活血化瘀
养血和血
2味
佐使药

◆ 组成

泽兰叶、人参各一钱，炙甘草三分（一方无甘草），川芎五分，荆芥三钱。

◆ 用法

上述诸药研为末，每次服用一钱至二钱，以温酒、热汤各半盏调服。用时可用醋喷在炭火上，取烟熏鼻。

◆ 功效

益气血，散外邪。

◆ 主治

产后恶露已尽，气血虚弱，感冒风邪。症见忽然昏厥，不省人事。

当归生姜羊肉汤

出自《金匮要略》

蓐：病名。又名产后痨。因产后气血耗伤，调理失宜，感受风寒，或忧劳思虑等所致。

当归生姜羊肉汤　产后腹痛蓐劳匡　匡：纠正。

亦有加入参芪者　千金四物甘桂姜

方解 当归生姜羊肉汤出自《金匮要略》，方剂由当归、生姜、羊肉组成。可温经散寒，养血调经，用于治疗产后血虚感寒之褥痨。妇女产后体虚，易感风邪。寒主收引，故血凝，腹痛且发热。方中诸药相配，补气血，散寒邪，腹痛自愈。

当归生姜羊肉汤方解

君药 补而不滞

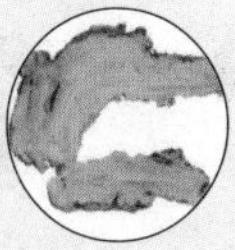

当归三两
养血和血

臣药 治寒凝腹痛

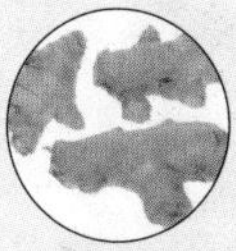

生姜五两
温里散寒

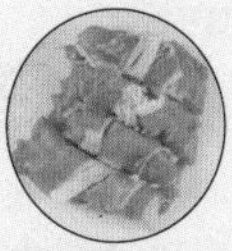

羊肉一斤
大补气血

服药时间：不拘时服　服药次数：日三服　服药温度：温　※1斤≈500g　1两≈31.25g　1钱≈3.125g　1分≈0.3125g

◇ 组成

当归三两，生姜五两，羊肉一斤。

◇ 用法

水煎服。

◇ 功效

温中补虚，祛寒止痛。

◇ 主治

妇人产后腹中疠痛，以及产后气短血虚，发热自汗，肢体疼痛的褥痨证。

固经丸

出自《妇人大全良方》

固经丸用龟甲君　黄檗樗皮香附群——群：聚集在一起。

黄芩芍药酒丸服　漏下崩中色黑殷——殷：赤黑色。

方解 固经丸出自《妇人大全良方》，方剂由黄芩、黄檗、白芍、龟甲、香附子、椿树皮组成。可滋阴清热，固经止血，用于治疗阴虚血热之崩漏。阴虚内热，肝肾阴虚，阴虚火旺，迫血妄行，易致崩漏。方中诸药相配，养阴血，清内热，舒畅气血，诸证自愈。

固经丸方解

君药 益肾滋阴降火

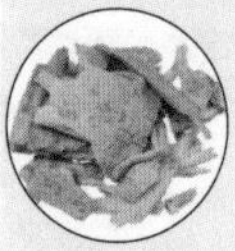

龟甲一两
滋阴潜阳

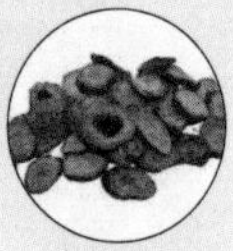

白芍一两
养血敛阴

臣药 清热泻火

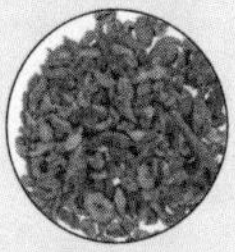

黄芩一两
泻火止血

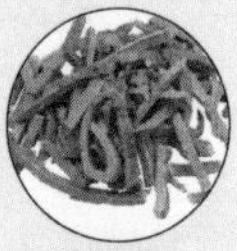

黄檗三钱
清热燥湿

佐使药 止血瘀留

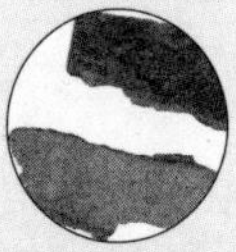

椿树皮七钱
清热固经，收涩止血

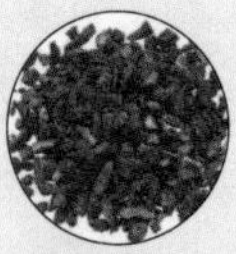

香附二钱半
疏肝解郁，理气调经

服药时间：饭前　服药次数：日三服　服药温度：温

※ 1斤≈500g　1两≈31.25g　1钱≈3.125g　1分≈0.3125g

◆ 组成

黄芩、白芍、龟甲各一两，椿树皮七钱，黄檗三钱，香附二钱半。

◆ 用法

上述六味药研磨为末共和为丸，每次服用三钱，食前温开水送服；或水煎服。

◆ 功效

滋阴清热，止血固经。

◆ 主治

阴虚内热，迫血妄行。症见经行不尽，血色深红，崩中漏下，兼挟紫黑瘀块，心胸烦热，舌红，腹痛，脉弦数。

◆ 临证加减

阴虚甚，加旱莲草、女贞子以滋阴凉血；出血日久，加龙骨、海螵蛸、牡蛎、茜草炭以收涩止血。

◆ 现代运用

主要用于功能性子宫出血、人流术后月经偏多及慢性附件炎等属阴虚血热者。

◆ 使用注意

虚寒性崩漏者，不宜服用本方。

牡丹皮散

出自《妇人大全良方》

牡丹皮散延胡索　归尾桂心赤芍药
牛膝棱莪酒水煎　气行瘀散血瘕削

血瘕：腹中所结包块。

方解 牡丹皮散出自《妇人大全良方》，方剂由牡丹皮、延胡索、桂心、当归尾、赤芍、牛膝、莪术、三棱组成。用时与酒或酒水各半煎，可行气除瘕，用于治疗血瘕。经期或产后血脉空虚，余血未净，与食气搏结而成血瘀即血瘕。瘀血内阻则脾胃运化失司。方中诸药合用，去瘀血，生新血，通畅筋脉。

牡丹皮散方解

君药 活血化瘀

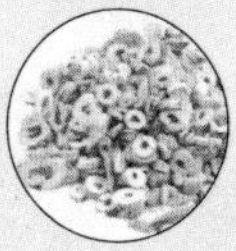

牡丹皮一两
清热凉血

臣药 行血中滞气

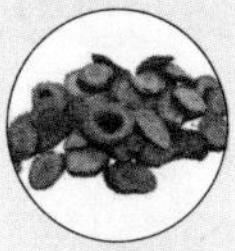

赤芍二两
行瘀止痛

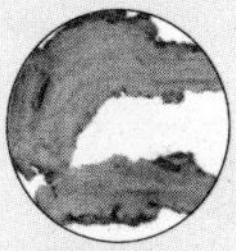

当归尾一两
养血活血

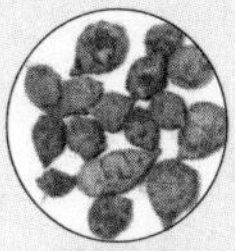

三棱一两半
破血行气

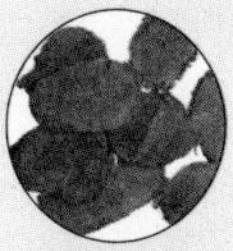

莪术二两
破血祛瘀

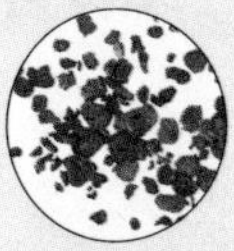

延胡索一两
活血止痛

佐使药 温经通血，引血下行

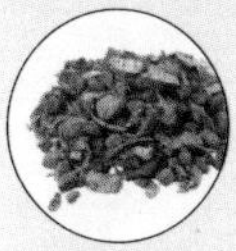

牛膝二两
活血化瘀

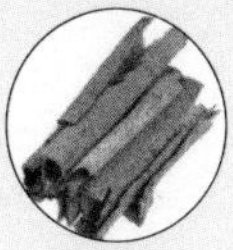

桂心一两
温通血脉

服药时间：饭前 服药次数：日三服 服药温度：温

※ 1斤≈500g 1两≈31.25g 1钱≈3.125g 1分≈0.3125g

◆ 组成

牡丹皮、延胡索、当归尾、桂心各一两，牛膝、赤芍、莪术各二两，三棱一两半。

◆ 用法

上述诸药研为粗末，每次三钱，水酒各半煎服。

◆ 功效

化瘀行滞。

◆ 主治

血瘕。症见心腹间攻冲走注作痛，痛时可摸硬块，硬块移动不定。

达生散

出自《丹溪心法》

达：达，小羊，其生甚易。此处指难产服本方后能使生产顺利。

易：更换。

达生紫苏大腹皮　参术甘陈归芍随
再加葱叶黄杨脑　孕妇临盆先服之
若将川芎易白术　紫苏饮子子悬宜

方解 达生散出自《丹溪心法》，方剂由大腹皮、紫苏、人参、白术、陈皮、当归、白芍、炙甘草组成。用时与葱叶、黄杨脑同煎，可顺气安胎，补气养血，用于治疗孕妇气血虚弱，可助产妇顺产。孕妇气血亏虚，气机阻滞，易致生产不利。方中诸药相配，充盈气血，和顺胎气，因方剂可顺难产，故名“达生散”。

达生散方解

君药 滋气血

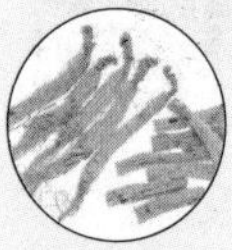
人参一钱
大补元气

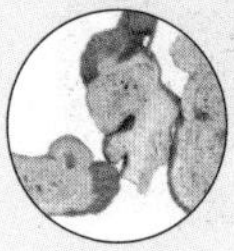
白术一钱
补气健脾

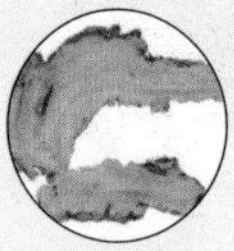
当归一钱
补血活血

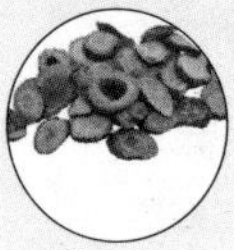
芍药一钱
养血和营

臣药 行气通滞，理气健脾

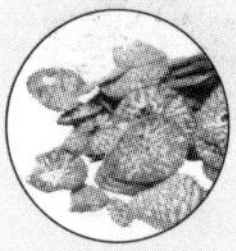
大腹皮三钱
行气利湿

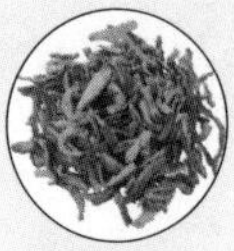
陈皮一钱
理气化痰

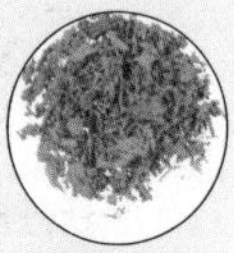
紫苏一钱
理气宽中

臣药

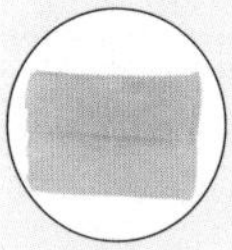
葱叶五叶
解毒消肿

佐使药 治妇人产难

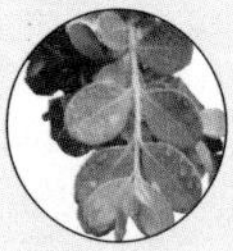
黄杨脑七个
可助顺产

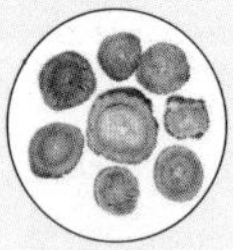
炙甘草二钱
调和诸药

服药时间：饭后 服药次数：怀胎八九个月时服十数帖 服药温度：温　※1斤≈500g 1两≈31.25g 1钱≈3.125g 1分≈0.3125g

◆ 组成

当归、芍药、人参、白术、陈皮、紫苏各一钱，炙甘草二钱，大腹皮三钱。

◆ 用法

上述八味药研为粗末，加青葱五叶，黄杨脑（即叶梢）七个，或加枳壳、砂仁，水煎服。

◆ 功效

补气养血，顺气安胎。

◆ 主治

气血虚弱，胎产不顺。

参术饮

出自《丹溪心法》

妊娠转胞参术饮　芎芍当归熟地黄

炙草陈皮兼半夏　气升胎举自如常

方解 参术饮出自《丹溪心法》，方剂由当归、人参、甘草、白术、熟地、白芍、川芎、陈皮、半夏组成。可补气养血，升阳安胎，用于治疗妊娠转胞。孕妇中气虚弱，气血双虚，痰饮阻塞，胎元下坠。方中诸药相配，升阳补气，则胎位正常。

参术饮方解

君药 养血和血以安胎

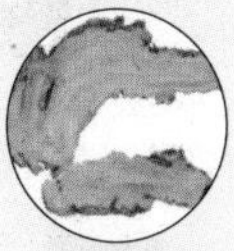

当归等分
养血补血

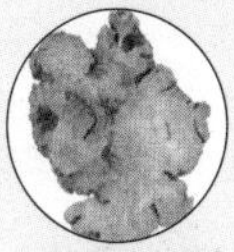

川芎等分
活血行气

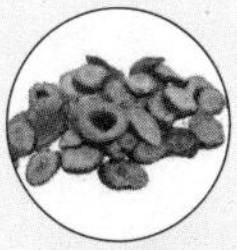

白芍等分
养血敛阴

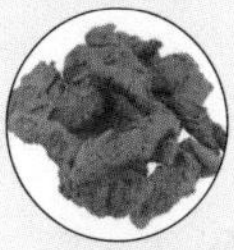

熟地等分
补益肝肾

臣药 补益中气，以升胎元

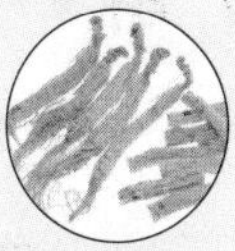

人参等分
大补元气

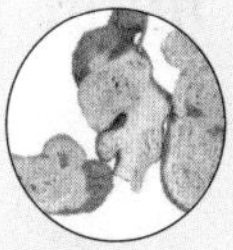

白术等分
健脾运湿

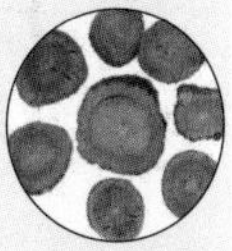

甘草等分
调和诸药

佐使药 健脾燥湿化痰

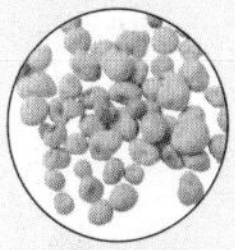

半夏等分
苦温祛湿

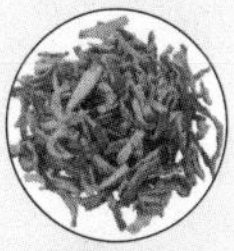

陈皮等分
理气化痰

服药时间：饭后 服药次数：怀胎八九个月时服十数帖 服药温度：温　※1斤≈500g　1两≈31.25g　1钱≈3.125g　1分≈0.3125g

◇ 组成

当归、人参、白术、甘草、熟地、川芎、白芍、陈皮、半夏各等分。

◇ 用法

上述诸药加生姜，水煎服。

◇ 功效

补益气血，升气举胎。

◇ 主治

妊娠转胞，脐下急痛，小便频数或不利。

羚羊角散

出自《本事方》

羚羊角散杏薏仁　防独芎归又茯神

酸枣木香和甘草　子痫风中可回春

风中：即中风。

回春：指医术或药物高超，可以把重病治好。

子痫：病名，又名妊娠风痉，儿风，子冒。

方解 羚羊角散出自《本事方》，方剂由羚羊角、杏仁、薏苡仁、防风、独活、川芎、当归、茯神、枣仁、木香、甘草组成。可熄风止痉，活血安胎，用于治疗妊娠子痫。孕妇以血养胎，血虚不足养身，妊娠肝旺生风。方中诸药相配，熄风止痉，健脾安胎，又因方剂以羚羊角为主药，故名"羚羊角散"。

羚羊角散方解

君药 镇痉

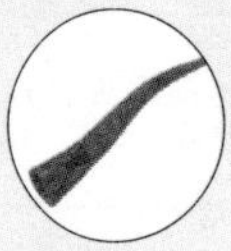

羚羊角一钱
平肝熄风

臣药 养血和血，疏风散邪

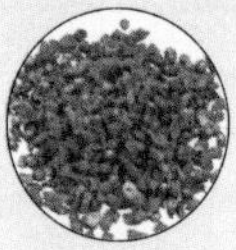

防风五分
散风解表

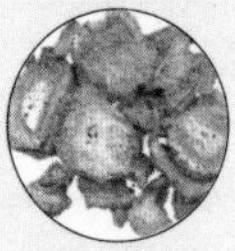

独活五分
祛风胜湿

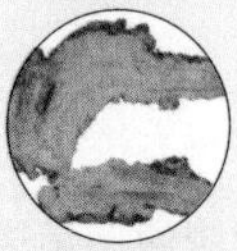

当归五分
补血活血

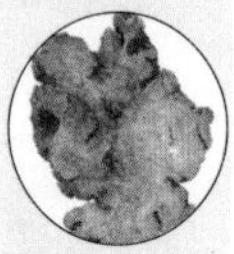

川芎五分
活血祛瘀

佐使药 健脾安神

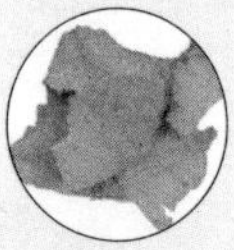

茯神五分
宁心安神

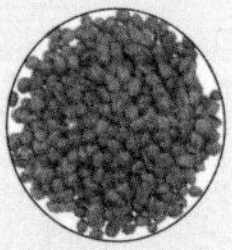

酸枣仁五分
宁心安神

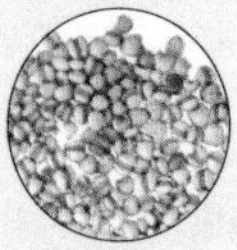

薏苡仁五分
健脾利湿

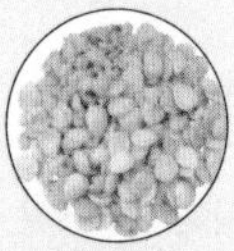

杏仁五分
降利肺气

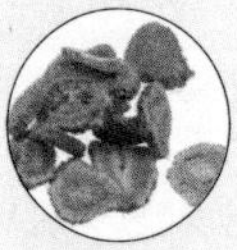

木香二分半
行气和胃

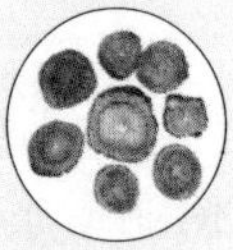

甘草二分半
调和诸药

服药时间：饭后　服药次数：日一服　服药温度：温

※ 1斤≈500g　1两≈31.25g　1钱≈3.125g　1分≈0.3125g

◇ 组成

羚羊角一钱，独活、防风、川芎、当归、炒酸枣仁、茯神、杏仁、薏苡仁各五分，木香、甘草各二分半。

◇ 用法

上述各味药加生姜五片后以水煎服。

◇ 功效

清热镇痉，活血养胎。

◇ 主治

妊娠中风。症见头项强直，筋脉挛急，痰涎不利，言语謇涩，或抽搐，或不省人事。

柏子仁丸

出自《妇人大全良方》

柏子仁丸熟地黄　牛膝续断泽兰芳
卷柏加之通血脉　经枯血少肾肝匡

卷柏：又名长生草，佛手草，回阳草，老虎爪。具有活血祛瘀，止血之功。

方解 柏子仁丸出自《妇人大全良方》，方剂由柏子仁、牛膝、卷柏、熟地、续断、泽兰组成。可养心安神，活血通经，用于治疗血少经闭。心主血脉、神志，若心失所养，则失眠，身形消瘦。方中诸药合用，滋阴养血，通血活脉。因方剂以柏子仁为主药，故名“柏子仁丸”。

柏子仁丸方解

服药时间	服药次数	服药温度
饭前	日两服	温

※ 1斤≈500g　1两≈31.25g　1钱≈3.125g　1分≈0.3125g

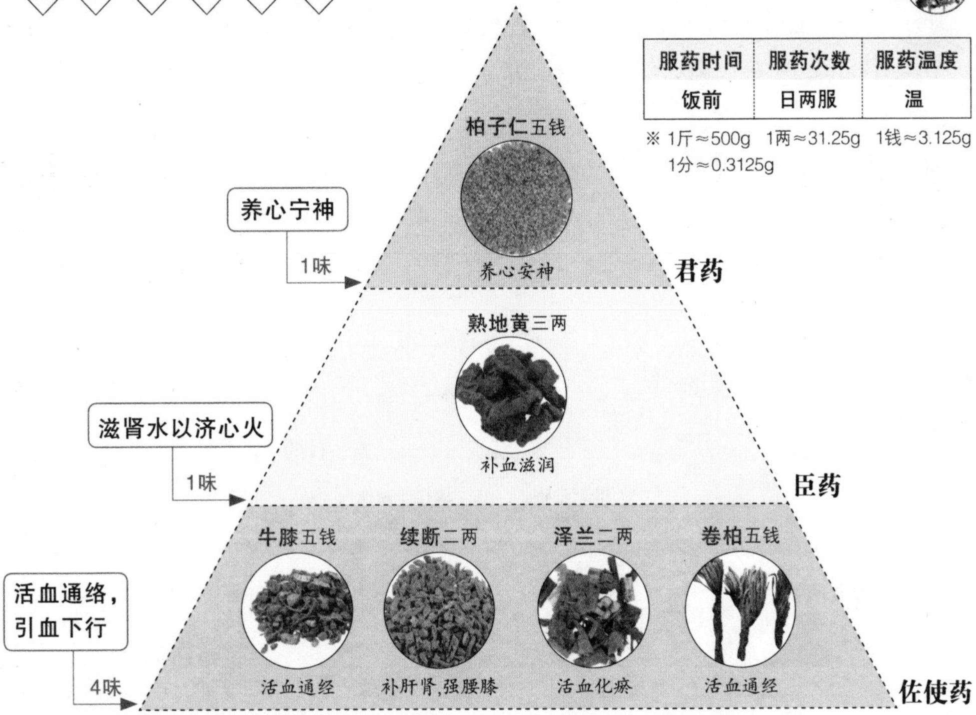
柏子仁五钱
养心安神
养心宁神
1味
君药
熟地黄三两
补血滋润
滋肾水以济心火
1味
臣药
牛膝五钱
续断二两
泽兰二两
卷柏五钱
活血通经
补肝肾,强腰膝
活血化瘀
活血通经
活血通络，引血下行
4味
佐使药

◆ 组成

柏子仁、牛膝、卷柏各五钱，泽兰、续断各二两，熟地黄三两。

◆ 用法

上述六味药研为细末，炼蜜为丸，如梧桐子大，每次服用三十丸，空腹时以米汤送下。

◇ 功效

养心安神，补血通经。

◇ 主治

女子血少神衰，形体羸瘦，闭经，经血量少。

生化汤

出自《傅青主女科》

> **生化汤宜产后尝　归芎桃草炮姜良**
>
> **倘因乳少猪蹄用　通草同煎亦妙方**

方解 生化汤出自傅山的《傅青主女科》，方剂由当归、川芎、桃仁、炮干姜、炙甘草组成。主治产后血虚受寒，症见产后瘀血腹痛。恶露不行，小腹冷痛。方中诸药相配，化瘀生新，温经止痛，诸证自愈。

生化汤方解

服药时间	服药次数	服药温度
不拘时服	日一服	温

※ 1斤≈500g　1两≈31.25g　1钱≈3.125g　1分≈0.3125g

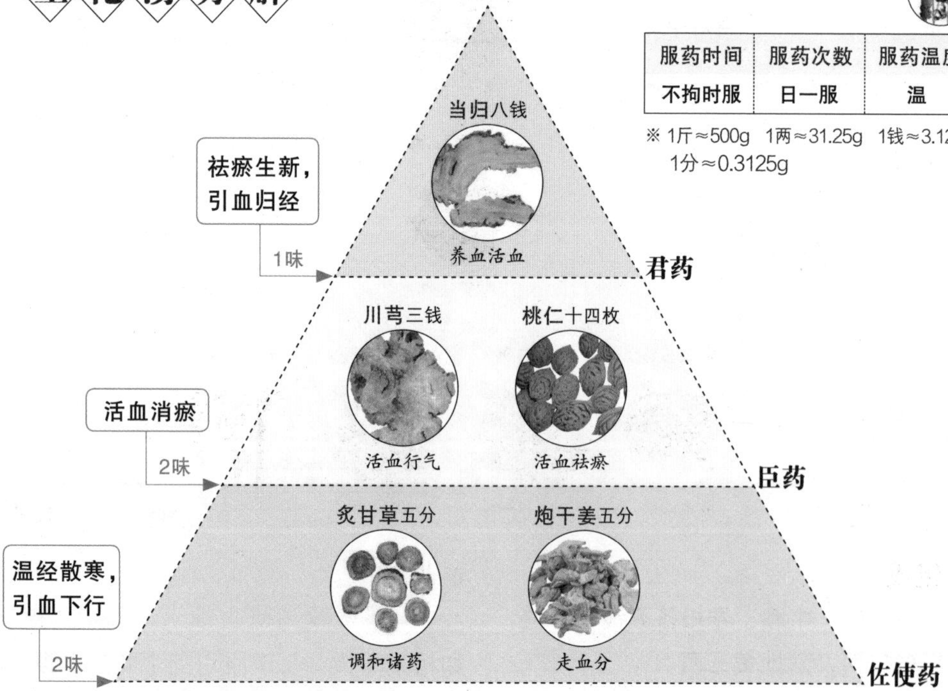
当归八钱
养血活血
祛瘀生新，引血归经
1味
君药
川芎三钱
活血行气
桃仁十四枚
活血祛瘀
活血消瘀
2味
臣药
炙甘草五分
调和诸药
炮干姜五分
走血分
温经散寒，引血下行
2味
佐使药

◇ 组成

当归八钱，川芎三钱，桃仁十四枚，炮干姜、炙甘草各五分。

◇ 用法

上述五味药水煎服；或酌加黄酒适量同煎。

◇ 功效

活血化瘀，温经止痛。

◇ 主治

产后血虚受寒。症见产后恶露瘀滞不行，小腹凉痛。

◇ 临证加减

产妇产后七日内，食寒凉食物，结块痛甚，加肉桂一钱。产后停血不下，半月外仍痛，或身热，或外加肿毒，食少倦甚，加蓬术、三棱、肉桂等，攻补兼治，其块自平。